# 护理员教程

**HULIYUAN JIAOCHENG**

李兴勇 鲁丽萍 主编

 甘肃科学技术出版社

（甘肃·兰州）

**图书在版编目(CIP)数据**

护理员教程/李兴勇,鲁丽萍主编. -- 兰州:甘
肃科学技术出版社,2015.3(2023.12重印)
ISBN 978-7-5424-2172-2

Ⅰ.①护… Ⅱ.①李… ②鲁… Ⅲ.①护理学 - 教材
Ⅳ.①R47

中国版本图书馆CIP数据核字(2015)第059437号

**护理员教程**

李兴勇  鲁丽萍  主编

责任编辑  陈学祥
助理编辑  于佳丽
封面设计  黄 伟

出　版  甘肃科学技术出版社
社　址  兰州市城关区曹家巷1号　730030
电　话  0931-2131572(编辑部)  0931-8773237(发行部)

发　行  甘肃科学技术出版社　　印　刷  三河市铭诚印务有限公司
开　本  787毫米×1092毫米  1/16　印　张  13.75  插 页  1  字 数  312千
版　次  2015年3月第1版
印　次  2023年12月第3次印刷
印　数  2001~3050
书　号  ISBN 978-7-5424-2172-2　定 价  128.00元

# 编　委　会

# 序

　　人口老龄化是当今世界大多数国家面临的共同问题。有关机构的调查表明，2011年，中国大陆有1.23亿65岁及以上老人，约占总人口的9.1%，规模超过欧洲老年人口总和，居世界首位并呈不断增长之势。与此同时，我国60岁以上老人余寿中有2/3时间处于带病生存状态，呈现部分失能和完全失能的老人有3300万人，预计到2015年将达到4000万人，到2030年时，我国将进入人口老龄化的高峰期。与此相对应，2011年，我国注册护士总数仅为224.4万，每千人口护士数仅为1.66。在全面建成小康社会的过程中，面对庞大的老龄群体和人口老龄化速度不断加快的形势，积极应对老龄化时代的到来、确保老年人过上"健康、有保障、有尊严"的"老有所养"幸福生活，迫切呼唤加快建设针对老年人特点的专业化医疗卫生服务体系，迫切呼唤加快培养培训一支适应老年护理、康复促进、临终关怀需要的特殊性老龄医疗护理服务机构和队伍。

　　改革开放以来，甘肃省医疗卫生系统护理队伍获得较快发展。但就这支队伍的规模和分布而言，整体状况仍然是总量不足且绝大部分集中在各级公立医院。与此同时，护理队伍建设在质量和结构上的专业化水平较低更是一个长期存在的"短板"，因无资质、少培训、不标准、欠规范等问题，导致的服务质量不高、意外事故频发现象时有发生。特别是在老年护理服务方面，全省目前现有的老年护理员培训机构十分匮乏，经过专业培训持证上岗的护理员还不足一半；现有的养老护理员工资待遇普遍偏低、队伍极不稳定；全社会对老年人护理工作还存在着一些陈腐观念、

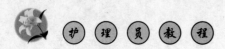

认知误区和主观偏见。这种状况，严重制约着甘肃省老年护理员事业的发展，也成为甘肃省在积极应对老龄化时代、加快发展老年人专业护理员事业中日益凸现的一个十分突出的问题。

令我们欣慰的是，在甘肃省民政厅的大力支持下，甘肃省第三人民医院目前已率先建立了全省第一家护理员培训机构，迈出了全省护理员工作向专业化、知识化、技能化、科学化推进的第一步。甘肃省第三人民医院是一所以老年病、慢性病、职业病医护为特色的专科医院，在长期发展中，广大医护人员本着向患者高度负责、为群众悉心服务、给社会尽力造福的理念，积累了丰富和深厚的医护知识经验，医院人性化、个性化、专业化的服务，得到了广大患者和社会的广泛认可和高度好评。依托这样的雄厚基础、这样的专业水平、这样的服务情怀，甘肃省第三人民医院及时组织了一批富有临床护理实践经验和深厚理论知识的专家骨干，历尽辛苦，终于将这本饱含智慧、经验和爱心的《护理员教程》，奉献给有志于老年人专业护理事业的广大读者。本书的编写、出版和发行，填补了甘肃省护理员队伍建设培训教材的空白，必将有力促进甘肃省护理事业科学化、制度化、规范化发展。

衷心地希望这本集护理员职业道德、基础知识、专业技能、康复护理、急救知识和法律法规等为一体的专业教材，能很快成为护理员培训工作的规范性标准，能充分发挥指导老年人专业护理事业更好更快发展的积极作用。

借此机会，向为本书出版发行做出贡献的全体创作人员和工作人员致以衷心的感谢和诚挚的祝贺！

刘维忠

# 前　言

　　护理员培训教材是规范护理员技能培训，大力发展护理员服务行业的指导用书，使甘肃省护理员服务专业化、标准化、科学化、规范化。本书共12章，内容包括：护理员职业道德、基础专业知识、操作技能、生活护理、常见疾病护理、康复护理、急救知识、相关法律法规，具有较强的针对性、指导性、实用性和可操作性。

　　内容以简明、图文并茂的手法，丰富全面，帮助护理员较快地掌握基本理论知识及常用护理技能。为护理员的培训提供了一个规范性的标准。

　　本书在编写过程中，得到了甘肃省卫生和计划生育委员会、民政厅各位领导的高度重视和大力支持，各位护理专家和护理骨干付出了辛勤劳动，在此表示衷心感谢。

编者

2014 年 12 月

# 目　录

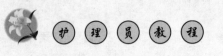
护 理 员 教 程

# 第一章 绪 论

## 第一节 职业道德

### 一、职业道德基本知识

人不是孤立存在的,每个人都生活在一定的社会环境中并与他人形成错综复杂的关系,在这个庞大的关系网中难免会发生矛盾,此时就需要一定的规范、准则来调整这种关系。

1.道德　是一种普遍的社会现象,是调整人与人之间、个人与社会之间关系的行为规范的总和。

2.职业道德　是从事一定职业的人们在职业活动中应该遵循的,依靠社会舆论、传统习惯和内心信念来维持的行为规范的总和。

### 二、职业守则

1.尊老敬老,以人为本　根据老年人生理和心理特点、护理特点、营养的需求,在尊重老年人的前提下,应能够为老年人提供全方位的服务。

2.服务第一,爱岗敬业　护理员在热爱本职工作的同时,要尽职尽责,在服务工作中以老人为中心,不断地研究出新的方法,思考老人的实际需求,通过创新来满足老人的需求和行业的发展。

3.遵章守法,自律奉献　甘于奉献,真心替老人着想,才能成为一名合格的护理员。

## 第二节 工作职责与要求

护理员是医疗的辅助护理人员,不属于卫生技术人员。泛指在注册下,从事低技术和非技术性护理工作和病人起居生活照护的从业人员。

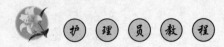

## 一、护理员应具备的基本条件

1.受教育程度：必须具备初中毕业及以上文化程度，接受过护理专业培训。

2.年龄在18~55岁，性别不限，品貌端庄，责任心强，政治、心理素质较好，身体健康，无残疾，无活动期传染性疾病。

3.获得省市卫健委的《护理员培训合格证》，并经过职业所在地培训机构等级备案。

4.无省市卫健委颁发的《护理员培训合格证》可由护理员服务公司培训或聘用医院培训考试合格者。

## 二、工作内容

1.照护被服务对象的日常衣、食、住、行、生活起居等。对卧床、输液、生活不能自理者，协助其大小便、挂或收蚊帐、洗脸、刷牙、漱口、梳头、饮水、进餐、洗头、洗澡、洗衣、及时擦汗、盖被、更衣、增减衣服等。

2.协助护士落实各项基础护理工作和病人的体能、功能锻炼。

3.在护士的指导下完成昏迷病人的个人卫生工作，保持病人的口腔、头发、皮肤、手足、会阴、肛门清洁。

4.协同保洁员做好病区卫生管理。保持病人的床单位物品干净、干燥、平整、无臭味、无污迹、摆放整齐。及时清理、撤换出院、死亡病人的床单位物品。

5.发现病人异常情况立刻报告医生和护士。

6.协助护士完成治疗、检查、护理程序，包括外送病人检查、准备仪器、物品和文件；记录病人饮食及排出量等。协助护士执行治疗、检验操作，如更换引流袋、收集大小便及痰标本等；文件递送及运送工作。

7.协助查核、盘点、安排、维修医疗仪器及有关文书工作。

## 三、严禁参与的工作

1.不向病人或家属解释病情，不探听、不传播病人隐私。

2.不参与治疗活动和技术性护理操作，包括调节各种仪器参数，独立连接各种仪器管线或连接引流管道，换输液瓶，拔除氧气管及胃管、尿管等各种引流管，私自为病人冷热敷、独立为病人用灯照射或红外线照射、雾化吸入等。

3.对大手术后、骨科及严重病人未经医护人员同意，不可擅自改变体位。

4.不可独自为手术后三天以内的病人更换床单、擦澡、翻身；不可擅自移动各种引流物件，引流瓶内液体须等待护士观察、记录后方可帮助倾倒。

5.凡禁食病人，未经医护人员同意不可喂水、喂食，不能给危重病人灌注食物和药物。

## 四、职责

### （一）医院护理员的岗位职责

医院护理员所从事的工作，是为病人在住院期间，提供饮食、起居、行走的护理，协助病人进行康复锻炼。其具体的职责包括：

1. 担任病人生活护理和部分简单的基础护理工作，对病人进行简单的生活护理和床单位的清洁、消毒等工作，与护士共同完成对病人的晨、晚间护理。

2. 随时巡视病房，应接病人呼唤，协助生活不能自理的病人进食、起床活动及送便器。

3. 做好病人入院前的准备工作和出院后床单元的整理以及终末消毒工作，协助护士搞好被服、家具的管理。

4. 及时收集送出临时化验标本和做好其他外送病人工作。

5. 送取各类检查、化验标本、报告单，协助外送病人进行各种检查，送各科会诊单。

6. 护理员严禁代替护士从事护理工作。

**(二)养老院护理员的岗位职责**

养老院护理员主要从事的是老人护理的工作。其岗位职责包括：

1. 在护理员主管的领导下，负责老人的生活护理工作。

2. 熟悉了解所管老人的生活、思想和健康情况，采取针对性措施，做好老人生活护理、心理护理等工作。

3. 做好老人的清洁卫生，对老人的衣服、被褥、床单、枕巾、鞋袜勤洗勤换，勤晒太阳，并制止老人在室内吸烟。帮助老人理发、刮胡子等。

4. 对生活不能自理的老人，要负责打水、送饭、喂饭。给患病的人员按时服药，及时观察病情。

5. 室内地面、门窗、玻璃、墙面、桌面、暖壶保持干净，保持室内无异味、无蚊蝇，并按时开窗通风。

6. 对行动不便的老人，要帮助整理床铺，并要帮助其洗脸、洗脚、剪指(趾)甲。

**(三)家庭护理员的岗位职责**

1. 协助维护病人卫生、仪表及仪容。当病人因个人原因不能自己完成个人清洁卫生、整理自己时，护理员应帮其完成，如洗脸、梳头、口腔护理、假牙护理、擦身、更衣、协助如厕或使用便盆、便壶等。

2. 协助病人满足营养需求，如喂饭、水，协助进餐等。

3. 维护病人安全；协助病人上下床，坐轮椅，摆放体位及在指导下活动关节。

4. 协助病人保持舒适并缓解焦虑。

5. 指导家属有关营养、清洁、卫生细节等服务。

# 五、岗位要求

**(一)心理健康**

健康心理是健康行为的内在驱动力。护理员良好的心理素质表现在应以积极、有效的心理活动，平稳、正常的心理状态去适应、满足事业对自己的要求。

1. 有谋求事业成功的乐趣 乐于为解除病人疾苦做出奉献的护理员，才会有热爱生命、尊重病人的美德，以及强烈的求知欲去学习、钻研业务技术，探求护理规律，不断提高自

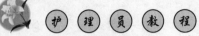

己的工作能力和业务技术水平。

2.有正确的从业动机　护理是高尚而平凡的职业劳动,要能不为名利所诱惑,不受世俗偏见所干扰,就必须不断地调试自己的心理状态,端正从业动机,以服从事业的需要和社会的需要,使热爱护理工作的事业心更具有稳定性、专一性和持久性。

3.有坚强的意志　护理服务对象的特殊性和职业生活的特殊性,都需要护理员具有百折不挠的意志力、高度的自觉性、坚韧的耐受力,坚持正确的行为准则,严谨认真,正直无邪,以高尚的人格忠实地维护病人的利益。

4.有美好的情感　知识、技术、情感的综合应用是维护专业的特色之一。护理员情感的核心是爱,对生命的爱心和对事业的热爱而铸就的美好、细腻的情感,是对患者进行心理治疗的良药,同时也是完成护理使命的心理基础。

5.优化自己的性格,不仅能给病人以温馨和信任,而且能产生良好的护理效应。

**(二)技术娴熟**

娴熟的技术是做好护理工作、满足病人需要的重要条件。娴熟的技术应是深刻理解技术操作的原理、目的,操作正规,手法熟练、准确。护理员只有技术娴熟,才不至于增加病人的痛苦。

1.要有应急能力　在病人病情剧变的情况下,护理员应有细致入微的观察力,分析、判断能力,熟练的技能技巧,沉着果断的进行救护。

2.要有学习能力　护理员时时在与工作信息、知识信息打交道,因此必须学会观察、阅读、检索记录等收集、提取、储存信息的方法,并能以口述、文字表达等方式交流信息,以不断提高知识水平和工作能力。

**(三)良好的沟通能力**

护理员工作的对象是被疾病折磨的病人,他们的感情脆弱,急需得到精神上的安慰。良好的言谈,常可收到药物所起不到的效果。因此,护理员必须要有语言涵养,讲究语言艺术。做到说话态度和蔼、文雅,有问必答,诚恳待人,用积极性语言来唤起病人的乐观情绪,使其增强战胜疾病的决心和信念。

# 六、工作要求

**(一)帮助病人拥有自护能力**

自护能力是指个体为自身健康所具有的自我护理意识及基本的保健护理知识和方法,如功能残缺者的锻炼、糖尿病患者的饮食调配和热量计算、失眠者学会管理自己的睡眠、腹部手术病人学会用胸式呼吸等。培养自护能力,实际上是调动病人自身防病治病的主观能动性和潜力,从而减轻其身心疾苦,使其获得新的健康。

**(二)满足病人的需求**

满足病人生理和心理上的需求,是护理的精华和首要任务。随着病人的入院,尤其是失去生活自理能力的病人,他们的营养、机体功能以及精神、心理、情绪等无不与护理相关联。如:

1.准备清洁、舒适的病床,能促进病人进入松弛、安宁的睡眠状态,从而减轻病人的忧虑和不安。

2.做好重症病人的口腔护理,以使保护机体的天然屏障——口腔黏膜,不至于破溃而引发感染。

3.及时给高热病人饮水,有利于散发体温,稀释毒素,促进排泄。

4.定时为重症病人翻身,能有效地预防褥疮的发生等。

以上这些工作看起来很微不足道,但恰是病人最基本的需要、治疗的需要,同时也是最精细的护理。只有满足了病人的需要,才能真正体现出护理的意义,实现护理的价值。

**(三)帮助病人应对压力,增强机体的适应能力**

任何条件、环境的变化,都会给人带来压力,当压力没有对人体构成威胁时,人们有一定的自我调试能力,不至于使之危及健康。但是,当压力(刺激)超过个体的承受能力时,反复刺激就会引起强烈的应激反应,导致机体平衡失调、健康受损。

# 第三节　相关法律、法规

## 一、权利和义务的概念

护患双方权利和义务的明确,对建立和谐的护患关系,提高服务质量,促进病人的健康有着重要的意义。权利表现为一种资格,义务则是一种责任,理应或必须去做的。

1.权利　是指在法律认可和伦理上可以得到辩护的权利和利益。

2.义务　是指为了维护一定权利而要求主体必须或者应当承担的责任。

## 二、护理员的权利和义务

护理员是医疗的辅助护理人员,故应享有护士的一些权利,也应遵守、履行护士的与己有关的一些义务。具体的权利和义务如下。

**(一)护理员的权利**

1.拥有人格尊严和人身安全不受侵犯的权利

护理员的工作是护理的一部分,对病人的康复有着重要的贡献。其工作可用苦、脏、累、繁忙无序来形容,常常不被理解,不受尊重,也难取得病人和家属的信任,不利于护理工作顺利展开。因此,护理员的首要权利,就是拥有人格尊严和人身安全不受侵犯的权利,这样才能保证其对病人生活照护的顺利进行。

2.在注册护士的指导下,有对病人生活护理、照护的权利

护理员大多是未取得护理专业系统培训的人员,却从事的是护理工作,甚至关系到病

人的生命安全。因此,护理员必须在护士的指导下才能完全拥有对病人护理、照护的权利。未经培训或护士许可,不具有独立照护病人的权利。

3.有要求合理待遇,维护个人正当利益的权利

护理员的职业得到了病人和家属的信任、支持,同样应得到人们的尊重,享受《中华人民共和国劳动法》规定的福利待遇。当其利益被伤害、侵犯时,如强制超时服务,福利有违《中华人民共和国劳动法》规定,辛劳工作被歧视,工资无故被克扣等,护理员有维护个人正当利益,要求合理待遇的权利。

4.有协助护士完成护理工作的权利

护理员的工作大多是在指导下独立完成的,护士的工作也有很多是需要护理员帮助才能顺利进行的,如卧床病人翻身、沐浴、皮肤清洁、躁动病人的治疗检查,传递文件,请领物品等,故护理员有协助护士完成技术操作等护理工作的权利。

5.有监督维护病区管理的权利

护理员是医疗的辅助护理人员,也是医院工作人员的一部分,因此对病区的人员、设施、公共物品、公共安全和有秩序、卫生保洁、消毒隔离措施的落实等都有一定的监督管理权,才能与医务人员共同营造良好的就医环境。

**(二)护理员的义务**

1.有尊重病人生命权,维护健康的义务

生命至上,神圣不可侵犯是病人的权利,也是护理员应尽的义务。对病人的生活照护,直接体现了护理员的价值和责任,病人被照护好了才能更好地、积极地参与到自己疾病的诊治中,达到疾病康复,促进健康的美好目标。

2.有配合医生诊治和护理措施落实的义务

护理员是医疗的辅助护理人员,因此配合医生诊治和护理措施的落实是其重要义务。从护理员的权利中也体现了这一责任,实际上护理员就是帮助病人实现医疗和护理的一个小桥梁,解决病人的基本生活需求。

3.有遵守医院规章制度的义务

医院的各种规章制度是为了保障病人医疗过程的顺利和安全而设立的,不仅医护人员有义务遵守,病人、家属、护理员同样有义务遵守,才能保障所有人员的安全,保障工作有序。

4.有尊重医务人员的人格和劳动的义务

有很多医疗工作是要通过护理员的工作来实现的,如喂食、喂药、皮肤护理、体位更换、功能训练、病症观察等,工作时间长了的护理员很有医护经验,甚至超过新进医护人员,再加上长期照护病人,与病人产生了深厚的感情,易将自己当作病人家属,产生偏见或不良情绪,不尊重医护人员的人格和劳动,不遵守医疗行为,甚至出现议论谩骂医护人员的现象,这对病人的康复是很危险的。

5.有帮助病人康复的义务

护理员不仅要照护病人的生活,同时有帮助病人康复训练的义务,这是一项辛苦的工

作,常常需要毅力和坚持、认真和耐心,如四肢被动运动,站、行、说训练,生活技能培训等。

6.有保护医院公共设施和维护管理的义务

护理员作为医务人员群体的一部分,就应该有保护医院公共设施和维护病区管理的义务。只有全员参与,尽到个人义务,才能共同创造出安全方便、安静有序、服务设施完好的医疗环境,保障每个群体的权益。

## 二、病人的权利和义务

### (一)病人的权利

病人的权利是病人在医疗卫生中所拥有的而且能够行使的权力和应该享受的利益,也称病人的权益。

1.生命健康权

《中华人民共和国民法通则》第九十八条规定"公民享有生命健康权"。

生命权——保障人体生命的延续,以生命安全为核心,他人不得危害的权利,不得以任何手段伤害他人身体至死亡。

健康权——是以身体的外部完整性和内部功能协调为主要内容的权利。

健康——指人体各系统发育良好、功能正常、精力充沛、具有良好的劳动效能和社会适应能力,包括机体各器官系统生理功能的健康、精神上的健康、身体外部的完整、内部器官和劳动能力的完整。

2.平等的医疗权

医疗权是生命健康权的延伸。任何病人都有获得为治疗其疾病所需的医疗服务权利。

3.知情同意权和知情选择权

病人有权自主选择医疗单位、医疗服务方式和医务人员;有权自主决定接受或拒绝任何一项医疗服务(生命垂危、神志不清、不能表达意见等特殊情况下可由家属决定);有权接受或拒绝任何指定的药物、检查、处置、治疗(特殊传染病除外);有权知道相应的后果;有权自主决定其遗体或器官如何使用。

4.隐私保护权

隐私指不愿意告人或不便于告人的事情。隐私权就是个人私生活事项不受非法干扰或侵犯的权利。病人有权利要求保护其根据需要提供的有关个人生活、行为、生理、心理、家庭、工作等方面的隐私;有权要求医护人员保护其在诊断中已了解的有关自己疾病性质、诊断、治疗、预后等信息;对接受检查、治疗的环境有权要求具有合理的声、像等方面的隐蔽性;异性医务人员对其进行特殊部位检查治疗时,有权要求护士在场;在进行病案讨论、会诊时,有权要求拒绝不涉及其医疗的人参加;有权要求其病案只能由直接涉及其治疗和监督病案的人员阅读。

这充分体现了医护人员对病人权利、人格、尊严的尊重,是取得病人信任的重要条件,起到防止发生意外和不良后果的作用。

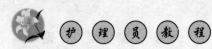

**5. 被尊重的权利**

主要是对病人的生命、权利和人格的尊重。不受金钱、地位、个性、品质、信仰、价值观的影响,医疗面前人人平等,特别是一些特殊的如精神、心理、性病、传染病病患群体,在医疗服务中是同等治疗护理,同等的同情爱护,关心体贴,尊重并满足病人的正当要求。

**6. 免除社会责任权利**

有的病人受疾病影响,从而降低或完全丧失了承担社会责任和义务的能力。应视病情的轻重,经医疗机构证明后,可暂时或永久地免除其一定的社会责任,同时有权利得到各种福利保障,如精神病病人免兵役权利。

**7. 诉讼和赔偿权**

当医疗机构及其工作人员的行为不当对病人造成身体损害的后果时,病人有获得赔偿的权利;若病人致死,家属可请求损害赔偿。

**8. 监督维护自己的医疗权利实现的权利**

病人不仅享有平等的医疗权,同时享有维护这种实现的权利。当医疗权利受到侵犯,生命受到威胁,被拒绝治疗时,病人有权直接或间接提出疑问,要求医疗机构或人员改正错误,以达到问题的解决。对治疗和检查的实施、经济费用的质疑等都属此项。

**(二)病人的义务**

权利和义务是相对的。病人在享有正当权的同时,也应负起应尽的义务,对自身健康和社会负责。

**1. 配合诊治和护理的义务**

病人有义务尽可能地配合医护人员,提供真实可靠的病史、病症、生活习惯、工作、家庭、治疗、护理、用药后的情况等,不隐瞒信息,以确保获得更好的医疗服务。在疾病诊断明确后,病人有义务对自己的治疗做出负责任的决定,对于传染病有义务了解传播途径的预防措施并积极配合,采取有效行动防止疾病扩散。病人有义务积极关心自己的疾病及对他人的影响,并积极配合医疗护理措施的实施。

**2. 尊重医务人员的人格和劳动义务**

战胜疾病是医务人员和病人的共同目标,医护人员掌握了诊治和护理疾病的专业知识,为了病人的康复,他们不畏困难和辛劳,不怕疾病的传染,献身于医疗卫生事业,故应得到病人和家属应有的信任和尊重。这点使诊疗工作顺利开展很有意义。

**3. 遵守医院规章制度的义务**

医院的各种规章制度是为了维护诊疗秩序,保障医疗护理实施,保障病人和家属的健康安全,维护病人利益而设立的措施和机制,如住院须知、探视制度、卫生消毒、隔离制度等。在就医过程中,病人有自觉遵守各项规章制度的义务,特别是在预防院内感染方面尤为重要。

**4. 维护健康养成良好的生活习惯的义务**

现代人的疾病多与人们的不良生活习惯、生活方式相关,如吸烟、贪食、偏食、不锻炼、熬夜等,为维护健康,病人有义务去努力改变不健康、不安全、危险的行为和习惯,有义务遵从医嘱、护嘱,与医护人员在共同的目标上合作。

5.支持医学科学发展的义务

医学的发展和进步,需要医护人员的不断临床试验和研究,新药、新的治疗或手术方法、新机械使用等都需要病人的支持。同时,医务工作者的培养和成长、技术的提高、临床实习都需要病人的理解和配合,这就是病人应尽的义务。

6.有支付医疗费用及其他服务费用的义务

救死扶伤是医务人员的天职,但不等于免费医疗,故病人应对自己的诊治、护理、服务支付应该的费用,以保障医疗服务顺利进行。

7.有自觉维护医院秩序,爱护公共设施和财物的义务

安静、清洁、有序的医疗活动场所,环境设施和财物是为大众服务的,病人有权享受,也有责任和义务去共同保持、维护,不得对设施和财物肆意破坏或用以发泄个人的情绪,也不得私自占用。

8.有不影响他人治疗,不将疾病传染给他人的义务和接受强制性治疗的义务

对于有严重危险倾向的精神病病人、吸毒者、特殊传染病病人、危急重病患等有接受强制性治疗的义务。在医疗服务的诊治过程中,病人有不影响他人治疗,不将疾病传播给他人的义务。

# 第四节 礼仪及沟通技巧

## 一、礼仪

**(一)礼仪的含义**

礼仪通常是指律己、敬人的一种行为规范,是表示对他人的尊重和理解的过程和手段,也就是以最恰当的方式表达对他人的尊重。

**(二)个人形象塑造**

1.头发保持清洁、修饰得体,应与本人自身条件、身份和工作性质相适宜。

2.面容化妆得体,并注意化妆时间和场合。

3.表情自然从容,目光温顺平和,嘴角略带微笑,让人觉得真诚可信,和蔼可亲。

4.手部保持清洁,勤洗手,剪指甲,在正式的场合忌粘长指甲和修饰不当。

5.衣着整洁大方,忌另类服装。

6.体态保持端庄、典雅,不要做作和故弄玄虚。

**(三)护理员社交基本礼仪**

1.基本礼仪

(1)初次见面自我介绍注意真实简洁,坦率自信,如"您好！我叫××,是××家政公司委

派来的护理员,您可以称呼我小王或王阿姨";"请问,我怎么称呼您?";带职称和头衔的称呼:李老师、王教授、张医生、赵经理;没有明确指示的称呼:×先生、×女士(或太太);一般不直呼其名。

(2)每天进出雇主家门,要注意基本礼仪,进门先与主人打招呼,然后再与其他人打招呼;与人照面时正面对视,面带微笑;按雇主的家庭习惯更换拖鞋。

2.礼貌用语

(1)常见的问候有"您好""早上好""早安""再见""明天见""晚安"等用语。

(2)常见的祝贺语有"生日快乐""身体健康""节日愉快""生意兴隆""一路平安""旅途愉快""心想事成""事业发达""祝你成功"等。

(3)常见的征询语有"我可以进来吗?""我能为你做点什么?""把窗户打开可以吗?""您需要我来帮你找吗?""这样会打扰你吗?"等。

(4)习惯性的礼貌用语。如初次见面说"久仰",很久不见说"久违",祝贺喜事说"恭喜",请人批评说"指教",请人原谅说"包涵",请人指点说"赐教",等待客人说"恭候",宾客到来用"光临",陪伴客人说"奉陪",中途先走说"失陪",请人勿送用"留步",言行有失说"对不起",得人帮忙说"谢谢",两人告别说"再见"。

(5)必须掌握的习惯敬语,如"请""请进""请坐""请喝茶""请慢用""请稍候"等。

3.迎送礼仪

(1)对待雇主家来访的客人要热情、友好、一视同仁。

(2)客人告辞时,起身相送。

4.电话礼仪

(1)接电话礼仪　接听电话不可太随便,要讲究必要的礼仪和一定的技巧,以免发生误会。无论是打电话还是接电话,都应做到语调热情、大方自然、声量适中、表达清楚、简明扼要、文明礼貌。

①及时接电话　一般来说,电话响铃3遍之前应接听,3遍后就应道歉:"对不起,让你久等了"。

②确认对方　对方打来电话,一般会自己主动介绍。如果没有介绍或你没有听清楚,就应该主动问:"请问您是哪位? 能为您做什么? 您找哪位?"

③讲究艺术　接听电话时,应注意使嘴和话筒保持4cm左右的距离;要把耳朵贴近话筒,仔细倾听对方讲话。最后,应让对方自己结束电话,然后轻轻把话筒放好。

④调整心态　当您拿起电话听筒的时候,一定要面带笑容。不要以为笑容只能表现在脸上,它会藏在声音里。亲切、温情的声音会使对方马上对我们产生良好的印象。如果绷着脸,声音会变得冷冰冰。

(2)打电话礼仪

①要选好时间　打电话时,如非重要的事情,尽量避开受话人休息、用餐的时间,而且最好别在节假日打扰对方。

②要掌握通话时间　打电话前,最好先想好要讲的内容,以便节约通话时间,通常一次

通话不应长于3min,即所谓"3min原则"。

③要态度友好 通话时不要大喊大叫,震耳欲聋。

④要用语规范 通话之初,应先作自我介绍,不要让对方"猜一猜";请受话人找人或代转时,应说"劳驾"或"麻烦您",不要认为这是理所应当。

5.服务礼仪

(1)以被照护者为中心的服务理念。

(2)促进和谐关系。

(3)工作时衣着避免暴露。

(4)养成进门先敲门的习惯。

(5)注意被照护者及自身安全。

(6)尊重宗教信仰。

(7)毁损物品应诚实告知。

(8)禁止私下会客或留宿亲友。

(9)勤俭节约。

(10)遵守合同,及时反馈意见。

## 二、沟通技巧

沟通能力现已成为每个人必备的能力之一,对于服务行业人员尤为重要,沟通能力的好坏直接影响到工作的绩效。要想达成有效的沟通,除了自身必备相应的素质之外,还应掌握一定的沟通技巧。

**(一)沟通的含义**

沟通是人与人之间通过语言、文字、符号或其他的表达形式,进行信息传递和交换的过程。传达的主要内容包括:信息、感情、思想。

**(二)沟通的特点**

1.沟通是一种具有反馈功能的程序。

2.沟通被传送的不仅是语言文字,还包括动作、行为、思想、观点、态度和其他各种情报。

3.沟通的目的是在于增进彼此双方的了解,增进群体和谐。

**(三)沟通的方式**

1.语言沟通:包括口头语言、书面语言、图片或图形。

(1)口头语言包括面对面的谈话、会议等。

(2)书面语言包括信函、广告和传真,甚至现在用得很多的E-mail等。

(3)图片包括一些幻灯片和电影等。

2.非语言沟通

(1)肢体语言沟通 肢体语言又称身体语言,是指经由身体的各种动作,从而代替语言以达到沟通的目的。我们说,语言更擅长沟通的是信息,肢体语言更善于沟通的是人与人

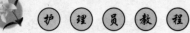

之间的思想和情感。根据相关研究,一个人向外界传达完整的信息,单纯的语言成分只占7%(说什么),语言语调占38%(怎么说),55%的信息都需要由非语言的体态来传达。同时因为肢体语言通常是一个人下意识的举动,它也很少具有欺骗性,所以在想了解他人的心理状况时,肢体动作是一个很好的参考工具。肢体语言的表达形式包括:手势、面部表情、眼神、姿态。姿态包括坐姿、站姿与步态。

(2)人际距离　人际距离是指个体之间在进行交往时通常保持的距离。这种距离受到个体之间由于相容关系不同而产生的情感距离的影响。人类学家霍尔认为"人际距离"可区分为4种:

① 亲密距离(0~0.5m),通常用于父母与子女之间、情人或恋人之间,在此距离上双方均可感受到对方的气味、呼吸、体温等私密性刺激。

② 个人距离(0.5~1.2m),一般是用于朋友之间,此时,人们说话温柔,可以感知大量的体语信息。

③ 社会距离(1.2~3.5m),用于具有公开关系而不是私人关系的个体之间,如上下级关系、顾客与售货员之间、医生与病人之间等。

④ 公众距离(3.5~7.5m),用于进行正式交往的个体之间或陌生人之间,这些都有社会的标准或习俗。这时的沟通往往是单向的。

**(四)沟通的四大原则**

1. 准确性原则:表达的意思要准确无误。

2. 完整性原则:表达的内容要全面完整。

3. 及时性原则:沟通要及时、迅速、快捷。

4. 策略性原则:要注意表达的态度、技巧和效果。

**(五)沟通能力的训练**

1. 表达能力的训练。

2. 业务的专业化。

3. 提前了解对方,并掌握一定的知识或信息。

4. 快速捕捉信息,给予对方惊喜。

5. 涉及大量信息,形成独特的见解。

**(六)工作环境中的沟通技巧**

1. 基本沟通技巧

(1)留给对方良好的第一印象　好的第一印象会赢得对方一定的信任,愿意以合作的态度与你沟通。科学测试证明,当我们出现在别人面前的时候,7s就形成了对你的第一印象。所以在沟通过程前7s要给对方留下一个良好的第一印象。内容包括要注意守时,服饰要得体,掌握好语言艺术,牢记并经常能说出对方的名字。

(2)积极聆听　聆听不是一种被动而是一种积极的行为,他不仅能够帮你收集到更多更准确的信息,同时它能够鼓励和引导对方更好地去表达。

(3)换位思考　设身处地为他人着想,即想人所想、理解至上的一种处理人际关系的思考方式。人与人之间要互相理解、信任,并且要学会换位思考,这是人与人之间交往的基础;互相宽容、理解,多站在别人的角度上思考。

(4)重视并有效处理异议　在沟通中,有可能你会遇到对方的异议,就是对方不同意你的观点。在工作中你想说服别人是非常的困难,同样别人想说服你也是存在困难。因为成年人经常不容易被别人说服,只有可能被自己说服。所以在沟通中一旦遇到异议之后就会产生沟通的破裂。当沟通中遇到异议时,我们可以采用的一种类似于借力打力的方法,叫作"柔道法"。你不需要强行说服对方,而是用对方的观点来说服对方。在沟通中遇到异议之后,首先要了解对方的某些观点,然后当对方说出了一个对你有利的观点的时候,再用这个观点去说服对方。即在沟通中遇到了异议要用"柔道法",让对方自己说服自己。

2.人际风格的分类

在生活和工作中,我们会遇到许多形形色色的人,而每一个人在沟通中所表现出的特征不大一样。在人际风格沟通过程中,我们依据一个人在沟通过程中的情感流露得多少,以及沟通过程中做决策的速度是否果断,把我们在工作和生活中遇到的所有的人可分为四种不同的类型。这四种不同类型的人在沟通中的反应是不一样的,我们只有很好地了解了不同人在沟通中的特点,并且用与之相应的特点和他沟通,才能够保证我们在沟通过程中做到游刃有余,遇见什么人都能够达成一个共同的协议。人际风格分为:分析型、和蔼型、表达型和支配型。

(1)分析型　有的人在决策的过程中果断性非常的弱,感情流露也非常的少,说话非常啰唆,问了许多细节仍然不做决定,这样的人属于分析型的人。

(2)和蔼型　有一类人,他的感情流露很多,喜怒哀乐都会流露出来,这样的一个人我们管他叫作和蔼型的人,他总是微笑着去看着你,但是他说话很慢,表达的也很慢。

(3)表达型　这类人感情外露,做事非常地果断、直接,热情、有幽默感、活跃、动作非常的多,而且非常夸张,他在说话的过程中,往往会借助一些动作来表达他的意思,这样的人是表达型的人。

(4)支配型　这类人感情不外露,办事非常的果断,总喜欢指挥你、命令你,我们管这样的人叫做支配型的人。

# 三、各类型人际风格沟通技巧

## (一)与分析型人的沟通技巧

1.注重细节。

2.遵守时间。

3.尽快切入主题。

4.要一边说一遍拿纸和笔记录,像他一样认真一丝不苟。

5.不要有太多和他眼神的交流,避免有太多身体接触,你的身体不要太多地前倾,应该略微地后仰,因为分析型的人强调安全,尊重他的个人空间。

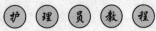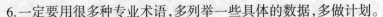

6.一定要用很多种专业术语,多列举一些具体的数据,多做计划。

**(二)与支配型的人沟通技巧**

1.你给他的回答一定要非常准确。

2.你和他沟通的时候,可以问一些封闭式的问题,他会觉得效率非常的高。

3.对于支配型的人,要讲究实际情况,有具体的依据和大量创新的思想。

4.支配型的人非常强调效率,要在最短的时间里给他一个非常准确的答案,而不是一种模棱两可的结果。

5.与支配型的人沟通的时候,一定要非常地直接,不要有太多的寒暄,直接说出你的来历,或者直接告诉他你的目的,要节约时间。

6.说话的时候声音要洪亮,充满信心,语速一定要比较快。如果你在这个支配型的人面前声音很小缺乏信心,他就会产生很大的怀疑。

7.与支配型的人沟通时,一定要有计划,并且最终要落到一个结果上,他看重的是结果。

8.在和支配型的人谈话中不要感情流露太多,要直奔结果,从结果的方向说,而不要从感情的方向去说。

9.你在和他沟通的过程中,要有强烈的目光接触,目光的接触是一种信心的表现,所以说和支配型的人一起沟通时,你一定要和他有目光的接触。

10.与支配型的人沟通的时候,身体一定要略微前倾。

**(三)与表达型的人的沟通技巧**

1.在和表达型的人沟通时,我们的声音一定要相应地洪亮。

2.要有一些动作和手势,如果我们很死板,没有动作,那么表达型的人的热情很快就消失掉。所以我们要配合着他,当他出现动作的过程中,我们的眼神一定要看着他的动作,否则,他会感到非常的失望。

3.表达型的人的特点是只见森林,不见树木。所以在与表达型的人沟通的过程中,我们要多从宏观的角度去说一说:"你看这件事总体上怎么样"、"最后怎么样"。

4.说话要非常直接。

5.表达型的人不注重细节,甚至有可能说完就忘了。

**(四)与和蔼型的人沟通技巧**

1.和蔼型的人看重的是双方良好的关系,他们不看重结果。这一点告诉我们在和他沟通的时候,首先要建立好关系。

2.同和蔼型的人沟通过程中,要时刻充满微笑。如果你突然不笑了,和蔼的人就会想:"他为什么不笑了,是不是我那句话说错了?""会不会是我得罪他了?""是不是以后他就不来找我了?"等等。他会想很多。所以你在沟通的过程中,一定要始终保持微笑的姿态。

3.说话要比较慢,要注意抑扬顿挫,不要给他压力,要鼓励他,去征求他的意见。所以,遇着和蔼型的人要多提问:"您有什么意见,您有什么看法?"问后你会发现,他能说出很多非常好的意见。如果你不问的话,他基本上不会主动去说。所以,你看他微笑点头就要问。

4.遇到和蔼型的人一定要时常注意同他要有频繁的目光接触。每次接触的时间不长，但是频率要高。

**（五）与人交往的两个法则**

1.黄金法则 你希望别人怎么对待你，你就怎样对待别人。这种与人交往的原则不是与人打交道的最高境界，因为自己喜欢的、期望的方式，别人不一定喜欢。

2.白金法则 别人希望你怎样对待他们你就怎样对待他们。也就是说我们要用别人喜欢的方式对待别人。我们要善于研究我们的服务对象，分析服务对象，发现他们的喜好。要善于换位思考。从对方的角度来考虑问题，要善于用对方喜欢的方式来打交道，也就是用白金法则来与服务对象沟通。

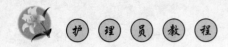

# 第二章  预防感染技术

## 第一节  手 卫 生

### 一、洗手

#### (一)定义

洗手是指用肥皂(皂液)和流动水洗手,除掉手部皮肤上的污垢、碎屑和部分致病菌的过程。

#### (二)设施

包括洗手池、水龙头、流动水、清洁剂、干手用品等。

#### (三)洗手目标

1.清除指甲、手、前臂的污染物和暂居菌。

2.将常居菌减少到最低程度。

3.抑制微生物的快速生长及再生。

4.降低医院感染,保护病人及护理人员,防止将病原菌带给家人和朋友。

#### (四)洗手时机

1.当手部有血液或其他体液等肉眼能看见的污染时,用肥皂液和流动水洗手。

2.直接接触每个病人前后,从同一个病人身体的污染部位移动到清洁部位前要洗手。

3.接触病人的黏膜、破损皮肤或伤口前后,接触病人的体液、血液、分泌物、排泄物、伤口敷料等之后要洗手。

4.穿脱隔离衣前后,摘手套后要洗手。

5.进行无菌操作、接触清洁、无菌物品前要洗手。

6.接触病人周围环境及物品后要洗手。

7.处理药物或配餐前要洗手。

#### (五)洗手方法

1.在流动水下,使双手充分淋湿。

2.取适量肥皂或皂液,均匀涂抹到整个手掌、手背、手指和指缝上。

3.认真揉搓双手至少15s,注意清洗双手所有皮肤,包括指背、指尖和指缝,具体揉搓步骤如图2-2。

1
接触患者前
2
进行无菌操作前
3
体液暴露后
4
接触患者后
5
接触患者
周围环境后

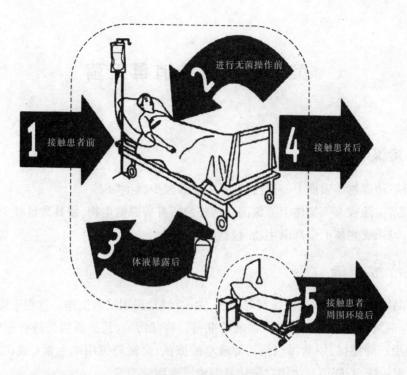

图2-1　洗手时机

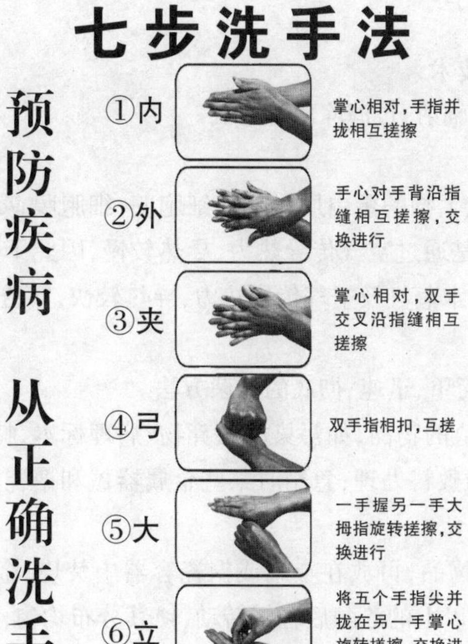

七步洗手法
预防疾病　从正确洗手开始
①内
掌心相对，手指并拢相互搓擦
②外
手心对手背沿指缝相互搓擦，交换进行
③夹
掌心相对，双手交叉沿指缝相互搓擦
④弓
双手指相扣，互搓
⑤大
一手握另一手大拇指旋转搓擦，交换进行
⑥立
将五个手指尖并拢在另一手掌心旋转搓擦，交换进行
⑦腕
螺旋式擦洗手腕，交替进行

图2-2　七步洗手法

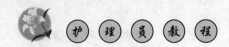

# 第二节　清洁消毒灭菌

## 一、定义

1.清洁:清除物体表面上一切污秽,以去除和减少微生物。

2.消毒:清除或杀灭物体上除细菌芽孢外的所有病原微生物,使其数量减少到无害化。

3.灭菌:杀灭物体上全部微生物,包括细菌芽孢。

## 二、清洁方法

将物品用清水洗净或用洗涤剂等刷洗,除去污秽,再用清水洗净。常用于医院地面、墙壁、家具等的清洁以及物品消毒灭菌前的准备。特殊污渍,清洁前应先进行相应处理。如碘酊污渍用乙醇擦拭;甲紫污渍用乙醇或草酸擦拭;高锰酸钾用维生素C或0.2%~0.5%过氧化氢浸泡后洗净;陈旧血渍用过氧化氢溶液浸泡后洗净等。

## 三、消毒灭菌方法

### (一)物理消毒灭菌技术

常用的有热力、光照、辐射、过滤除菌等方法。

1.热力消毒灭菌法

利用热力作用破坏微生物的蛋白质、核酸、细胞壁、细胞膜,凝固变性致其死亡。分为干热法和湿热法,干热法是通过空气传导热力,导热较慢,因此干热法所需的温度较高,时间较长;湿热法是通过水、水蒸气及空气传导热力,导热较快,穿透力较强,因此湿热法所需温度低,时间较短。

(1)燃烧法　是一种简单、迅速、彻底的灭菌方法。

适用范围:无保留价值的物品,如污染的废弃物、病理标本、特殊感染(破伤风杆菌、绿脓杆菌、气性坏疽感染)的敷料处理;急用时某些金属器械和搪瓷类物品;培养用的试管口和瓶塞。

方法:无保留价值的物品,可放在金属或搪瓷容器中焚烧;金属器械可在火焰上烧灼20s;搪瓷容器可倒入95%以上的乙醇后轻轻转动,使其分布均匀,然后燃烧至熄火;开启或关闭培养试管时,将瓶塞和试管口放在火焰上来回旋转2~3次。

注意事项:注意安全,操作时远离易燃易爆物品,如氧气、汽油、乙醚等;在燃烧中途不可添加乙醇,以免火焰上窜导致烧伤和火灾;贵重器械和锐利刀、剪禁用此法灭菌,以免损坏器械或使锋刃变钝。

(2)煮沸法　适用于耐湿、耐高温的物品,如金属、搪瓷、玻璃和橡胶类,不能用于外科手术器械的灭菌。

方法:先将物品洗净,将其全部浸没于水中,然后加热煮沸,水沸开始计时5~10min可杀灭细菌繁殖体,达到消毒的效果。中途加入物品,则在第二次水沸后重新计时。加入1%~2%的碳酸氢钠,可提高沸点至105℃,既可增强杀菌作用,又可去污防锈。消毒后应及时将物品取出,放入无菌容器内。

注意事项:①煮沸前应将物品全部浸没于水中;器械的轴节和容器的盖要打开,大小相同的碗、盆不能重叠,空腔导管须先在腔内灌水。②玻璃类物品用纱布包裹,从冷水或温水中放入;橡胶制品用纱布包好,待水沸后放入,消毒后及时取出。③较小较轻的物品用纱布包裹。④高原地区气压低,沸点低,应延长消毒时间,一般海拔每增高300m,煮沸时间延长2min。

2.光照消毒法

是利用紫外线的杀菌作用,使菌体蛋白质发生光解、变性而致细菌死亡。其特点是对杆菌杀菌能力强,对球菌较弱,对生长期细菌敏感,对芽孢敏感性差。

(1)日光暴晒法　利用日光的热、干燥和紫外线的作用而杀菌,但杀菌力较弱。常用于床垫、毛毯、衣服、书籍等物品的消毒。方法是将物品放在直射阳光下暴晒6h,定时翻动。

(2)紫外线灯管消毒法　紫外线灯管是低压汞石英灯管,通电后汞气化放出紫外线,经5~7min后,受紫外线照射的氧气电离产生臭氧,增强了杀菌效果。常用于物品表面及室内空气的消毒。

方法:①空气消毒:室内湿式清洁,关闭门窗,人员停止走动,每10㎡安装30W紫外线灯管一支,有效距离不超过2m,照射时间为30~60min。②物品消毒:选用30W的紫外线灯管,最好是移动式,照射时,先将物品摊开或挂起,有效距离为25~60cm,照射过程中定时翻动,每个面应照射20~30min。

注意事项:①保持灯管清洁,至少每2周用无水乙醇棉球轻轻擦拭一次。②紫外线消毒的适宜温度为20℃~40℃,适宜湿度为40%~60%。③紫外线的消毒时间须从灯亮5~7min后开始计时,关灯后,如需再开启,应间歇3~4min,照射后要开窗通风。④消毒物品时应定时翻动,使其表面受到直接照射。⑤照射时嘱咐患者离开房间,不能离开者注意保护患者眼睛和皮肤,可戴墨镜或用纱布遮盖双眼,肢体用被单遮盖。⑥灯管照射强度不低于70W/cm或记录使用时间,凡使用时间超过1000h需要更换灯管。⑦定期监测灭菌效果。

(3)臭氧灭菌灯消毒法　灭菌灯内装有臭氧发生管,在电场作用下,将空气中氧气转换成高纯臭氧。臭氧稳定性极差,在常温下可自行分解为氧,所以不能瓶装生产,只能现场生产立即使用。臭氧主要依靠强大的氧化作用杀菌,可杀灭细菌繁殖体、病毒、真菌等。使用灭菌灯时,关闭门窗,以确保消毒效果。消毒时,人员必须离开现场。消毒结束后20~30min方可进入。

适用范围:主要用于空气消毒、物品表面(食具、衣物等)消毒、医院污水和诊疗用物的消毒。

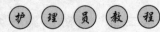

### (二)化学消毒灭菌法

是利用化学药物杀灭病原微生物的方法。其原理是使菌体蛋白凝固变性,酶蛋白失去活性,抑制细菌代谢和生长,或破坏细胞膜的结构,改变其通透性,使细胞破裂、溶解,从而达到消毒灭菌的效果。

**1.化学消毒剂使用原则**

(1)根据物品的性能及各种微生物的特性,选择合适的消毒剂。

(2)严格掌握消毒剂的有效浓度、消毒时间及使用方法。

(3)消毒剂应定期更换,易挥发的要加盖,并定期检测,调整浓度。

(4)消毒的物品必须洗净、擦干,与消毒液充分接触。

(5)消毒液中不能放置纱布、棉花等,以免吸附消毒剂而降低消毒效力。

(6)浸泡消毒后的物品在使用前须用无菌生理盐水冲净;气体消毒后的物品,待气体散发后方可使用,以免残留消毒剂刺激组织。

**2.化学消毒剂使用方法**

(1)浸泡法　物品洗净擦干后,完全浸泡于消毒液中,在标准浓度和时间内即可达到消毒灭菌效果。常用于耐湿不耐热的物品消毒,如锐利器械、精密仪器等。

(2)擦拭法　用标准浓度的消毒剂擦拭被污染物品的表面以达到消毒的目的,常用于桌椅、墙壁、地面等消毒。

(3)喷雾法　用喷雾器将标准浓度的消毒剂均匀地喷洒在空气中或物体表面,在有效时间内达到消毒目的。常用于空气、墙壁、地面等物品表面的消毒。

(4)熏蒸法　将消毒剂加热或加入氧化剂,使其成为气体,在标准浓度内达到消毒灭菌作用。常用于室内空气、不耐高温物品的消毒。

**3.常用化学消毒剂**

(1)含氯消毒剂

使用范围:① 0.5%漂白粉溶液、0.5%~1%氯胺溶液:餐具、便器等的消毒,浸泡30min。② 1%~3%漂白粉溶液、0.5%~3%氯胺溶液:喷洒或擦拭地面、墙壁及物品表面。③ 排泄物消毒:干粪5份加漂白粉1份搅拌,放置2h,尿液每100ml加漂白粉1g,放置1h。

注意事项:① 保存在密闭阴凉、干燥通风处,以减少有效氯的挥发;② 配置的溶液性质不稳定,应现配现用;③ 有腐蚀及漂白作用,不宜用于金属制品、有色衣物及油漆家具的消毒。

(2)乙醇

使用范围:① 70%~75%乙醇:皮肤消毒;② 95%乙醇:燃烧灭菌;③ 75%用于物品表面和医疗器械的消毒。

注意事项:① 易挥发,需加盖并定期调整浓度;② 有刺激性,不宜用于黏膜及创面的消毒。

(3)碘伏

使用范围:① 0.5%~1%有效碘溶液:注射部位皮肤消毒,涂擦2次;② 0.1%有效碘溶液:体温计消毒,浸泡30min后用冷开水冲净擦干;③ 0.05%有效碘溶液用于黏膜及创面消毒。

注意事项:① 稀释后稳定性差,宜现配现用,一般不超过24h;② 避光密闭保存,放阴凉处并防潮;③ 不需乙醇脱碘。

# 第三节　无菌技术

## 一、概念

1.无菌技术:是指在医疗护理操作中,防止一切微生物侵入机体和保持无菌物品及无菌区域不被污染的操作技术。

2.无菌物品:经过物理或化学方法灭菌后,未被污染的物品称无菌物品。

3.污染物品:指未经过灭菌处理,或灭菌处理后又被污染的物品。

4.无菌区域:经过灭菌处理而未被污染的区域,称无菌区域。

5.相对无菌区:指无菌物品自无菌容器内一经取出,就认为是相对无菌,不可再放回。无菌区边缘向内3cm为相对无菌区。

6.非无菌区:未经灭菌或经灭菌后被污染的物品或区域,称非无菌物品或区域。

## 二、无菌技术操作原则

### (一)操作前准备

1.操作环境应清洁、宽敞、定期消毒;物品布局合理;无菌操作前半小时应停止清扫工作、减少走动、避免灰尘飞扬。

2.操作者应做好个人准备,戴好帽子、口罩,修剪指甲并洗手,必要时穿无菌衣、戴无菌手套。

### (二)操作中保持无菌

1.操作者应面向无菌区域,操作过程中手臂应保持在腰部或操作台台面以上,不可触及无菌物品及跨越无菌区域,不可面对无菌区谈笑、咳嗽、打喷嚏。

2.应使用无菌持物钳夹取无菌物品;无菌物品一经取出,即使未用也不可放回无菌容器内;一套无菌物品仅供一位患者使用,避免交叉感染。

3.无菌操作中,无菌物品疑有污染或已被污染,应予更换并重新灭菌。

### (三)无菌物品保管

1.无菌物品必须与非无菌物品分开放置。

2.无菌物品不可暴露于空气中,应存放于无菌包或无菌容器中,无菌包外须标明物品

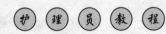

名称、灭菌日期,并按失效期先后顺序排放。

3.定期检查无菌物品的灭菌日期及保存情况。无菌包在未被污染的情况下保存期一般为7d至半年(视包装材料而定),过期或受潮应重新灭菌。

## 三、无菌技术基本操作法

### (一)无菌持物钳的使用

1.目的　用于夹取或传递无菌物品。

2.护理准备

(1)护理员准备:衣帽整齐,修剪指甲,洗手,戴口罩。

(2)用物准备:持物钳或持物镊、持物钳罐、消毒液。

①持物钳的类型常用的有:a.镊子用于夹取棉球、缝针、纱布等较小的无菌物品;b.卵圆钳用于夹取镊、剪、治疗碗、弯盘等无菌物品,但不能持重;c.三叉钳用于夹取盆、罐等较重的无菌物品。

②持物钳的存放:a.浸泡法　持物钳应浸泡在盛有消毒液的大口带盖容器内,液面以浸没钳轴节以上2~3cm或镊子的1/2处为宜,每个容器只能放置一把无菌持物钳(镊)。b.干燥法　将无菌持物钳直接放于广口带盖容器内,也称干罐法,使用干燥的持物钳及容器应每4~6h更换1次。

表2-1　无菌持物钳操作流程及要点说明

| 操作流程 | 流程简释 | 要点说明 |
|---|---|---|
| 开盖 | 检查有效期,一手打开容器盖,另一手持持物钳上1/3处 | 不可在容器闭合时从盖孔中取放,手不可触及持物钳消毒液浸泡的部位 |
| 取钳 | 移钳至容器中央,钳端闭合,垂直取出,并在容器上方滴尽消毒液再使用 | 取放时,钳端不可触及容器口边缘及消毒液面以上的容器内壁 |
| 用钳 | 使用时应始终保持钳端向下,不可倒转 | 以防消毒液倒流污染钳端 |
| 放钳 | 用后立即闭合钳端,垂直放回容器内,避免触及容器口周围,盖上容器盖并打开轴节 | 打开轴节以便与消毒液充分接触 |

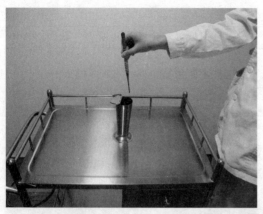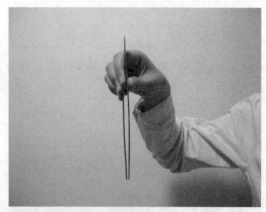

图2-3 取放无菌持物钳

3.注意事项

(1)无菌持物钳只能用于夹取无菌物品,不能夹取油敷料,不可用于换药或消毒皮肤。

(2)距离较远处取物时,应将持物钳和容器一起移到操作处,就地使用,防止无菌持物钳在空气中暴露过久而污染。

(3)污染或可疑污染的无菌持物钳应重新灭菌。

(4)持物钳及其浸泡容器,应每周清洁、灭菌2次,并更换消毒液。

**(二)无菌容器的使用方法**

1.目的 用于盛放无菌物品并保持其无菌状态。

2.护理准备

(1)操作者准备:衣帽整齐,修剪指甲,洗手,戴口罩。

(2)用物准备:包括有盖的无菌容器、如无菌盘、罐、贮槽;无盖的无菌容器,如无菌弯盘、治疗碗。

(3)环境要求:环境整洁,操作区域宽敞,操作台清洁干燥,符合无菌操作原则的基本要求。

表2-2 无菌容器的操作流程及要点说明

| 操作流程 | 流程简释 | 要点说明 |
|---|---|---|
| 检查核对 | 检查无菌物品的名称及有效期,化学指示胶带 | |
| 开启容器盖 | 打开容器盖,平移离开容器,将盖的内面向上置于操作台稳妥处或将盖的内面向下拿在手中,手勿触及盖的边缘和内面 | 以防盖内面触及任何有菌物品或有菌区域不可在容器上方将盖翻转,以免尘埃落入及跨越无菌区<br>持盖时手勿触及盖的边缘及内面 |
| 取无菌物 | 用无菌持物钳取出无菌物品 | 无菌持物钳及取出的无菌物品不可触及容器边缘 |

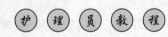

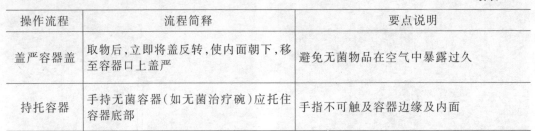

| 操作流程 | 流程简释 | 要点说明 |
|---|---|---|
| 盖严容器盖 | 取物后,立即将盖反转,使内面朝下,移至容器口上盖严 | 避免无菌物品在空气中暴露过久 |
| 持托容器 | 手持无菌容器(如无菌治疗碗)应托住容器底部 | 手指不可触及容器边缘及内面 |

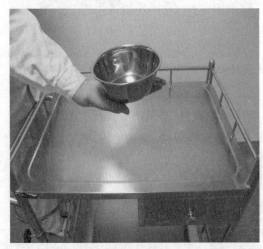 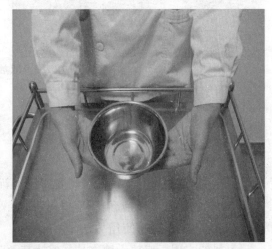

图 2-4　手持无菌容器法

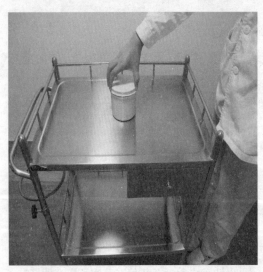 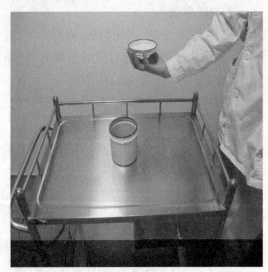

图 2-5　打开无菌容器法

3.注意事项

(1)不可污染无菌容器内面及边缘。

(2)无菌容器应每周灭菌 1 次。

**(三)无菌溶液取用法**

1.护理目的　取用时保持无菌溶液的无菌状态。

2.护理准备

(1)操作者准备:衣帽整洁,修剪指甲,洗手,戴口罩。

(2)用物准备:无菌溶液(密封瓶装、三角烧瓶装)、启瓶器、弯盘、盛无菌溶液的容器、消毒液、无菌棉签、无菌纱布或无菌持物钳、笔。

(3)环境准备:环境整洁,操作区域宽敞,操作台清洁、干燥,符合无菌操作原则的基本要求。

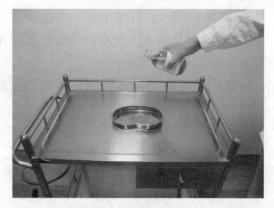

图 2-6 取无菌溶液法

表 2-3 无菌溶液操作流程及要点说明

| 操作流程 | 流程简释 | 要点说明 |
|---|---|---|
| 检查核对 | 用湿毛巾擦净瓶外灰尘,核对瓶签上的药名、剂量、浓度和有效期,检查瓶口有无松动、瓶体有无裂痕、倒转瓶体对光查看溶液是否澄清透明,溶液有无变色、混浊、沉淀、絮状物等 | 确保符合要求方可使用 |
| 开启瓶盖 | 开启密封瓶外盖、铝盖,消毒瓶盖、瓶口至瓶签上方,用无菌持物钳取无菌纱布盖在瓶口上,垫无菌纱布将橡胶盖打开(或用无菌持物钳夹取) | 注意手不可触及瓶口及橡皮盖的内面 |
| 冲洗瓶口 | 另一手握持容器瓶,瓶签朝向掌心,倒出少量溶液于弯盘 | 避免沾湿瓶签;旋转冲洗瓶口 |
| 倒取溶液 | 再由原处倒溶液至无菌容器中 | 瓶口不能接触容器,液体由冲洗处倒出 |
| 盖塞记录 | 如无菌溶液未用完,应立即盖好瓶塞、消毒,用纱布包裹,橡胶圈固定在瓶签上注明开瓶日期、时间 | 以防污染已开启的无菌溶液,未污染静脉输液 2h 内可使用,其他 24h 内可使用 |

3.注意事项

(1)任何物品不可伸入无菌溶液瓶内蘸取溶液或直接接触瓶口倒取。

(2)已倒出的溶液不可再倒回瓶内。

**(四)无菌包的使用**

1.护理目的 用无菌包布包裹无菌物品,使包内物品在一定时间内保持无菌状态。

2.护理准备

(1)操作者准备:衣帽整洁,修剪指甲,洗手,戴口罩。

(2)用物准备:①包布:选择质厚、致密、未脱脂的纯棉布制成双层包布;②无菌包的包扎法:将待灭菌物品放置在包布中央(玻璃类物品先用棉垫包裹),包好扎紧,在包外注明物品名称和灭菌日期,粘贴化学指示胶带,经灭菌处理后即成无菌包;③其他:无菌持物钳、盛放无菌物品的容器、笔等。

(3)环境准备:环境整洁,操作区域宽敞,操作台清洁、干燥,符合无菌操作的基本要求。

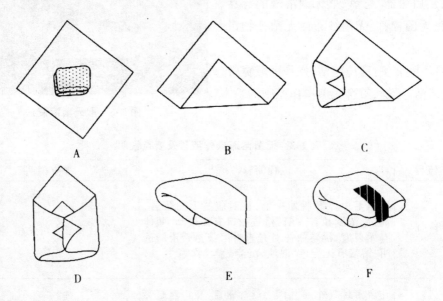

图2-7 无菌包打包法

表2-4 一次性无菌包操作流程

| 操作流程 | 流程简释 |
| --- | --- |
| 取包查看 | 查看无菌物品包的名称、出厂日期;检查包装是否破损或漏气,如有破损或漏气则不能使用 |
| 开包取物 | 一次性注射器、输液器等,在封包标记处用手撕开或用剪刀剪开,暴露后可用手取<br>一次性无菌敷料或导尿管,用拇指和食指解开双层贴合封包的上下两层(或常规消毒封包边口,用无菌剪刀剪开),暴露物品后,用无菌持物钳夹取 |

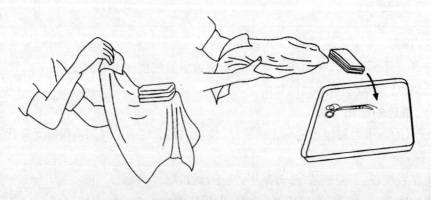

图2-8 无菌物品投放

### (五)戴脱无菌手套

1.护理目的　在进行严格的医疗护理操作时,确保无菌效果或保护患者和医护人员免受感染。

2.护理准备

(1)操作者准备:衣帽整齐,修剪指甲,必要时取下手表,洗手,戴口罩。

(2)用物准备:①用物无菌手套包或一次性无菌手套包、弯盘。②无菌手套包的准备将手套的内面均匀涂滑石粉,将手套开口处向外反折7~10cm,掌心向上分别放入手套袋左右袋内,将手套袋用包布包好后置于贮槽内,贴好标签,注明型号,送灭菌处理。

(3)环境准备:环境整洁,操作区域宽敞,操作台清洁、干燥,符合无菌操作原则的基本要求。

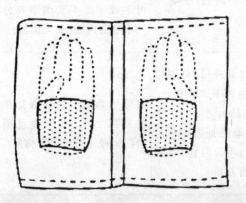
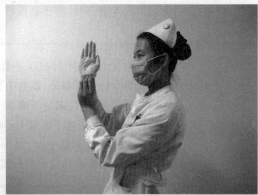
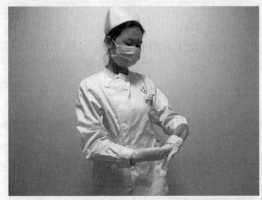
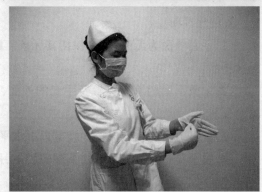
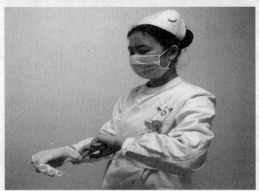
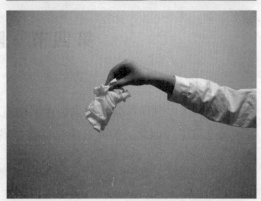

图2-9　戴无菌手套法

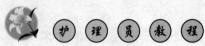

护 理 员 教 程

表2-5　无菌手套操作流程及要点说明

| 操作流程 | 流程简释 | 要点说明 |
|---|---|---|
| 检查核对 | 核对无菌手套袋外的号码、灭菌日期,检查有无潮湿及破损 | 选择大小合适的手套发现手套有破洞,应立即更换 |
| 取戴手套 | 分次提取法:一手捏手套袋开口处外层,另一手捏住一只手套的翻折部分(手套内面)取出手套,对准五指戴上;未戴手套的手捏另一手套袋开口处外层,已戴好手套的手指插入另一只手套的翻折内面(手套外面),取出手套,同法将手套戴好 | 手不可触及手套袋内面,以免污染无菌手套,未戴手套的手不可触及手套的外面,(无菌面)已戴手套的手不可触及未戴手套的手及另一手套的内面(非无菌面) |
|  | 一次提取法:两手同时提起手套开口处外层,分别捏住两只手套的反折部分,取出手套,将两手掌心相对,先戴一只手,再将已戴好手套的手指插入另一只手套的反折内面,同法将手套戴好,将手套的翻边扣套在工作服衣袖外面调整手套,使手指与手套贴合,必要时用无菌生理盐水冲洗手套外面的滑石粉 | 戴好手套的手始终保持在腰部以上水平、视线范围内。未操作时双手置胸前 |

3.注意事项

(1)手套外面为无菌区,应保持其无菌。戴手套时,防止手套外面(无菌面)触及任何非无菌物品。

(2)未戴手套的手不可触及手套的外面,已戴手套的手不可触及未戴手套的手及手套的内面。

(3)戴好手套的手应保持在腰部以上水平、视线范围内。

(4)脱手套时应从手套口往下翻转脱下,避免强拉手指或手套的边缘,以免损坏。

# 第四节　隔 离 技 术

隔离技术是预防医院内感染的重要措施之一。其目的是控制传染源,切断传播途径和保护易感宿主。因此医护人员应自觉遵守隔离原则,严格执行隔离技术,防止传染病的传播。

## 一、隔离基本知识

### (一)概念

隔离是将传染病患者、高度易感人群安置在指定的地方,暂时避免与周围人群接触,以达到控制传染源,切断传播途径和保护易感人群的目的,对传染病患者采取的隔离称传染源隔离,对易感人群采取的隔离称为保护性隔离。

### (二)隔离区域的设置

1.病区设置传染病区与普通病区应分开设置,远离食堂、水源和其他公共场所。相邻病区楼房相隔30m,侧面防护距离为10m,以防止空气对流传播。传染病区应有多个出口,以使工作人员和患者分道进出。

2.病室设置隔离病室门外及病床尾应设有隔离标志,门口置消毒液浸湿的脚垫,设挂衣架及隔离衣,备消毒手的用物(消毒液、手刷、一次性纸巾)和避污纸。

### (三)患者的安置

1.以患者为单位:每位患者有单独的生活环境,与其他患者隔离。

2.以病种为单位:同病种患者可住同一病室,但应与其他病种的传染病患者相隔离。

3.以病室为单位:凡未确诊、发生混合感染、有强烈的传染性及危重患者,应住单间隔离。

### (四)清洁区与污染区的划分

1.清洁区:未被病原微生物污染的区域,如治疗室、更衣室、配餐室、库房等。

2.半污染区:有可能被病原微生物污染的区域,如医护办公室、检查室、病区内走廊等。

3.污染区:患者直接或间接接触病原微生物的区域,如病房、厕所、浴室等。

## 二、隔离原则

### (一)一般消毒隔离

1.病房和病室门前悬挂隔离标志,门口设置消毒液浸湿脚垫,消毒手的设施及避污纸。

2.工作人员进入隔离室应按规定戴口罩、帽子,穿隔离衣。穿隔离衣后只能在规定的范围内活动。一切操作要严格遵守隔离规程,接触患者或污物物品后必须消毒双手。

3.穿隔离衣前,须计划周密,备齐所需的物品,集中完成各种操作,以减少穿脱隔离衣的次数和刷手的频率。

4.患者接触过的物品或落地的物品应视为污物,消毒后方可给他人使用;患者的衣物、信件等须消毒后方可带出;患者的排泄物、分泌物、呕吐物必须经消毒处理后方可排放。

5.病室空气每日消毒,可用紫外线照射或消毒液喷雾;每日晨间护理后,用消毒液擦拭床及床旁桌椅。

6.严格执行陪伴和探视制度,向患者及陪伴、探视者做好健康宣传。

7.经医生开出医嘱后方可解除隔离。

### (二)终末消毒

终末消毒处理是指对出院或死亡患者及其所在病室、用物、医疗器械等进行的消毒处理。

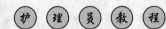

1.患者的终末处理:①一般患者出院前应沐浴、换上清洁衣服,个人用物须消毒处理后方可带出;②死亡的患者,须用消毒液擦拭尸体,用无菌棉球填塞口、鼻、耳、肛门、阴道并更换伤口敷料,然后用一次性尸单包裹尸体。

2.病室的终末处理:①关闭病室门窗、打开床旁桌、摊开棉被、竖起床垫,用消毒液熏蒸或用紫外线照射消毒;②然后打开门窗,用消毒液擦拭家具、地面;③被服类放入标明"隔离"字样的污物袋内,消毒处理后再清洗;④床垫、棉被或毛毯和枕芯还可以用日光暴晒处理。其他用物及医疗器械按规定消毒处理。

表2-6　传染病污染物品消毒法

| 类别 | 物品 | 消毒方法 |
|---|---|---|
| 病室 | 病室空间 | 消毒剂熏蒸、喷雾、紫外线照射 |
| | 地面、墙壁、家具 | 消毒剂喷雾、擦拭 |
| 医疗用品 | 金属、橡胶、搪瓷、玻璃类 | 消毒剂浸泡、煮沸、压力蒸汽灭菌 |
| | 血压计、听诊器、手电筒 | 环氧乙烷气体熏蒸、消毒剂擦拭 |
| | 体温计 | 过氧乙酸、碘伏等消毒剂浸泡 |
| 日常用品 | 餐具、茶具、药杯 | 餐具、茶具、药杯　消毒剂浸泡、煮沸、微波消毒 |
| | 信件、书报、票证 | 环氧乙烷气体熏蒸 |
| | 衣服、被单等布类 | 消毒液浸泡、煮沸、压力蒸汽灭菌 |
| 被服类 | 枕芯、被褥、毛纺织品 | 消毒剂熏蒸、日光暴晒 |
| 其他 | 排泄物、分泌物、呕吐物、引流液 | 漂白粉或过氧乙酸浸泡,痰盛于蜡纸盒内焚烧 |
| | 便盆、痰盂、痰具 | 漂白粉或过氧乙酸浸泡 |
| | 剩余食物 | 煮沸30min后弃去 |
| | 垃圾 | 焚烧 |

## 三、隔离种类

隔离种类按传播途径不同分以下几种:

### (一)严密隔离

1.适用范围:用于烈性传染病,如霍乱、鼠疫、非典型肺炎(SARS)等。凡传染性高、死亡率高的传染病均须采取严密隔离。

2.隔离措施:①患者应住单间病室,关闭通向走廊的门窗,室外挂醒目标识,室内用具力求简单和耐消毒,禁止患者外出、探视,并禁止探视和陪护。②接触患者时,必须戴口罩、帽子,穿隔离衣、鞋,必要时戴手套,消毒措施必须严格。③患者的分泌物、排泄物、呕吐物须经彻底消毒处理后再倾倒。污染敷料装袋标记后送焚烧处理。④室内空气、地面用消毒液喷洒或紫外线消毒,每日1次。

### (二)呼吸道隔离

1.适用范围:适用于防止通过空气中飞沫传播的感染性疾病,如流感、结核病、流脑、麻疹、百日咳等。

2.隔离措施:①同一病原菌感染者可同住一室,有条件时尽量使隔离病室远离其他病室。通向走道的门窗须关闭,患者离开病室需戴口罩。②工作人员进入病室需戴口罩,并保持口罩的干燥,必要时穿隔离衣。③为患者准备专用痰杯,口鼻分泌物须经消毒处理后方可丢弃。④病室空气用紫外线照射或消毒液喷洒,每日1次。

**(三)肠道隔离(床边隔离)**

1.适用范围:用于污染的食物或水源所引起传播的疾病,如伤寒、细菌性痢疾、甲型肝炎等。

2.隔离措施:

(1)不同病种患者最好分室居住,如同居一室,须做好床边隔离,床距1m以上,患者不得互相交换物品。

(2)工作人员按病种分别穿好隔离衣,接触污物时戴手套。

(3)患者的食具、便器专用并严格消毒,剩余的食物或排泄物均应消毒处理后才能倒掉。

(4)病室应有防蚊设备,并做到无蟑螂、无鼠。

**(四)接触隔离**

1.适用范围:适用于经体表或伤口直接、间接接触而感染的疾病,如破伤风、气性坏疽等。

2.隔离措施:

(1)患者应住单间病室,禁止接触他人,并禁止探视和陪护。

(2)接触患者时需戴口罩、帽子、手套,穿隔离衣;工作人员的手或皮肤有破损时应避免接触患者,必要时戴双层手套。

(3)凡患者接触过的一切物品,如被单、衣物、换药器械等均应先灭菌,然后再进行清洁、消毒、灭菌。污敷料应焚烧处理。

**(五)血液—体液隔离**

1.适用范围:适用于预防体液或血液的传染性疾病,如乙型肝炎、艾滋病、梅毒等。

2.隔离措施:

(1)同种病原体感染者可住一室,必要时住单间隔离。

(2)工作人员严格防止被注射针头等锐器刺伤,护理患者前后应严格洗手或手消毒,若手被血液、体液污染或可能污染,应立即用消毒液消手;为防止血溅,应戴口罩及护目镜;若血液或体液可能污染工作服时需要穿防水隔离衣;接触血液或体液时应戴手套。

(3)被血液或体液污染的室内表面物品,立即用消毒液擦拭或喷洒。

(4)被血液或体液污染的物品,应装袋标记后送消毒或焚烧;用过的针头应放入防水、防刺破、有标记的容器内,集中处理。

**(六)昆虫隔离**

1.适用范围:适用于以昆虫为媒介而传播的疾病,如乙型脑炎、流行性出血热、疟疾、斑疹伤寒等。

2.隔离措施:根据昆虫类型来确定隔离措施。

(1)疟疾及乙型脑炎主要由蚊子传播,病室应有蚊帐及其他防蚊设施。

(2)斑疹伤寒患者入院时,应经灭虱处理后,才能住进同种病室。

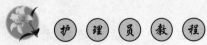

（3）流行性出血热由野鼠、螨虫传播。① 做好灭鼠和灭螨工作;② 向野外作业者宣传，采取必要防护措施。

**（七）保护性隔离（反向隔离）**

1.适用范围:适用于抵抗力低或极易感染的患者,如严重烧伤、早产儿、白血病、脏器移植及免疫缺陷者等。

2.隔离措施:

（1）设专用隔离室,患者住单间病室隔离。

（2）凡进入病室内的人员应穿戴灭菌后的隔离衣(外面为清洁面,内面为污染面)、帽子、口罩、手套及拖鞋;接触患者前后及护理另一位患者前均应洗手。

（3）凡患有呼吸道疾病或咽部带菌者包括工作人员,均应避免接触患者。禁止入室探视。特殊情况必须探视者,应采取相应的隔离措施。

（4）未经消毒处理的物品不可带入隔离区。

（5）病室内空气、地面、家具等均应严格消毒并通风换气。

## 四、常用隔离技术

**（一）口罩、帽子的使用**

1.护理目的　保护患者及工作人员、防止飞沫污染无菌物品或清洁物品;帽子可防止工作人员头屑飘落,头发散落或被污染。

2.护理准备

（1）操作者衣着整齐,清洗双手。

（2）用物准备　帽子、口罩(6~8层纱布制成)或一次性口罩、污物袋。

（3）环境准备　整洁、安全。

表2-7　戴口罩、帽子操作流程、流程简释及要点说明

| 操作流程 | 流程简释 | 要点说明 |
|---|---|---|
| 帽子 | | |
| 　检查 | 检查帽子有无破损 | |
| 　戴帽 | 取清洁合适的帽子戴上,应遮住全部头发 | |
| 口罩 | | |
| 　洗手 | 洗手 | 避免交叉感染 |
| 　检查 | 检查口罩有无破损或潮湿 | 有破损或潮湿应立即更换 |
| 　戴口罩 | 纱布口罩:取清洁口罩,罩住口鼻,将口罩上方的两根带子分别过耳系于头后,下面两根带子系于颈后 | 戴口罩后,不可用污染的手接触口罩 |
| | 一次性口罩:将口罩带套于耳朵之上 | |
| 　洗手 | 操作后洗手 | |
| 　脱口罩 | 纱布口罩:解开口罩系带,取下口罩,将污染面面向内折叠,放入胸前小口袋或小塑料袋内 | 口罩用过后,立即取下,不可悬挂在胸前 |
| | 一次性口罩:取下弃于污物桶 | 取下时手不可接触污染面 |

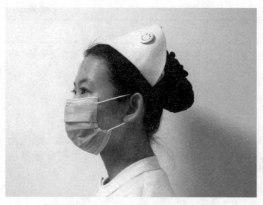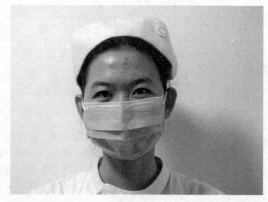

图 2-10 口罩的使用

3.注意事项

(1)戴口罩后,不可用污染的手接触口罩;口罩潮湿时,立即更换。

(2)口罩用后,立即取下,不可悬挂在胸前,取下时手不可接触污染面。

(3)纱布口罩使用4~8h应更换,一次性口罩使用不超过4h,每次接触严密隔离传染患者应立即更换。

(4)帽子被患者血液、体液污染时,应立即更换。保持清洁,每次或每天更换,一次性帽子应一次性使用。

**(二)手消毒**

1.护理目的 除去手上污垢及沾染的致病菌,避免污染无菌物品及清洁物品,可有效地避免传染和交叉感染,是保护患者及医护人员的重要措施。

2.护理准备

(1)操作者:衣着整洁,修剪指甲,取下手上的饰物及手表。

(2)用物准备:流动的洗手设备(无此设备可备消毒液、清水各一盆);消毒手刷,洗手液,烘干机,消毒小毛巾及纸巾。

(3)环境准备:整洁、宽敞、安全、物品放置合理。

表 2-8 洗手操作流程、流程简释及要点说明

| 操作流程 | 流程简释 | 要点说明 |
|---|---|---|
| 卫生洗手法 | 适用于医护人员进行各种操作前后手的清洁 | |
| 湿润双手 | 打开水龙头,调节合适的水流、水温,浸湿双手 | |
| 取洗手液 | 取适量的洗手液或肥皂液于手掌 | |
| 搓揉双手 | 按"七步洗手法"顺序搓揉双手:①掌心对掌心,两手并拢相互搓擦;②手心对手背,手指交错相互搓擦(交换);③掌心相对,手指交叉沿指缝相互搓擦;④用一手握另一手拇指旋转搓擦(交换)⑤弯曲一手手指各关节,在另一手掌心旋转搓擦(交换);⑥指尖在掌心转动搓擦(交换);⑦螺旋式擦洗手腕,交换进行 | 每步揉搓时间不少于3s,总时间不少于15s,范围至腕上10cm |
| 冲洗双手 | 打开水龙头,让流水自腕部流向指尖进行冲洗,洗净后关闭水龙头 | 避免溅湿工作服 |

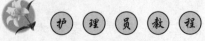

续表

| 操作流程 | 流程简释 | 要点说明 |
| --- | --- | --- |
| 擦干双手 | 用纸巾自上而下擦干或干手机烘干双手 | 若是擦手小毛巾应保持清洁、干燥,每日消毒 |
| 刷手法 | 适用于接触感染源后手的消毒 | |
| 湿润双手 | 打开水龙头,湿润双手 | |
| 刷手 | 用手刷蘸洗手液或肥皂液,按前臂→腕部→手背→手掌→手指→指缝→指甲顺序刷洗,每只手刷30s,流水冲净,换手刷同法刷另一手按上述顺序再刷洗一遍,共刷2min | 刷手时,衣服不可接触水池;刷洗范围应超过被污染范围;手刷及容器应每日消毒 |
| 冲洗双手 | 打开水龙头,流水洗净后关闭水龙头 | 冲洗时,腕部要低于肘部,使污水流向指尖;操作中应保持水龙头清洁 |
| 擦干双手 | 用纸巾自上而下擦干或烘干机烘干双手 | |
| 浸泡洗手法 | 无洗手设备 | |
| 浸泡双手 | 双手浸泡在消毒液里 | 消毒液要浸没肘部及以下 |
| 擦净双手 | 用小毛巾或手刷按顺序反复刷洗2min | |
| 擦干双手 | 用清水洗净后擦干双手 | |

3.注意事项

(1)刷手时,衣服不可接触水池,以免隔离衣污染手池边缘或消毒盆。

(2)流水冲洗时,腕部要低于肘部,使污水流向指尖,防止水流入衣袖。

(3)肥皂液应每日更换,手刷及容器应每日消毒。

**(三)穿脱隔离衣**

1.护理目的　保护工作人员和患者,避免交叉感染。

2.护理准备

(1)操作者:着装整洁,洗手,戴帽子、口罩,取下手表,卷袖过肘(冬季卷过前臂中部)。

(2)用物准备:隔离衣,挂衣架,消毒手的设备,污衣袋。

(3)环境准备:整洁、宽敞、安全,物品放置合理。

表2-9　穿脱隔离衣操作流程、流程简释及要点

| 操作流程 | 流程简释 | 要点说明 |
| --- | --- | --- |
| 穿隔离衣 | | |
| 取隔离衣 | 手持衣领取下隔离衣,将衣领两端向外折齐,露出肩袖内口,使清洁面朝向自己 | 隔离衣内面及领子为清洁面 |
| 穿衣袖 | 右手持衣领,左手伸入袖内;右手持衣领向上拉,使左手露出。换左手持衣领,右手伸入袖内,依上发使右手露出,举双手将袖抖上,露出手腕 | 衣袖勿触及面部、衣领 |
| 系领扣 | 两手持衣领,由领子中央顺着边缘向后系好领扣或带子 | |
| 系袖扣 | 系袖扣或扎紧袖口 | 此时手已污染 |

| 操作流程 | 流程简释 | 要点说明 |
|---|---|---|
| 系腰带 | 将隔离衣一边约在腰下5cm处渐向前拉,见边缘捏住外侧,同法捏住另一侧边缘。双手在背后将边缘对齐,向一侧折叠,一手按住折叠处,另一手将腰带拉至背后压住折叠处,将腰带在背后交叉,回到前面打一活结 | 手不可触及隔离衣内面。穿好隔离衣后不能进入清洁区 |
| 扣扣子 | 扣上隔离衣后缘下部边缘的扣子 | |
| 脱隔离衣 | | 手不可触及隔离衣内面 |
| 松腰带 | 解开隔离衣后缘下部边缘的扣子解开腰带,在前面打一活结 | |
| 解袖扣 | 解开两袖扣,在肘部将部分袖子套塞入工作服衣袖下 | 勿使衣袖外面塞入袖内 |
| 消毒手 | 用刷手法或浸泡法消毒双手并擦干 | |
| 解领扣 | 解开领扣 | |
| 脱衣袖 | 一手伸入另一袖口内,拉下袖子过手;用遮盖着的手握住另一衣袖的外面将袖子拉下,双手转换渐从袖管中退至衣肩,再以一手握住两肩缝撤另一只手 | 保持衣领清洁 |
| 挂衣钩 | 双手握住衣领,将隔离衣两边对齐,挂在衣钩上。如不再穿,脱下后清洁面向外,卷好投入污衣袋中 | 脱下的隔离衣对齐挂好,如挂在污染区清洁面向内,挂在半污染区则清洁面向外 |

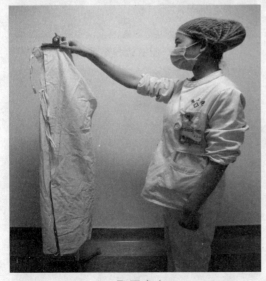

A.取隔离衣

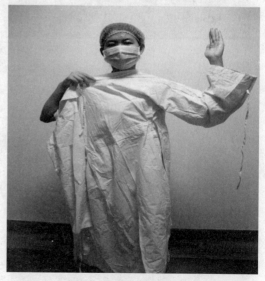

B.穿上衣袖

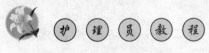

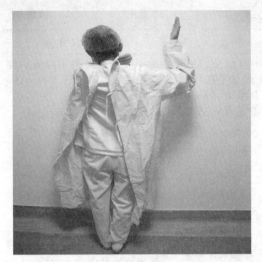

C.穿上另一衣袖

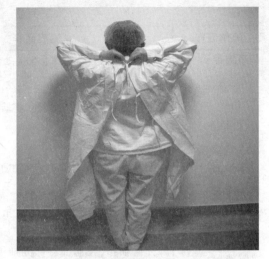

D.扣领扣

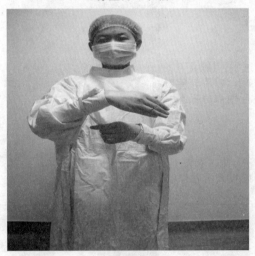

E.扣袖扣

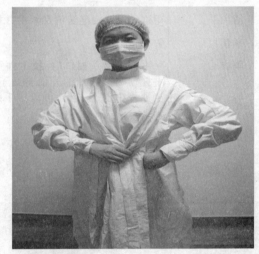

F.将一侧衣边捏至前面

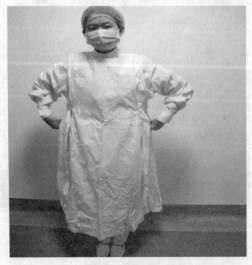

G.同法捏住另一边

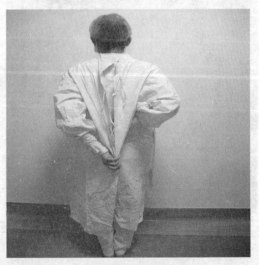

H.将两侧衣边对齐

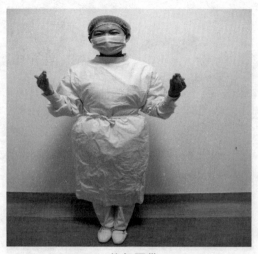

I. 扎起腰带

图2-11 穿隔离衣法

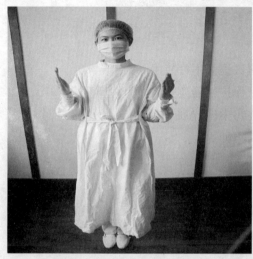

A. 松开腰带在前面打一活结

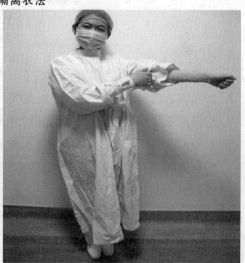

B. 将衣袖向上拉,塞在上臂衣袖下

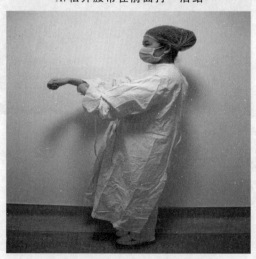

C. 用清洁手拉袖扣内的清洁面

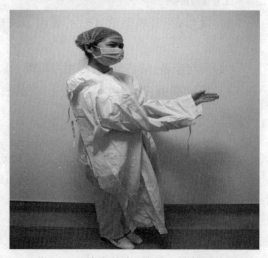

D. 将一只手放在袖内,拉另一袖的污染面

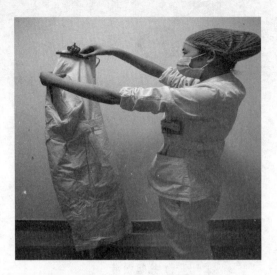

E.提起衣领,对齐衣边挂在衣钩上

图2-12　脱隔离衣法

3.注意事项

(1)隔离衣长短合适,须覆盖全部工作服;有破损则不可使用。

(2)隔离衣内面及领子保持清洁,避免污染(保护性隔离则内面为污染面)。

(3)隔离衣挂在半污染区,清洁面向外;挂在污染区,清洁面向内。

(4)隔离衣每日更换消毒,若潮湿或被污染,立即更换。

(5)穿好隔离衣后不能进入清洁区。

**(四)避污纸的使用**

1.护理目的　使用避污纸做简单操作或拿取物品,可保持双手或物品不被污染,以省略消毒手续。

2.护理准备

(1)操作者:着装整洁,洗手,戴帽子,口罩。

(2)用物准备:清洁纸张,医用垃圾桶。

(3)环境准备:整洁、宽敞、安全,物品放置合理。

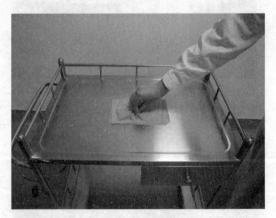

图2-13　取避污纸

3.操作流程

(1)取避污纸时,应从页面抓取,不可掀页撕取,以保持一面为清洁面。

(2)避污纸用后应立即丢入医用垃圾桶内集中焚烧处理。

# 第三章　生活护理

## 第一节　整理床单位和更衣

床单位是指病床、床头柜、床边椅凳，床上设施及被服物品，床下地面。卧床病人的吃、住、活动、排泄，治疗护理基本在床上进行。干净、整洁的床单位，可使病人安心、舒适，又可预防褥疮，保持病室整洁美观，因此护理员最基本的工作之一就是床单位的整理。

### 一、床单位整理要求

1.每日上午、下午各整理床单位1次，日常巡查发现不规范时立即整理。

2.保持床单位物品摆放合理、整齐、方便病人，保证椅凳，床头柜能安全使用。

3.经常整理，清扫病房，拉扯床单被角，保持床单平整，清洁，干爽，无污渍，无碎屑，无破损，棉被与被面服帖、协调，不合格及时整理更换。

4.保持床单位地面和桌面上的清洁、干爽、无垃圾、无杂物，病人物品尽量放在床头柜或壁柜里，不要摆放病人的大件物品和陪员床等。

5.及时倾倒病人的生活废水、排泄物、残留食物和垃圾。

### 二、清醒配合者卧床更衣

1.初步评估病人的病情是否可以更衣，可征询护士意见，向病人解释取得配合。

2.解开衣扣，协助病人侧卧脱下暴露的脏衣袖并随手擦拭颈、腋下汗水，将脏衣袖卷到背下床面上，穿上干净衣服，抚平衣服背后披于脏衣旁，协助病人平卧。

3.再侧卧另一侧，脱下暴露侧的脏衣袖，并随手擦拭颈、腋窝汗水，将脏衣撤到床边。

4.从背下拉出干净衣服穿上，抚平后背，协助病人平躺，系好纽扣，翻好衣领。

5.解开裤带，帮助病人双膝弯曲，抬臀，裤腰退到大腿，脱去近侧裤腿盖于外阴上，穿上干净裤子，再脱去对侧裤腿随手擦拭外阴，肛门部位，穿好对侧裤腿，帮助系好裤带，摆放好肢体，盖好被子。

6.撤出脏衣服于床尾或污衣车上，询问病人是否还有需求。

### 三、不清醒不配合者卧床更衣

1.征询护士意见，评估病人的病情是否可以更衣。

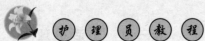

2.脱去近侧上肢衣袖,用袖子擦颈部、腋下汗水,将干净衣服背面盖于病人胸部(扣子面向下),穿好近侧衣袖。

3.将病人侧身或稍抱起上身,撤出背下脏衣,脱去袖子,擦干颈部、腋窝汗水,穿好对侧衣袖,翻好衣领。

4.解开裤带,将病人双膝弯曲抬臀,裤腰退到大腿,脱去裤子盖于外阴上。

5.穿上干净裤子拉到大腿上,用脏裤子擦去外阴部撤去,再次将病人屈膝,抬臀,拉好裤子。

6.系好裤带,摆放好肢体,盖好被子。

## 四、注意事项

1.穿衣原则先穿患侧,后穿健侧。

2.脱衣原则先脱健侧,后脱患侧。

3.穿衣动作宜轻柔,注意保护病人隐私和保暖,冬凉季节要关闭门窗。

4.更衣时先松开各种管道的固定,注意保护管道,防止脱出和过度牵拉。

5.更衣过程注意观察病人面色、表情,情况危险立即停止更衣。

6.病危、病重、机械辅助呼吸病人更衣,须由护士带领共同完成。

# 第二节　老年人居住环境要求

老年人的生活环境方面,要注意尽量去除妨碍生活行为的因素,或调整环境使其能补偿机体缺损的功能,促进生活功能的提高。

## 一、室内环境

要注意室内温度、湿度、采光、通风等方面,让老人感受到安全与舒适,老年人的体温调节功能降低,室温应以22℃~24℃较为适宜,室内合适的湿度则为55%~60%;老年人视力下降,因此应注意室内采光适当,尤其要注意老年人的暗视力低下,一定要保持适当的夜间照明,如保证走廊和厕所的灯光,在不妨碍睡眠的情况下可安装地灯等,但老年人对色彩感觉的残留较强,故可将门涂上不同的颜色,以帮助其识别不同的房间,也可在墙上用各种颜色画线以指示厨房、厕所等的方位;居室要经常通风以保证室内空气新鲜,特别是老年人活动不便,而在室内排便或失禁时,导致房间内有异味。有些老年人嗅觉迟钝而对这些气味多不注意,但对周围的人会造成不良影响,应注意及时迅速清理排泄物及被污染的衣物,并打开门窗通风。

## 二、室内设施

老年人居室内的陈设应尽量简洁,一般有床、柜、桌、椅即可,且家具的转角处应尽量用弧形,以免碰伤老年人。家庭日常生活用品及炊具之类的最好不在老年人居室内存放,以免发生磕碰、绊倒。对卧床老年人进行各项护理活动时,较高的床较为合适。而对于一些能离床活动的老年人来说,床的高度应便于老年人上下床及活动,其高度应使老年人膝关节成直角坐在床沿时两脚足底全部着地,一般从床褥上面至地面为50cm为宜,这也是老年人的座椅应选择的高度,如有能抬高上身的或能调节高度的床则更好,床上方应设有床头灯和呼唤铃,床的两边均应有活动的护栏。

应尽量保持室内通风,有条件的情况下,室内应有冷暖设备,夏季使用空调时应注意避免冷风直吹在身上及温度不宜太低。冬季取暖设备的选择应慎重考虑卫生及安全,并且在使用过程中意识到其不足以及时正确应对,使用煤炉者易造成空气污染和火灾;使用热水袋易引发烫伤;电热毯的长时间使用易引起脱水;冬天有暖气的房间较舒适,但容易造成室内空气干燥,可应用加湿器或放置水培植物以保持一定的湿度,并注意经常通风换气。

# 第三节　清洁护理

## 一、口腔护理

1.目的　主要是保持口腔清洁、湿润、预防口腔感染等并发症;防止口臭、牙垢,使患者舒适,促进食欲。主要用于高热、昏迷、禁食、鼻饲、口腔疾病、生活不能自理及血液病病人等。

2.用物准备　口腔护理包1个(治疗碗1个、消毒棉球16个、纱布2块、弯盘1个、弯血管钳1把、镊子1把、压舌板1个、棉签、治疗巾1条),润滑油、口杯、吸水管、手电筒,需要时备开口器、舌钳。

3.常用的清洁口腔溶液。

(1)清洁口腔:等渗盐水,2%~3%硼酸液,0.02%呋喃西林液。

(2)轻度口腔感染:复方硼砂溶液(朵贝尔溶液)。

(3)口腔感染、口臭:1%~3%过氧化氢溶液。

(4)白色念珠菌感染:1%~4%的碳酸氢钠溶液。

(5)铜绿假单胞菌感染:0.1%醋酸溶液。

4.评估患者。

(1)核对患者身份、意识状态、自理能力、心理反应、合作程度。

(2)患者口腔卫生状况,观察口唇的色泽、湿润度、有无干裂、出血;口腔黏膜颜色、完整性及有无溃疡、感染等;牙齿是否齐全,有无义齿,牙龈有无溃疡、肿胀或出血;舌及腭的湿润度,舌苔颜色;口腔有无异味等。

(3)患者对口腔卫生的重要性和口腔保健知识的了解程度。

5.口腔护理操作流程、流程简释与要点说明见表3-1。

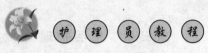

表3-1　口腔护理操作流程及要点说明

| 操作流程 | 流程简释 | 要点说明 |
| --- | --- | --- |
| 携物核对 | 携用物至床旁,核对患者身份,指导患者配合方法,取得合作 | 确认患者,避免差错 |
| 安置体位 | 协助患者侧卧或仰卧,头侧向护理员 | 避免误吸入水分 |
| 铺治疗巾 | 取治疗巾铺与患者颌下及胸前,弯盘置于口角旁 | 保护床铺及患者的衣服不被浸湿 |
| 消毒双手 | 取手消毒液,消毒双手。清点棉球数量 | |
| 观察口腔 | 湿润口唇、口角,嘱患者张口(对不能自行张口的患者可用开口器协助),护理员一手持手电筒,一手用压舌板轻轻撑开颊部,观察口腔黏膜有无出血、炎症、溃疡及特殊气味等现象。对长期应用抗生素、激素者,应注意有无真菌感染 | 开口器应从臼齿放入 |
| 取下义齿 | 有活动义齿者,应取下并放置容器内,妥善保存 | 清洁后浸泡于冷开水中 |
| 漱　口 | 协助患者用吸水管吸水,漱口后吐入弯盘内 | 昏迷患者禁忌漱口 |
| 擦洗口腔 | 嘱患者咬合上、下齿,用压舌板轻轻撑开一侧颊部,以弯血管钳夹紧含有漱口液的棉球由内向门齿纵向擦洗牙齿外侧面;同法擦洗对侧<br>嘱患者张口,依次擦洗一侧牙齿上内侧面、上咬合面、下内侧面、下咬合面,再弧形擦洗同侧颊部;同法擦洗另一侧面<br>由内向外横向擦洗硬腭部、舌面及舌下 | 要求:每个部位用一个棉球,棉球拧至不滴水为度,擦洗动作要轻柔,勿触及舌根及咽部,以免引起恶心 |
| 清点棉球 | 再次清点棉球数量 | 防止棉球遗留于口腔 |
| 再次漱口 | 意识清醒者,协助患者用吸水管吸漱口溶液,漱口后吐入弯盘内;用纱布拭去口角处水渍 | |
| 观察涂药 | 再次观察口腔黏膜,根据不同的情况进行处理,如有溃疡、真菌感染等情况,酌情涂药于患处,口唇干裂者可涂液状石蜡或唇膏 | |
| 整理消毒 | 撤去弯盘及治疗巾,协助患者取舒适体位,为患者整理衣物、床单位 | |
| 嘱咐患者 | 告知患者相关注意事项,不适按铃呼叫;感谢患者合作 | |
| 垃圾处理 | 垃圾按要求分类处理,接触过患者的放入医用垃圾桶,未接触患者的放入生活垃圾桶 | |
| 洗手记录 | 洗手,脱口罩;根据患者情况,必要时记录 | |

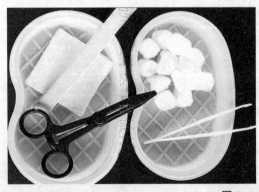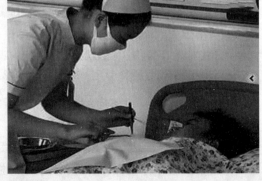

图3-1　口腔护理

6.注意事项

(1)动作宜轻柔,对于凝血功能差的病人,避免碰伤黏膜及牙龈导致出血。

(2)昏迷病人严禁漱口,以防误吸,擦洗棉球不宜过湿,一次一个棉球,必须用钳夹紧,操作前后清点棉球数。

(3)口腔溃疡病人,咨询医护人员给予局部用药。

(4)开口器禁止从前门牙处放入,昏迷病人须取掉假牙。

## 二、头发护理

1.目的

通过为患者梳理和清洗头发,及时清除头皮屑和灰尘,使头发清洁并易于梳理;还可适当按摩头皮,促进血液循环,预防感染;整洁美观的头发外形,可增强自尊,维护形象,对患者的身心健康起着重要作用。

2.评估患者

(1)核对患者身份。

(2)病情、意识状态、自理能力、心理反应、合作程度。

(3)患者头发的健康状况,如发质、光泽、量和分布、长度、卫生情况、有无头屑、头虱及头皮损伤。

3.护理技术

(1)床上梳头

正确的梳头方法分为三个阶段:梳开发尾打结处;从中段梳向发尾;由发根轻轻刺激头皮,梳向发梢。梳发时用力要轻柔,切忌用力拉扯,对于特别难梳理的头发,可以先喷一些梳发油或顺发精。头发被梳拉的方向与头皮垂直,头顶和头后部的头发向下梳,左右两侧的头发向左右两边梳。不易梳开的脏乱头发,一定要将发梢梳开后再向发根移动,切不可从发根硬梳,以免损伤头皮。梳头要一束一束地慢慢梳理,不能乱扯乱拉。

(2)床上洗发

① 准备好脸盆、塑料杯两个,大、中、小毛巾各一条,橡皮单、纱布、棉球各两个,洗发液,梳子,内盛热水(40℃~45℃)的水桶,污水桶。

②备物至床旁,向病人解释清楚,按需要给予便盆,根据季节关门窗,移开桌椅,将热水桶和塑料杯放在椅上,另一塑料杯扣放脸盆内,杯底部用折好的小毛巾垫好。

③病人仰卧,解开领扣,将橡皮单、大毛巾铺于枕头上,移枕头于肩下,将床头的大毛巾反折,围在病人颈部,头下放脸盆,使头部枕在扣杯上。

④取下发夹,梳通头发,用棉球塞住病人两耳,用纱布盖住病人双眼或让病人闭上眼睛。

⑤试水温后,充分湿润头发,再用洗发液揉搓头发,用指腹按摩头皮,然后用热水边冲边揉搓,至洗净为止。盆内污水过多时,用右手托起病人的头,左手把扣杯放于橡皮单上,

将盆内污水倒净后,让病人头部枕在扣杯上,也可利用虹吸原理将污水排出(将橡皮管放在盆内灌满污水,用止血钳拉出一端放于污水桶内,污水便自动流至污水桶内)。

⑥除去耳内棉球及纱布,用毛巾擦干脸部,酌情使用护肤霜。

⑦及时擦干头发,防止患者受凉。

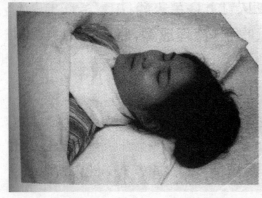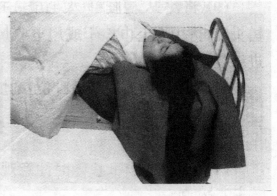

图3-2　床上洗发

（3）头皮按摩方法

用手指代替梳子梳理,开始时应由前发际缓慢向后发际,边梳理边揉按头皮,一日梳理三次(早起后,午休前,临睡前各一次),每次10~30min或更长时间,用力适中,使头皮发热,胀麻感觉为好。

（4）灭头虱液:百部30g、50乙醇100ml、乙酸1ml,放入瓶中密闭,48h后即制得此药。

4.注意事项

（1）将室温调制22℃~24℃,以免洗头时着凉。

（2）先干梳头,然后除去掉发。为病人梳头时动作要轻柔,不可强行梳拉,要按住发根一点一点地梳理。

（3）在洗发过程中尽量让病人保持舒适的体位。

（4）操作动作应轻柔、敏捷、准确,不要用指甲刮伤病人的头发,要用指腹轻轻地搓揉、按摩头发。

（5）洗发时随时注意询问病人有无不适,水温是否合适,搓揉是否恰当,以便随时调整操作方法。

（6）洗完头发后,不要用干毛巾擦头发,而是用毛巾裹住头,轻轻沾干水分。

（7）使用电吹风吹干头发时,最好与头发保持10cm左右的距离,以免损伤头发。

## 三、皮肤护理

目的:进行皮肤护理,能起到保持皮肤清洁,促进血液循环,预防并发症,增进舒适等作用。

### (一)脸部的清洁与护理

脸部的清洁与护理是人日常生活的必要环节,但是一旦遇到身体障碍,生活不能自理时,脸部的清洁与护理须在护理员的帮助下进行。

1.准备用品

洗脸盆、毛巾2~3条(专用),洗面奶或香皂、护肤品。

2.脸部的清洁顺序如图3-3。

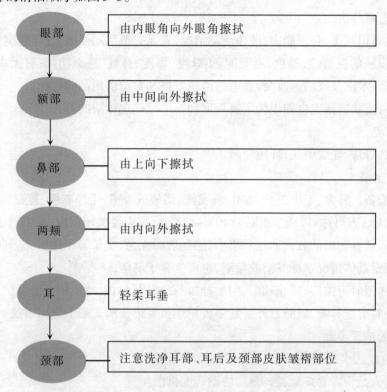

| 眼部 | 由内眼角向外眼角擦拭 |
| 额部 | 由中间向外擦拭 |
| 鼻部 | 由上向下擦拭 |
| 两颊 | 由内向外擦拭 |
| 耳 | 轻柔耳垂 |
| 颈部 | 注意洗净耳部、耳后及颈部皮肤皱褶部位 |

图3-3 脸部的清洁顺序

3.操作步骤

(1)向病人解释征得病人的同意后,将毛巾铺在病人的枕头上和胸前。

(2)把折好的小毛巾放进装有水的脸盆里(水温不宜太高,40℃~45℃为宜),拿出来后拧水(不宜拧太干),然后按图所示顺序擦洗脸部,再用洗面奶或香皂擦洗脸部(要根据病人的习惯和皮肤状况选择洗面奶或香皂等清洗剂),然后用清水反复清洗毛巾后擦净面部。

(3)清洁面部后,酌情使用乳液等护肤品,进行皮肤护理。

**(二)为老人剃胡须**

许多男性老人需要每天剃胡须,应尽量使用电动剃须刀,因为它比手动剃须刀安全,也容易掌握。

剃胡须护理的基本要求:

1.如果老人能自己剃胡须,应保证室内有充足的光线,为他们准备好物品,拿来镜子。

2.对不能自理的老人,应帮其剃胡须,但事先要仔细阅读电动剃须刀的说明书,按要求操作。

3.使用剃须刀时一定要小心,避免损伤皮肤。

4.手颤、视力不好,精神紧张不安或情绪低落的老人不允许他们自己使用剃须刀,而应帮他们剃须。

**(三)沐浴法**

1.评估患者

(1)核对患者身份。

(2)病情、意识状况,自理能力,肢体活动情况,有无关节活动受限,合作程度。

(3)患者皮肤的完整性、颜色、温湿度、柔软度、厚度、弹性、感觉功能;有无水肿、破损、有无斑点、皮疹、水泡及硬结等改变,患者的清洁习惯和对清洁用品的选择。

(4)患者对皮肤清洁卫生知识的了解程度和要求。确定沐浴的方式。

2.评估环境

室内整洁、舒适,光线明亮,环境隐蔽。

3.沐浴或盆浴

(1)物品准备 脸盆、毛巾2条、浴巾、洗发露、浴液或香皂、干净衣服、拖鞋。

(2)进食1h后方可沐浴,调节水温至40℃~45℃,根据需要关闭门窗,拉上隔帘。

(3)向病人解释沐浴的方式和注意事项,感到虚弱无力、眩晕等不适时,立刻呼叫帮助,不可硬撑。根据具体情况选择淋浴或盆浴,也可坐凳子淋浴。

(4)病人沐浴时可关门,禁止锁门,门上挂"正在使用"标识,地上铺有防滑垫,护理员要守护在门外随时听候召唤,以防意外。盆浴者护理员要搀扶病人腋下进出浴盆。

(5)盆浴的护理步骤:

①浴盆内放入水,将水温调至40℃~45℃。

②询问病人是否需要排泄,若需要,协助病人排泄。

③帮助病人脱衣,然后协助病人进入浴室。

④边调水温,边用热水冲洗椅子,让病人坐在椅子上,从脚部起往身上淋水,洗完下身后进浴盆浸泡。

(6)注意事项

沐浴、盆浴均不超过20min。护理员经常询问病人感觉,有无不适,不可远离病人,警惕发生晕厥。

4.床上擦浴

(1)准备用物

脸盆1~2个、水桶2个(一个装50℃~52℃热水,另一个装污水)、浴巾1条、毛巾2条、小剪刀、梳子、50%酒精、香皂、润肤剂、爽身粉、清洁衣裤和被服、便盆。

(2)操作步骤

①向病人做好解释工作,根据个人需要协助排便;关闭门窗,拉上间隔帘,有条件的调节室温在24℃~25℃以上。

②松开盖被和各种管道的固定,将病人身体移向床边靠近操作者。

③将脸盆放在床旁椅或凳上,倒入2/3的热水,为病人洗脸、颈。顺序是:眼(从内眦到

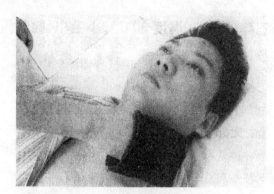

A.擦拭颈外侧

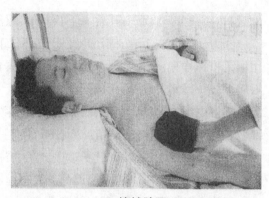

B.擦拭腋下

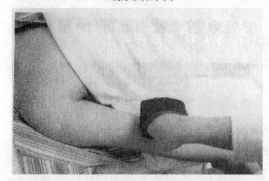

C.擦拭双上肢

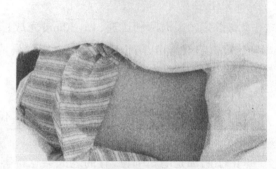

D.侧卧位

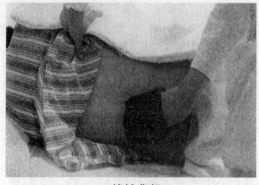

E.擦拭背部

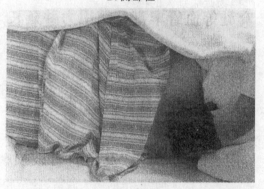

F.擦拭背部

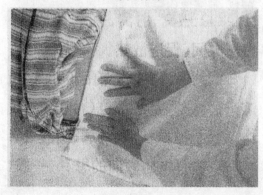

G.干毛巾擦干水珠

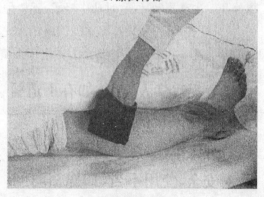

H.擦拭双下肢

图3-4 床上擦浴

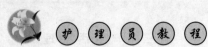

外眦)→额→鼻→脸面→耳后→下颌→颈,擦洗2次。

④为病人脱去上衣,铺浴巾于擦洗部位下,小毛巾湿水后涂抹香皂,擦拭病人身体,再用湿毛巾擦净皂液,毛巾清洗后拧干再擦洗1次。最后大浴巾擦干。擦拭身体的顺序是:近侧上肢→远侧上肢→胸腹部。

⑤协助病人侧卧,背向自己。按上述擦洗法依次擦洗:后颈→背→臀部。骨突出受压部位若发红,给予50%的酒精局部按摩,换上干净衣服,更换脸盆的热水。

⑥协助病人平躺,脱下裤子遮盖会阴,浴巾铺在擦洗部位下。按要求依次擦洗,腹股沟等褶皱处要注意洗净。顺序是近侧下肢→远侧下肢→泡双足(床边凳上浸泡)。

⑦放入便器冲洗会阴、肛门并擦干净,撤便器穿上裤子,必要时修剪指、趾甲;整理床单位。

(3)注意事项

动作应轻柔而麻利迅速,15~30min完成;期间注意保暖,以免受凉,天冷时可在被子内完成擦洗,垫好浴巾,防止床铺弄湿。观察病情,发现病人寒战、面色苍白、脉速等不适应停止擦浴。

**(四)会阴清洁**

阴部是最容易受污染的部位,如果阴部不干净,不仅有恶臭味,还会引起感染,所以阴部要经常清洗。

由于阴部是隐私部位,有的老人会觉得害羞。因此,清洗时要事先准备好屏风或其他遮挡物遮住别人的视线。

清洗会阴分冲洗和擦洗,无论擦洗或冲洗,都要由前往后,由上往下,防止肛周细菌逆行感染,引起尿道炎、阴道炎等。女性老人在擦洗或冲洗会阴时,要分开大阴唇。男性老人要推开包皮清洗。

1.准备物品  病人专用小毛巾或纱布2片、防水布、香皂或专用清洁剂、便盆、装有温水的饮料瓶、塑料手套。

2.操作步骤

(1)先询问病人是否要排泄,如有排泄要求,待病人排泄后进行阴部清洁。

(2)让病人仰卧,帮助病人脱裤,脱至膝下,在病人的臀部下面铺防水布,垫上便盆,两腿分开。注意放、取便盆时动作轻柔,不要硬塞、硬拉,不要擦伤病人皮肤。

(3)戴好手套,用装有温水的饮料瓶水先冲洗阴部和肛门,然后一边倒水一边用小毛巾或纱布清洗。污染严重时要涂上香皂仔细清洗。皮肤有褶皱的地方要翻开重叠处清除污垢。给女性清洗时要分开大小阴唇。给男性清洗时要抬起性器官,下边也要冲洗,龟头部容易积存污垢,要推开包皮认真清洗。

(4)洗后用干毛巾擦干。

**(五)洗脚**

每天都洗脚,使足部穴位受到热力摩擦,能够促进人体血脉的运行,调理脏腑,平衡阴阳,舒张经脉。

1.每天临睡前,洗脚时,准备40℃~45℃的热水,将老人裤子卷到膝关节以上,将老人的双脚浸泡于覆过脚面的水中约10min。

2.用手反复搓揉足背、足心、足趾,可以重力按摩足部一些穴位,如涌泉穴。为维持水温,可边洗边加热水。泡脚时,要保持浸泡20min以上,泡到头上、身上刚刚冒汗为宜。

**(六)修剪指(趾)甲**

1.修甲时间 人体指(趾)甲生长速度平均每日0.1mm,受疾病、营养状况、环境及生活习惯的改变等因素的影响,略有差异。因此,一般15d左右修剪一次即可。

2.修甲工具 常用的为指甲刀,此外还有磨砂片、竹片等。

3.修甲的步骤与方法

(1)准备物品 脸盆盛1/3的温水,肥皂,毛巾,指甲刀,搽手油。

(2)将病人的手泡到温水中,用肥皂和水清洁双手,一方面可松解指甲缝里的脏东西,另一方面也可暂时软化指甲表皮。

(3)洗净后用毛巾擦干双手。

(4)涂搽手油,并反复揉擦。

(5)用指甲刀修剪指甲,注意不要剪得太秃,同时要剪掉倒刺,勿用手撕。

(6)用指甲刀的锉面将指甲边缘锉平,以防止粗糙的指甲边缘勾挂衣服,或引起指甲破损。

4.脚趾甲的护理

老年人自己修剪指甲是件最困难的事,要尽量为其做好这项护理。

(1)准备物品(同上)。

(2)让老人泡脚,时间可依趾甲和老人全身情况而定。

(3)用肥皂和温水清洗双脚,用毛巾擦干,涂油膏。

(4)趾甲剪完后用指甲刀的锉面磨平趾甲边缘。

# 第四节 晨晚间护理

根据病情需要,为危重、昏迷、瘫痪、高热、大手术后或年老体弱的病人,于晨间及晚间所进行的生活护理,称为晨晚间护理。

## 一、晨间护理

1.目的

(1)使患者清洁舒适,预防并发症的发生。

(2)观察和了解病情,增进护患交流,满足患者的身心需求。

(3)保持病房及病床整洁、舒适、美观。

2.准备用物 准备梳洗用具,口腔护理、褥疮护理等用物,床刷、已消毒的毛巾袋或扫床巾(一床一巾),清洁衣裤、床单等。

3.操作方法

(1)备齐用物携至床旁,酌情关好门窗,遮挡病人,协助排便,留取标本。

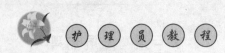

(2)放平床上支架,对病人进行口腔护理,洗脸,洗手,帮助病人梳头。

(3)协助病人翻身,检查皮肤受压情况,擦洗背部后,用50%酒精或红花油按摩骨突处,为病人叩背,用空心掌从肩胛下角肺底部向上拍打,使黏性分泌物顺利排出。

(4)整理病床,可酌情更换床单及衣裤,注意观察病情,帮助进食早餐。

## 二、晚间护理

1.目的

(1)保持病室安静,空气清新,床铺整洁;患者身体清洁、舒适,清除影响睡眠的因素,易于入睡。

(2)观察病情,满足患者身心需要。

2.准备用物　晚间用物及晨间用物相同。

3.操作方法

(1)备齐用物携至床旁,协助病人漱口(口腔护理),洗脸,洗手。擦洗背部、臀部,热水泡脚,为女病人清洁会阴部。

(2)进行预防褥疮的护理,整理床单,必要时协助排便,挂好蚊帐,将便器放于易取处,用物归位。

## 三、卧床病人更换床单法

**(一)卧床病人床单位整理**

1.准备用物　准备好床刷、毛巾袋套或扫床巾。为防止交叉感染,采用一床一消毒巾湿扫法。

2.操作方法

(1)携用物至床旁,向病人做好解释,了解需要,酌情关好门窗,移开床旁桌椅,如病情许可,放平床头及床尾支架,便于彻底清扫。

(2)协助病人侧卧对侧(先移枕后移病人),松开近侧各层单,先扫净中单、橡皮单,并搭在病人身上,再从床头至床尾扫净大单上的渣屑,注意枕下及病人身下各层彻底扫净。需要时整理褥垫,最后将大单、橡皮中单、中单逐层拉平铺好,再将病人移至近侧,护理员转至对侧按照以上方法,逐层清扫并拉平铺好。

(3)使病人平卧,整理盖被,把棉被和被套拉平,叠成被筒,为病人盖好。取出枕头扫净、拍松后放到病人头下。

**(二)卧床病人床单位更换**

1.准备用物

大单、中单,被套(反面在外)、枕套、床刷、毛巾袋套或扫床巾。

2.操作方法

不同情况的病人,床单更换的操作方法不一样,具体如下:

(1)卧床不起,病情允许翻身侧卧的病人更换床单法:

①将备物放至床旁,做好解释。酌情关好门窗,移开床旁桌椅,按需要协助病人排便,病情许可时,放平床上支架,将清洁被服按顺序放在椅子上(酌情)。

②协助病人侧卧于床的对侧,将枕头与病人一起移向对侧。

③松开近侧各单,将中单卷入病人身下,扫净橡皮中单并搭于病人身上。再将大单卷入病人身下,扫净褥垫,铺清洁大单,中缝与床中线对齐,一半塞于病人身下,近侧的半幅大单自床头、床尾、中间先后展平拉紧,折成斜角塞入床垫下,放平橡皮中单,铺清洁中单,连同橡皮中单一起塞入床垫下。

④协助病人仰卧于清洁单上,转至对侧,松开各层单,撤出脏污中单系于床尾栏当做污袋,扫净橡胶中单,拉清洁中单一起搭于病人身上,将脏污大单卷至床尾撤出投入污袋,扫净褥垫,依次将清洁大单,橡胶中单,中单拉平铺好。

⑤协助病人仰卧,撤出脏污被套(解开被套端带子,将尾端拉向被头,在棉胎下拉下,不反转,以免身体接触棉胎),将清洁被套铺在棉胎上,封口端与被头齐端,从床尾端向床头被头反转拉平,同时撤出脏污被套,系被尾带子,叠成被筒为病人盖好。

⑥一只手托起病人头部,另一只手迅速取出枕头,取下脏污枕套,扫净枕芯,换清洁枕套,拍松枕头置于病人头下。

⑦托起病人取舒适卧位,移回床边桌椅,清理物品,归还原处。

(2)不能翻身侧卧的病人更换床单法:

①将备物放置床旁,向病人做好解释,酌情关好门窗,移开床旁椅子,按需要协助病人排便,病情许可时,放平床上支架,将清洁被服按顺序放在椅子上。

②一只手托起病人头部,另一只手取出枕芯,放于床尾椅子上,松开大单,中单,橡皮中单,横卷成筒式,将脏污大单卷至病人肩下。

③将清洁大单横卷成筒状铺于床头,中线对齐,铺好床头大单,然后抬起病人上半身,将各层脏污床单,从床头卷至病人臀下,同时将清洁大单拉于臀部。

④放下病人上半身,抬起臀部,迅速撤出各层脏污床单,将清洁大单拉至床尾,拉平铺好。

⑤先铺好一侧清洁中单及橡皮中单,余下半幅塞于病人身下,转至对侧以同样的方法铺好。

# 第五节　压疮的预防和护理

压疮是由于局部组织长期受压,血液循环障碍造成持续缺血缺氧,营养不良而导致的软组织溃烂、坏死,故也称为压力性溃疡。

## 一、压疮发生的原因

1.长期受压:长期卧床病人。

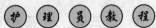 

2.理化因素刺激:皮肤经常受到汗液、尿液、粪便、渗出液等的浸渍,角质层被破坏,皮肤抵抗力下降,易破溃和感染。

3.机体营养不良:常见于极度消瘦、年老体弱、水肿、恶病质等患者。由于皮下脂肪减少,肌肉萎缩,受压组织缺乏保护加之机体抵抗力低下,因而易发生压疮。

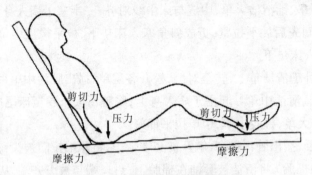

图3-5 造成压疮的力学因素

## 二、压疮的易发部位

压疮易发生在受压和缺乏脂肪保护、肌层较薄或无肌肉包裹的骨隆突处,以骶尾部最为多见,且与卧位有密切的关系。

1.仰卧位:易发生在枕骨隆突处、肩胛部、肘部、脊椎体隆突处、骶尾部、足跟处。

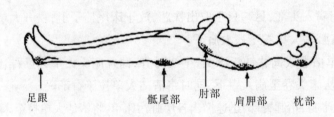

图3-6 仰卧位

2.侧卧位:易发生在耳郭、肩峰、肋部、髋部、膝部内外侧及内外踝。

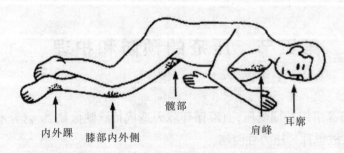

图3-7 侧卧位

3.俯卧位:易发生在耳郭、面颊部、肩部、女性乳房、男性生殖器、肋缘突出部、髂前上棘、膝部及足趾处。

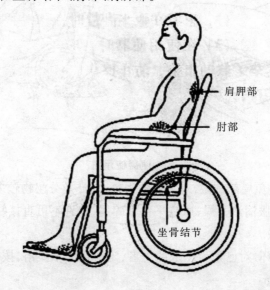

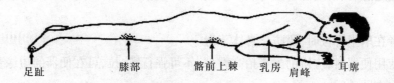

图3-8 俯卧位

4.坐位：易发生在坐骨结节、肘部、肩胛部。

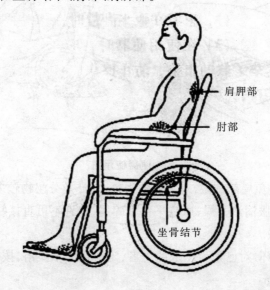

图3-9 坐位

## 三、压疮的预防

压疮是可以预防的，而预防的关键在于消除其发生的原因。因此，要求护理员在工作中做到"六勤一好"，即勤观察、勤翻身、勤按摩、勤擦洗、勤更换、勤整理、营养好。

1.避免局部组织持续受压，保护皮肤。

2.定时翻身，解除组织持续受压。翻身间隔时间视皮肤受压情况而定，一般每2h翻身1次，必要时1h翻身1次。建立翻身记录卡，以确保翻身的正确性。护理员协助翻身时注意观察皮肤情况。有条件者可使用电动翻身床，以减轻护理员的工作强度。

3.支撑身体空隙处，保护骨隆突部位。可在患者身体的空隙处垫软枕或海绵垫，亦可使用气垫床、水褥等，扩大支撑体重的面积，降低骨隆突处皮肤所承受的压力，但这些措施不能代替定时翻身。

4.对使用夹板、石膏绷带及牵引的患者，要注意观察局部皮肤和肢端皮肤的颜色、温度及感觉，检查衬垫是否平整、松软适度，有无石膏绷带凹凸不平等，认真听取患者反映，及时予以调整。

5.避免摩擦力和剪切力，维护皮肤完整性。

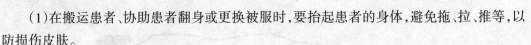

（1）在搬运患者、协助患者翻身或更换被服时，要抬起患者的身体，避免拖、拉、推等，以防损伤皮肤。

（2）患者在取半卧位时，要防止身体下滑。

（3）在使用便器时，应协助患者抬高臀部，不可强行塞、拉，可在便器的边缘垫柔软的布垫，防止擦伤皮肤。

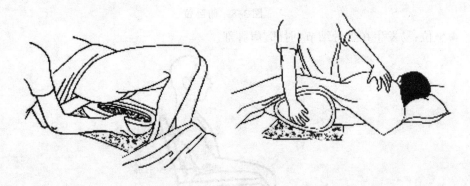

图 3-10　便器使用法

6.保持皮肤清洁，避免局部刺激，对大小便失禁、出汗及分泌物较多的患者，要勤擦洗、勤更换、勤整理，保持被服清洁干燥，床铺平整无碎屑，患者不可直接躺卧在橡胶单或塑料布上，避免对皮肤的刺激。

7.促进局部血液循环，对已发生压疮的患者，定时用温水擦浴，按摩受压部位，以促进血液循环。

（1）手法按摩：先用热水对局部进行擦洗，然后蘸50%乙醇或润滑剂，以手掌的大小鱼际紧贴局部皮肤，从骶尾部开始，沿脊柱两侧向上环形按摩，至肩部时力度稍轻，多按摩片刻，再按摩至腰部、骶尾部，如此反复；用拇指指腹由骶尾部开始沿脊柱按摩至第七颈椎。力量由轻到重，再由重到轻。

（2）电动按摩：器亦可用电动按摩器代替手法按摩，根据不同部位选择合适的按摩头紧贴皮肤进行按摩。

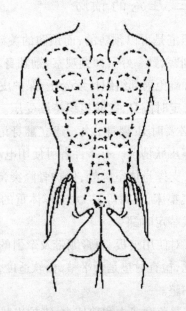

8.加强营养，增强抵抗力。根据病情给予高蛋白、高维生素、营养丰富、易消化的饮食，以增强机体抵抗力和组织修复能力。

## 四、压疮的分期

压疮依其发展过程和轻重程度不同，可分为以下三期。

图 3-11　背部按摩

1.瘀血红润期:为压疮的初期,受压部位表现为红、肿、热、麻木或有触痛,解除压力30min后,皮肤颜色仍不能恢复至正常,其损伤限于表皮,为可逆性改变,若能及时去除原因,即可阻止其进一步发展。

2.炎性浸润期:红肿部位如继续受压,血液循环得不到改善,局部瘀血,红肿向外浸润、扩大、变硬、皮肤表面呈紫红色,皮下有硬结;皮肤因水肿而变薄,并有炎性渗出,形成大小不等的水疱,易破溃,有痛感。

3.溃疡期:静脉回流严重受阻,致局部血栓形成,组织缺血缺氧。轻者即浅度溃疡期,表皮水疱扩大、破溃,创面有黄色渗出液,感染后表面有脓液覆盖,浅层组织坏死,形成溃疡,疼痛加剧;重者即坏死溃疡期,坏死组织边缘呈黑色,脓性分泌物增多,有臭味,如感染得不到控制,继续向周围及深部组织扩展,可达肌层及骨骼,严重的可引起脓毒败血症,危及患者生命。

一般情况下,压疮的发展是由浅到深,由轻到重,但个别急性或危重的患者,亦可在6~12h内迅速出现重度压疮;而有的肥胖者,则可能出现闭合性压疮,即内部组织已坏死,而表皮看上去完好。因此护理员对皮肤的观察应严密细致,否则就会耽误病情,造成严重后果。

## 五、压疮的治疗与护理

压疮发生后,应在积极治疗原发病的同时,增加营养摄入,并加强受压局部的护理。

1.瘀血红润期:去除病因,加强护理。增加翻身次数,避免摩擦力,因局部皮肤已受损,故不提倡局部按摩,以免造成皮肤的进一步损伤。

2.炎性浸润期:保护皮肤,避免感染。继续加强护理措施,同时须保护皮肤避免破溃,小水疱减少摩擦,促其自行吸收;大水疱可用注射器在无菌操作下抽出疱内渗液,涂消毒液后,用无菌敷料包扎。

3.溃疡期:解除压迫,清洁创面,去腐生新,促进愈合。

浅度溃疡期清洁创面后用外科换药法处理;也可用透气保湿薄膜、敷料(如透明膜、水凝胶、水胶体等)覆盖创面,使创面逐渐愈合。

坏死溃疡期清除坏死组织后,用无菌等渗盐水或呋喃西林溶液清洗创面,保持引流通畅;对溃疡较深引流不畅者,则用3%过氧化氢溶液冲洗,抑制厌氧菌生长。对大面积压疮或久治不愈者可考虑手术清除坏死组织,行皮瓣移植,促使伤口愈合。

另外,高压氧疗、高频电疗、直流电药物离子导入等也是近年来治疗压疮的方法。

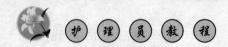 

# 第六节 冷热疗技术

冷热疗技术是临床常用的物理治疗方法,是利用低于或高于人体温度的物质作用于人体的局部或全身,通过神经传导引起皮肤和内脏器官的血管收缩和扩张,改变机体各系统的血液循环和新陈代谢等活动,达到消炎、止痛、止血、维持正常体温及促进舒适的目的。

## 一、冷疗法

### (一)冷疗的作用

**1.控制炎症扩散**

用冷后可使局部毛细血管收缩,血流量减少,血流速率减慢,降低细菌的活力和细胞的新陈代谢,从而限制炎症的扩散,常用于炎症早期。

**2.减轻疼痛**

用冷可降低神经末梢的敏感性,从而减轻疼痛;同时,用冷后血管收缩,血管壁的通透性降低,渗出减少,从而减轻由于局部组织充血、肿胀、压迫神经末梢而引起的疼痛,如牙痛、烫伤等。

**3.减轻局部组织充血和出血**

用冷可使毛细血管收缩,血流减少,从而减轻局部组织充血;用冷还可使血流速率减慢,血流黏稠度增加,促进血液凝固而控制出血。常用于鼻出血、扁桃体摘除术后和局部软组织损伤的早期。

**4.降温**

冷直接与皮肤接触,通过传导与蒸发的物理作用,降低体温。常用于高热、中暑患者的降温;头部或全身用冷后还可降低脑细胞的代谢,提高脑组织对缺氧的耐受性,有利于脑细胞功能的恢复,可用于脑外伤的患者。

### (二)冷疗的禁忌证

**1.血液循环障碍**

大面积受损、休克、微循环障碍、水肿等患者不宜用冷,因冷疗使血管进一步收缩,可加重微循环障碍,导致局部组织缺血缺氧而变性坏死。

**2.组织损伤**

冷疗可使血液循环不良,增加组织损伤,影响伤口愈合,故大范围组织损伤应禁止用冷。

**3.慢性炎症或深部化脓病灶**

冷疗可使局部血流量减少,妨碍炎症吸收。

**4.对冷过敏者**

对冷过敏者用冷后可出现红斑、荨麻疹、关节疼痛和肌肉痉挛等现象。

5.禁用冷疗部位

(1)枕后、耳郭、阴囊处,防止引起冻伤。

(2)心前区,防止引起反射性心率减慢、心房或心室纤颤、房室传导阻滞。

(3)腹部,冷易引起腹泻。

(4)足底,防止反射性末梢血管收缩而影响散热或引起一过性的冠状动脉收缩。

**(三)冷疗的方法**

常用的冷疗方法有局部冷疗法和全身冷疗法。其中局部冷疗法包括冰袋(囊)、冰帽、冰槽的使用及冷湿敷等方法,全身冷疗法包括温水或乙醇拭浴法。

1.冰袋(囊)的使用

(1)目的　降温、止血、消肿、镇痛、阻止化脓。

(2)操作程序

①评估

a.患者的年龄、病情、意识状况、体温及治疗情况。

b.患者对冷疗的心理反应及合作程度。

c.患者局部组织状况,如颜色、温度、有无硬结、瘀血、感觉障碍等。

②计划

a.用物准备:冰袋及套或冰囊、冰块、帆布袋、盆及冷水、木槌、勺和毛巾。也可备化学冰袋。化学冰袋是一种无毒、无味的冰袋,内装有凝胶或其他化学冰冻介质,使用时将其放入冰箱中吸冷,由凝胶状态变为固态,取出后置于所需部位,在常温下吸热,再由固态变为凝胶状态,可反复使用。

b.环境准备:酌情调节室温,避免对流风,如需暴露患者可用屏风或床帘遮挡。

③实施(见表3-2)

表3-2　冰袋操作流程

| 流程 | 内容与要点说明 |
| --- | --- |
| (1)准备 | |
| ①准备 | 洗手 |
| ②备冰 | 将冰袋入帆布袋,木槌敲碎成小块,放入盆内用水冲去棱角 |
| ③装袋 | 将小冰块装入冰袋内1/2~2/3满,驱尽空气,夹紧袋口擦干倒提检查无漏水,然后套上布套 |
| (2)核对解释 | 携用物至床边,核对并解释以取得合作 |
| (3)安置患者 | 患者体位舒适 |
| (4)冷敷 | 将冰袋置于冷敷部位高热患者可敷前额、头顶、颈部、腋窝或腹股沟等部位,扁桃体摘除术后将冰囊置于颈前颌下鼻部冷敷时,可将冰囊吊起,使其底部接触鼻根,以减轻压力 |
| (5)观察与记录 | 观察局部皮肤颜色、感觉及冰袋情况记录用冷部位、时间、效果、反应 |
| (6)整理 | 敷毕,将冰水倒净,倒挂晾干,吹气夹紧袋口存放于阴凉处,布套消毒送洗 |

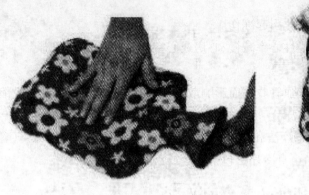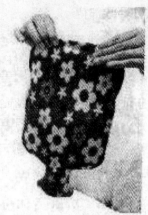

图 3-12　冰袋的使用

④注意事项

a.注意观察用冷部位血液循环状况,如出现皮肤苍白、青紫或有麻木感等,应立即停止用冷。

b.冷疗时间不超过 30min。

c.降温时,当体温降至 39℃以下,可取下冰袋。冷疗 30min 后应测体温,并做好记录。

d.随时观察冰袋有无漏水,冰块是否融化,以便及时更换。

2.温水拭浴或乙醇拭浴法

(1)目的　为高热患者降温。

(2)操作程序

①评估

a.用物准备:小盆(内盛 32℃~34℃温水 2/3 满)、大毛巾、小毛巾 2 块、热水袋及套、清洁衣裤、便器。

乙醇拭浴需另备 25%~35%乙醇 100~200ml。新生儿、血液病患者及乙醇过敏者禁用。

b.环境准备:关闭门窗,窗帘或屏风遮挡。

②实施(见表 3-3)。

③评价

a.操作方法正确,患者无不良反应。

b.能进行有效沟通,患者理解治疗目的,能正确配合治疗。

④注意事项

a.禁忌拍拭心前区、腹部、后颈部和足底以免引起不良反应。

b.拭浴过程中注意观察患者反应,如出现面色苍白、寒战、呼吸异常时应立即停止拭浴并呼救。

c.拍拭腋窝、肘窝、手掌、腹股沟和腘窝等血管丰富处时,稍用力并延长拍拭时间,以促进散热。

d.拭浴整个过程不宜超过 20min。

表3-3 温水拭浴操作流程

| 流程 | 内容与要点说明 |
|---|---|
| (1)准备 | 洗手 |
| (2)核对解释 | 备齐用物携至床旁,核对并解释,以取得合作 |
| (3)安置患者 | 患者取舒适仰卧位,以助降温并防止拭浴时全身皮肤血管收缩,脑血流量增多而致头痛;热水袋置于足底,以促进足底血管扩张利于散热,并使患者感到舒适<br>脱衣裤,大毛巾垫擦拭部位 |
| (4)拭浴 | 方法:小毛巾浸入温水中,拧至半干,缠于手上成手套状,以离心方式拍拭,每侧拍拭3min,拍拭毕用大毛巾擦干 |
| ①拍拭上肢 | 顺序:颈外侧→上臂外侧→手臂;侧胸→腋窝→上臂内侧→手掌<br>同法拍拭另一侧上肢 |
| ②拍拭背部 | 侧卧,同法拍拭背腰部3min,为患者穿上衣 |
| ③拍拭下肢 | 脱裤暴露一侧下肢,下垫大毛巾,同法拍拭<br>顺序:髂骨→大腿外侧→足背;腹股沟→大腿内侧→内踝;股下→腘窝→足跟。3min后大毛巾擦干<br>同法拍拭另一侧下肢<br>为患者穿裤 |
| (5)整理 | 拭浴毕取下热水袋,整理床单位,清理用物,安置患者休息 |
| (6)观察记录 | 密切观察患者的全身及局部反应<br>记录拭浴的时间、效果、患者反应<br>30min后测体温并记录,若体温降至39℃以下取下冰袋 |

## 二、热疗法

### (一)热疗的作用

**1.促进浅表炎症的消散和局限**

局部血管扩张,血流速率加快,有利于组织中毒素排出,并可改善血液循环,加快代谢。因而在炎症早期用热,可促进炎性渗出吸收消散;炎症后期用热,有助于坏死组织的清除与组织修复,使炎症局限。

**2.缓解疼痛**

热疗能降低痛觉神经的兴奋性,改善血循环,减轻炎性水肿及组织缺氧,加速致痛物质(组织胺等)的排出;又由于渗出物逐渐吸收,从而解除对局部神经末梢的压力;温热能使肌肉、肌腱、韧带等组织松弛,可解除因肌肉痉挛、强直而引起的疼痛,临床上常用于腰肌劳损、胃肠痉挛、肾绞痛等。

**3.减轻深部组织的充血**

热疗可使局部皮肤血管扩张,血流量增加,全身循环血量重新分布,减轻深部组织的充血。

**4.保暖**

热疗可促进血液循环,维持体温相对恒定,使患者感到温暖舒适。常用于危重、小儿、老年及末梢循环不良患者的保暖。

**(二)热疗的禁忌证**

**1.面部危险三角区化脓感染时**

面部危险三角区感染时忌作热疗。因该处血管丰富又无瓣膜,且与颅内海绵窦相通;热疗能使血管扩张,导致细菌和毒素进入血液循环,使炎症扩散,造成严重的颅内感染和败血症。

**2.急腹症尚未明确诊断前**

热疗虽能缓解疼痛,但容易掩盖病情真相,从而耽误诊断和治疗。

**3.各种脏器内出血时**

热疗可扩张局部血管,增加脏器的血流量和血管的通透性,从而加重出血。

**4.软组织损伤或扭伤早期(48h内)**

因局部用热可促进血液循环,加重皮下出血、肿胀和疼痛。

**(三)热疗的方法**

热疗有干热法和湿热法两种。常用的干热法有热水袋法和红外线灯法,湿热法有湿热敷、热水坐浴和温水浸泡法。本书对热水袋的使用予以介绍。

1.目的　保暖、解痉、镇痛。

2.操作程序

(1)评估

①患者的年龄、病情、意识状况、体温及治疗情况。

②患者对热疗的心理反应及合作程度。

③患者局部组织状况,如皮肤颜色、温度、有无损伤、瘀血、感觉障碍等。

(2)计划

①用物准备:热水袋及套、水罐内盛热水、水温计和大毛巾。

②环境准备:避免对流风,必要时备屏风。

(3)实施(见表3-4)

表3-4　热疗的操作流程

| 流程 | 内容与要点说明 |
| --- | --- |
| (1)准备 | |
| ①准备 | 洗手 |
| ②备热水袋 | |
| ③检查 | 检查热水袋有无破损,塞子是否配套,调节水温至60℃~70℃ |
| ④灌水排气 | 放平热水袋,一手拎袋口边缘,边灌热水边提高袋口,灌入1/2~2/3满,再缓缓放平以排净袋内空气,拧紧塞子,擦干 |
| ⑤再检查 | 倒提并轻轻挤压检查,无漏水则放入布袋内,系带 |

续表

| | |
|---|---|
| (2)核对解释 | 携用物至床边,核对并向患者解释热水袋使用方法、治疗作用,以取得患者合作 |
| (3)安置患者 | 患者取舒适体位 |
| (4)置热水袋 | 将热水袋置于患者所需位置,袋口朝向身体外侧,并告知其注意事项 |
| (5)观察记录 | 观察局部皮肤状况,记录使用时间、部位、效果、反应 |
| (6)整理 | 使用完毕将水倒净,倒挂晾干后,吹气旋紧塞子存放于阴凉处,布套消毒送洗 |

(4)评价

①操作方法正确,能达到热疗的目的,患者感觉舒适、安全,未发生烫伤。

②能进行有效的沟通,患者理解治疗目的与方法,能正确配合治疗。

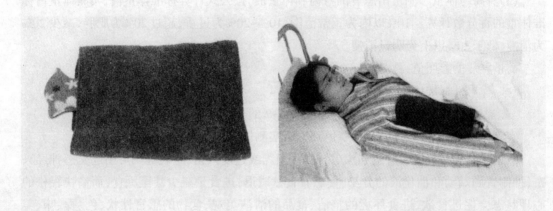

图3-13　热水袋的使用

(5)注意事项

①使用热水袋时要勤观察,注意局部皮肤,如有潮红、疼痛,立即停止使用,并在局部涂凡士林以保护皮肤。

②持续使用热水袋时,及时更换热水。

③小儿、老年人、昏迷、麻醉未清醒、末梢循环不良、感觉障碍的患者用热水袋时水温应调节在50℃以内,热水袋套外再包一块大毛巾,避免与患者皮肤直接接触,防止烫伤。

# 第七节　饮食护理

饮食护理是根据病情或患者的需要,采取针对性的饮食对疾病进行治疗或防病健身的一种方法。合理的饮食,不仅能促进疾病早日康复,而且能防治疾病,尤其是对慢性疾病和疾病恢复期,能起到事半功倍的效果。

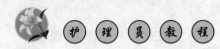

## 一、影响患者饮食与营养的因素

1.生理因素

（1）年龄　年龄不同、对食物的爱好、每日所需的食物量及特殊营养素均有所差异，如婴幼儿、青少年生长发育速度快，需摄入足够的蛋白质、各种维生素和微量元素等；老年人由于新陈代谢减慢，每日所需的热量也逐渐减少，但对钙的需求却有所增加，同时，年龄也可影响人们对食物质的选择，如婴幼儿咀嚼及消化功能尚未完善，老年人咀嚼及消化功能减退，应供给他们质地柔软易于消化的食物。

（2）活动量　由于职业、性格等不同，活动量也不同，活动量大的人所需的热能及营养高于活动量小的人。

（3）身高与体重　测量出患者的身高和体重值，按公式计算标准体重值，实测体重占标准体重的百分数计算。10%以内为正常范围，10%~20%为过重，超过20%为肥胖，减少20%为消瘦，低于20%以上为明显消瘦。

衡量胖瘦的参照值，称之为标准体重：

男性标准体重(kg)=身高(cm)-105

女性标准体重(kg)=身高(cm)-105-2.5

实测体重占标准体重的百分数计算公式：实测体重=标准体重×100%。

2.心理因素　不良的情绪如焦虑、抑郁、烦躁或过度兴奋、悲哀等均可引起交感神经兴奋，抑制胃肠蠕动和消化液的分泌，使患者食欲减退，进食量减少甚至厌食，而愉快轻松的心理状态会促进食欲，进食环境的整洁、食品的清洁美观、食物的感官性状、色、香、味、美等，亦增进食欲。

3.疾病因素　疾病与外伤影响患者的食欲、食物的摄取量和食物的消化、吸收，如发热、甲状腺功能亢进等，由于代谢增加，所需营养也高于平时。

4.治疗因素　某些药物可引起胃肠道反应，出现食欲减退、恶心、呕吐等。

5.社会文化因素　人的饮食多受经济状况、文化背景、宗教信仰、地域环境等影响，经济状况的好坏会直接影响人们对食物的选择，从而影响人们的营养状况；文化背景、宗教信仰、地域环境等会影响饮食习惯，从而影响饮食的摄入和营养的吸收，影响健康甚至导致疾病。

## 二、鼻饲法喂食

昏迷病人，口腔咽部疾病者，食道狭窄者，拒绝进食者(精神病人)，某些手术后病人，可能要进行鼻饲护理，其目的是保证病人食物营养供给和治疗的需要。

1.操作要领

（1）清醒病人在鼻饲前应向病人解释，取得配合。

（2）喂食前必须将病人的头、胸部抬高30°~50°。

（3）鼻饲管的深度为44~55cm，或自发际至剑突。

（4）如果病人出现呛咳、呼吸困难、紫绀，说明导管插入了气管，应立即拔出，重新插入。

（5）检查鼻饲管是否在胃内，方法为：将胃管开口端放入盛水的碗中没有气泡逸出，说明导管在胃内，用无菌注射器从胃管开口处抽吸，有胃液流出，说明导管在胃内。

（6）鼻饲食物的温度38℃~40℃，食量每次200~350ml。每2~3h 1次，每天4~6次。每次准备的流食以一餐为准，剩余流食不可留到下次使用。

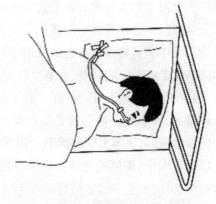

**图3-14 胃管固定法**

（7）喂食前后喂温开水50~100ml，冲净胃管，防止食物积存在管腔中变质，堵塞胃管。

（8）鼻饲药物要研碎，用温开水稀释溶解后喂入，以防胃管阻塞。

（9）喂食完后，将胃管末端反折约3cm，用清洁的纱布包裹夹闭。

（10）必须保持清洁，防止消化道感染，长期鼻饲者应每日清洁口腔。

（11）喂食完毕后，让病人保持体位30min，再恢复原舒适体位，防止喂食后胃内容物反流发生吸入性呼吸道疾病，昏迷病人喂食后不宜翻身、拍背，以免呕吐或误入气管。

（12）定期（一月）更换胃管，换管时胃管应在晚上鼻饲后拔出，用纱布包裹近鼻孔的胃管，将开口端夹紧（防止拔管时液体反流），拔到管端至咽喉处（14~16cm）快速拔出，以免液体滴入气管。鼻孔处的分泌物及时用纱布或小毛巾擦干净，以防流入口腔，堵塞气管。

2.注意事项

（1）鼻饲前，检查胃管是否在胃内。

（2）喂食前后用温开水50~100ml，冲净胃管。

（3）昏迷病人喂食后不宜翻身、拍背，以免呕吐物误入气管。

## 三、老年人进餐时的护理

1.一般护理 进餐时，室内空气要新鲜，应定时通风换气，去除异味。老年人单独进餐时会影响食欲，因此应尽量安排与他人一起进餐以增加进食量；鼓励自行进食，对卧床的老年人要根据其病情采取相应的措施，如帮助其坐在床上并使用特制的餐具（如床上餐桌等）进餐；在老年人不能自行进餐，或因自己单独进餐而摄取量少，并有疲劳感时，可协助喂饭，但应注意尊重其生活习惯，掌握适当的速度与其相互配合。

2.上肢障碍者的护理 老年人患有麻痹、挛缩、变性、肌力低下、震颤等上肢障碍时，自己摄入食物易出现困难，但是有些老年人还是愿意自行进餐，此时可以选择各种特殊的餐具，可用老年人专用的叉、勺，亦可将普通勺把用纱布或者布条缠上即可，便于握持；有些老年人的口张不大，可选用婴儿用的小勺加以改造；使用筷子的精细动作对大脑是一种良好的刺激，因此应尽量维持老年人的这种能力，可用弹性绳将两根筷子连在一起以防脱落。

3.视力障碍者的护理 对于视力障碍的老年人，做好自行进餐的护理非常重要。照顾

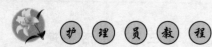

者首先要向老年人说明餐桌上食物的种类和位置,并帮助其用手触摸以便确认。要注意保证安全,热汤、茶水等易引起烫伤的食物要提醒注意,鱼刺等剔除干净。视力障碍的老年人可能因看不清食物而引起食欲减退,因此,食物的味道和香味更加重要,或者让老年人与家属或其他老年人一起进餐,营造良好的进餐气氛以增进食欲。

4.吞咽能力低下者的护理 由于存在会厌反应能力低下、会厌关闭不全或声门闭锁不全等情况,吞咽能力低下的老年人很容易将食物误咽入气管。尤其是卧床老年人,控制食物的能力减弱,更容易引起误咽。因此进餐时老年人的体位非常重要。一般采取坐位或半坐位比较安全,偏瘫的老年人可采取侧卧位,最好是卧于健侧。进食过程中应有照顾者在旁观察,以防发生事故。同时随着年龄的增加,老年人的唾液分泌也相对减少,口腔黏膜的润滑作用减弱,因此进餐前应先喝水湿润口腔,对于脑血管障碍以及神经失调的老年人更应如此。

## 四、盲人饮食护理

对双目失明或双眼被遮盖的患者,喂食前应告知食物名称,以增加进食的兴趣及促进消化液的分泌,如患者要求自己进食,可设置时钟平面图放置食物,告知方位、食物名称,利于患者顺序摄取,如图3-15所示:

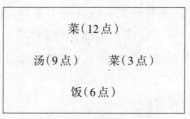

图3-15 放置食物时钟平面图

## 五、注意事项

1.平躺仰卧位的老年病人因吞咽功能差,喂食不能过快,告知病人细嚼慢咽,否则食物容易卡在喉咙导致窒息;喂食面包、蛋糕、饼干时,可将食物稍浸水,软化后再喂食。

2.根据病人吞咽情况掌握喂食速度,不可快速填塞式喂食。

3.注意食物的温度,防烫伤,冬天可用热水加热,分次盛出喂食。

4.昏迷、麻醉未清醒、烦躁、吞咽功能障碍无留置胃管等病人禁止喂食,以免误入气管,意识模糊者不宜进食带骨头的食物。

5.餐后给病人服药时,应先用温开水漱口。

# 第八节　排 泄 护 理

排泄是机体将新陈代谢所产生的代谢产物排出体外的生理活动过程,是人体的基本生理需要之一,是维持生命的必要条件。

## 一、排尿的观察及护理

### (一)正常排尿观察

正常情况下,排尿受意识支配,无痛、无障碍,可自主随意进行。成人每24h排出尿量1000~2000ml,日间排尿3~5次,夜间0~1次,每次尿量200~400ml。

尿量多少与饮水、饮食、气温、运动、精神因素等有关。正常尿液呈淡黄色、澄清、透明,比重为1.003~1.030,pH值为5~7,呈弱酸性,新鲜尿液有青草芳香,久置后出现氨气味。

### (二)异常排尿观察

1.多尿　24h尿量经常超过2500ml称为多尿。

(1)糖尿病患者,由于血糖浓度超过肾糖阈值,大量葡萄糖从肾脏排出,因渗透压的作用,大量水分随尿排出,引起多尿,24h内尿量可达2500~6000ml。

(2)尿崩症病人,由于垂体后叶抗利尿激素分泌不足,使肾小管重吸收发生障碍,也会引起多尿。

2.少尿　24h尿量少于400ml为少尿。常见于心脏病、肾脏病疾病者,由于体内钠、水潴留,形成水肿,因此尿量减少。

3.无尿　24h尿量少于100ml或12h内无尿,称为无尿或尿闭。常见于肾炎晚期、急性肾功能衰竭的无尿期,由于肾脏严重、广泛性病变所致的泌尿功能丧失,故出现无尿现象。

4.膀胱刺激征　表现为每次尿量少,且伴有尿频、尿急、尿痛及排尿不尽等症状,常见于膀胱炎病人。

5.颜色异常

肉眼血尿　泌尿系结石、急性肾炎等病人尿液可出现红色。

胆红素尿　传染性肝炎,黄疸病人尿液可出现黄褐色。

乳糜尿　丝虫病人尿液可出现乳白色。

血红蛋白尿　血管内溶血、肾梗死、阵发性睡眠性血红蛋白尿等病人尿液可出现酱油色或浓茶色。

6.气味异常

新鲜尿有氨臭味,可能出现泌尿系统感染;糖尿病伴酸中毒时,尿液呈烂苹果味,因尿中含有丙酮;有机磷农药中毒者,尿液有大蒜臭味。

**(三)尿失禁病人的护理**

1.尿失禁 膀胱内尿液不能受意识控制而随时流出者称尿失禁。

2.失禁类别

(1)尿失禁分为损伤性尿失禁和尿道括约肌损伤或神经功能失常导致的尿失禁。

(2)充盈性尿失禁,膀胱内积有大量尿液,当膀胱压力超过尿道阻力时出现。

(3)压力性尿失禁,常见于经产妇,当咳嗽、打喷嚏、提取重物等造成腹内压力增加时出现。

3.护理要点

(1)做好心理护理,待病人要热情,并提供必要的帮助,帮助病人消除羞涩、焦虑、自卑等不良情绪。

(2)保持病人会阴部的清洁干燥,做好皮肤的护理。应用解尿装置,女病人可用女士尿壶紧贴外阴接取尿液;男病人可用阴茎套连接积尿袋,但此法不宜长期使用。

(3)指导病人进行收缩和放松会阴部肌肉锻炼,加强尿道括约肌的作用,恢复控制排尿功能,每2~3h送一次便器以训练病人有意识地排尿。

(4)排尿时采取正确体位,指导病人用手轻按膀胱,并向尿道方向压迫,将尿液排空。

(5)对夜间尿频者,晚餐后可适当限制饮水量。

(6)长期尿失禁病人,必要时可留置导尿管。

**(四)尿潴留病人的护理**

尿潴留是指尿液大量存留在膀胱内而不能自主排出。

1.心理护理 安慰患者,消除其紧张、焦虑情绪。

2.提供隐蔽的排尿环境 关闭门窗,请无关人员回避。

3.取适宜的体位和姿势 病情许可的情况下,尽可能让患者以习惯的姿势排尿,对需绝对卧床休息或某些手术患者,应事先训练床上排尿,以免因不适应排尿姿势的改变而发生尿潴留。

4.利用条件反射诱导排尿 让患者听流水声,用温水冲洗会阴或温水坐浴,下腹部热敷。

5.热敷按摩 热敷可放松肌肉,促进排尿。按摩膀胱,轻柔10~20次。

6.药物治疗

7.导尿 经上述处理无效时,可采取导尿术。

## 二、排便观察及护理

**(一)正常粪便的观察**

1.排便的次数与量 一般成年人每天排便1~2次,每次平均量为150~300g,婴幼儿每天排便3~5次。

2.形状与软硬度 粪便形状可分为成形、不成形。软硬度可分为硬便、软便、稀便、水样便。

3.颜色 正常成人粪便呈黄褐色或棕黄色,大便颜色与饮食有关。

4.气味 是由食物残渣与结肠中细菌发酵而产生。

**(二)异常粪便的观察**

1.次数 成年人每天排便超过3次或每周少于3次,均为排便异常,如腹泻、便秘。

2.形状 稀便或水样便且排便次数增多,多见于消化不良或急性肠炎;便秘时,因粪便滞留在肠内时间过长,水分被吸收,粪便坚硬、呈栗子样。

3.颜色 柏油样便提示上消化道出血;暗红色便提示下消化道出血;粪便表面黏有鲜血或便后滴血,常见于肛裂或痔疮出血。

4.气味 消化道出血患者的粪便呈腥臭味;消化不良者粪便呈酸臭味。

5.混合物 粪便中混入或表面附有血液、脓液或肉眼可见的黏液,提示消化道感染或出血,肠道寄生虫感染者粪便中可查见蛔虫、蛲虫、绦虫节片。

**(三)排便不畅的护理**

1.健康教育 养成或维持正常的排便习惯,合理膳食不偏食,多摄入蔬菜水果、粗粮等高纤维食物,多饮水,以促进肠蠕动。

2.适当运动 根据个人情况选择时机、规律的运动,如慢跑、打太极、做操、增强腹肌和盆底肌运动等,以增强肠蠕动,促进排便。

3.适当的排便环境 提供适当的排便环境,选择适宜的排便姿势,安静,隐蔽,免打扰,时间充足,选择坐厕、蹲厕、床上便器等,消除紧张情绪,心情舒畅利于排便。

4.按摩刺激 排便时做腹部环形按摩,沿结肠解剖位置自右向左揉,指压肛门后端排便。

5.协助排便

(1)药物 遵医嘱给予口服缓泻药,如番泻叶、果导、大黄片等。不宜长期使用,易产生依赖性。

(2)简易通便剂 开塞露、甘油栓、肥皂条等。病人左侧卧,充分暴露肛门,臀部下垫数层软纸或毛巾,撤除药剂包装、开塞露剪开小口,嘱病人张口呼吸,放松肛门;操作者左手拇指、食指撑开臀沟暴露肛门,将全部药液挤入直肠,叮嘱病人卧床5~10min后再起床排便。

流程:左侧卧位→垫纸→张口呼吸→暴露肛门→放入/注入药物→闭肛按摩→卧床稍候→排便

(3)粪便嵌塞 操作者戴上手套,将润滑剂涂抹的食指轻轻插入病人直肠,触到硬物时注意大小、硬度,轻轻地将粪便小块状地抠出,避免损伤病人直肠黏膜,病人出现头晕、心悸时立刻停止操作。

(4)肠胀气者 多活动,养成细嚼慢咽的饮食习惯,不食或少食产气食物,给予腹部按摩、热敷,膝胸卧位排气,严重时行人工肛管排气。

(5)灌肠 用肥皂水、温开水、淡盐水等灌肠。

**附:灌肠法**

灌肠是将一定量溶液通过肛管,由肛门经直肠灌入结肠,以帮助病人排便、排气,也可输入药物,达到诊断和治疗的目的。

大量不保留灌肠是为了软化和清除粪便,排出肠内积气,清洁肠道,为手术、检查和分娩作准备,稀释和清除肠内的有害物质,减轻中毒,为高热病人降温。

1.用物:治疗盘内备灌肠筒1个,肛管,弯盘,止血钳,石蜡油,棉签,手纸水温计,调剂棒,橡胶布和治疗巾,另外准备好便盆,输液架,屏风。

2.常用溶液:生理盐水,1%肥皂水。

3.液量:成人每次用量500~1000ml,老年人用量为500~800ml,小儿用量为200~500ml。

4.温度:液体温度为39℃~41℃,降温用温度为28℃~32℃,中暑病人可用4℃等渗盐水。

5.操作方法。

(1)备齐用物携至病人床旁,向其说明目的,消除病人顾虑,以取得合作,嘱其排尿,遮挡病人。

(2)协助病人取左侧卧位,脱裤至膝部,右腿屈膝,左腿自然伸直,臀部移至床旁,将橡胶布和治疗巾垫于臀下,弯盘至臀旁。

(3)挂灌肠筒于输液架上,液面据肛门40~60cm,润滑肛管前段,将肛管与灌肠筒上的玻璃接管相接,放出少量液体,排出管内气体,用止血钳夹紧橡胶管,左手持手纸分开放于病人臀部,显露肛门,嘱其张口呼吸,使肛门括约肌放松,按解剖特点插管,即先向前,再右后,轻轻插入直肠10~15cm,松开止血钳,固定肛门,使溶液缓缓流入。

(4)观察液面情况,如溶液流入受阻,可稍移动肛管,必要时检查有无粪块阻塞,若病人有便意,应将灌肠筒适当放低,减慢流速,并嘱病人深呼吸,减轻腹压。

(5)待溶液将流尽时,夹住橡胶管,用卫生纸包住肛管拔出放入弯盘内,擦净肛门,嘱病人平卧并尽可能保留5~10min后排便,以利粪便软化。

(6)不能下床的病人,给予便盆,将卫生纸放在病人易取处。

(7)便毕协助虚弱病人擦净肛门,取出便盆,橡胶单和治疗巾,帮助病人洗手,整理床铺,开窗通风,然后观察大便情况,必要时留取标本送检。

(8)整理、洗净灌肠用物,并消毒备用。

(9)记录结果。

## (四)排便失禁的护理

1.症状　排便失禁是指肛门括约肌不受意识控制而不由自主地排便。

2.护理要点

(1)安慰和鼓励病人,使其树立信心,积极配合和护理。

(2)用一次性尿垫,污染时及时更换。

(3)每次便后用温水洗净肛门周围及臀部皮肤,保持清洁干燥,以防止褥疮的发生。

(4)了解病人排便的规律,观察排便前的表现。

(5)酌情定时给病人使用便盆以试行排便,帮助病人重建排便的控制能力。

(6)教会病人进行盆底肌锻炼,指导病人取立、坐或卧位,试做排便动作。

# 第九节　休息与活动

## 一、休息

休息是指一段时间内相对地减少活动,使身体各部分放松,处于良好的心理状态,以恢复精力和体力的过程。休息并不一定意味着不活动,有时变换一种活动方式也是休息,如长时间做家务后,可站立活动一下或散散步等。

## 二、睡眠

### (一)老年人的睡眠要求

保证充足的睡眠时间和良好的睡眠质量,才能够消除疲劳,增强机体抵抗力,达到预防疾病,延年益寿的目的,健康的60~70岁的老人每天需要9h的睡眠,70~80岁的老人每天需要10h的睡眠,80岁以上的老人每天需要11h以上的睡眠,老人睡眠一般亦安排在中午和晚上,夜间6~7h,午休30~60min。

### (二)影响老人睡眠的因素

1.大脑老化,老人生理功能退化,大脑分泌睡眠物质减少。

2.下肢痉挛和小腿不适。老人常有小腿肌肉周期性收缩,一夜30次,严重影响老人睡眠,多发于高龄老人。

3.皮肤瘙痒,皮肤干燥。

4.尿频。

5.疾病。随着生理功能的减退,老人易患各种慢性病。

6.运动和活动。不运动、不活动、过度劳累都会影响老人的睡眠。

7.心理因素。如紧张、焦虑、兴奋、激动、抑郁,精神刺激等。

8.环境因素。如温度、湿度、噪声、光线、卧具等。

9.生活习惯改变。如换地方、睡前看电视、饥饿、饱胀、喝浓茶、喝咖啡。

### (三)睡眠照料

1.睡前准备

(1)睡前情绪稳定,避免喝浓茶、咖啡等兴奋性饮料,避免跑步打球等剧烈活动。

(2)睡前不进食,晚餐宜在睡前2h进行,不宜过饱,以清淡饮食为主。

(3)睡前30min到1h开门窗通风换气。铺好被窝,拍松枕头、调整枕头高低。

(4)睡前做好个人卫生,热水泡脚,使全身感到舒适,以利睡眠,必要时协助排便。

(5)采取正确的睡眠姿势,右侧卧位,有腰疼或关节痛的老人,要确保身体在充分放松

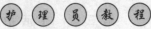

和舒适的情况下入睡。

（6）按需关闭门窗，确保室内温度、湿度适宜，拉窗帘，关闭照明灯，营造舒适、安静、光线柔和的睡眠环境。

2.老人卧床后安全检查

（1）检查房门至洗手间、床边以及洗手间内的通道是否畅通平整。

（2）检查厕所浴室的防滑垫和扶手，洗手间内坐便器旁的扶手是否牢固，紧急呼叫按钮和排风装置是否正常。

（3）检查床旁呼叫器是否通畅，老人是否易于接触。

（4）检查患病或危重病人房间内备用的急救物品是否齐全。

3.夜间巡视

护理员关门、开门、室内走路、挪动东西等，声响应轻，减少干扰。观察老人入睡时间，是否易醒，是否早醒，夜间醒几次。还要定时帮助瘫痪、垂危等生活不便的老人翻身。

**（四）老年人休息注意事项**

1.注意休息质量。

2.尽可能对老年人的休息方式进行适当调整，尤其是长期卧床者。

3.改变体位时，要预防体位性低血压或跌倒。

4.看书和看电视是一种休息，但不宜时间过长。

# 三、活 动

活动不但可以促进新陈代谢、加速血液循环、提高机体各器官的功能，而且活动还可以愉悦心情，增加生活情趣，提高生活质量。所以，老年人要适量活动。

**（一）活动延缓衰老**

人的活动与机体的新陈代谢、生理功能密切相关，科学而合理的活动可以促进组织代谢，增强器官功能，使机体充满活力，延年益寿，调查显示，许多长寿老人生活中都是善于活动锻炼的，活动确实对机体各系统功能有所促进。

1.神经系统　活动可以促进脑细胞的新陈代谢，使脑神经细胞不断接受运动所带来的袭击而充满活力。坚持运动的老年人思维活跃，反应敏捷，肢体动作准确灵敏，运动还可促进睡眠，充足的睡眠又可以解除大脑疲劳，尤其对脑力工作者可始终保持旺盛的精力。

2.心血管系统　活动可促进血液循环，增强心肌收缩力。增加心脏每搏输出，满足机体组织用氧量，经常运动的人血管弹性好，血液流速快，可促进血中胆固醇、低密度脂蛋白降低，高密度脂蛋白增高，降低动脉硬化、高血压等心血管疾病的发生率。

3.呼吸系统　运动可使胸廓活动度增强，肺活量增加，呼吸加深，肺通气量增大，肺换气率提高，机体能量储备及氧的利用增加，充足的血氧含量又可保证组织器官的用氧需求，肺功能由于运动锻炼而得到增强，所以降低了老年人慢支、肺气肿等疾病的发生率。

4.消化系统　活动可促进肠胃蠕动，减少便秘，促进消化液的分泌，增加饥饿感，增强食欲，食物充分消化吸收，保证机体足够的营养，运动还可改善肝肾功能，减少体内脂肪堆积,维持血糖平衡,保持正常体重,降低冠心病、糖尿病等基础病的发生率。

5.肌肉骨骼系统　活动可使老年人骨密度增加,坚韧性和弹性增大,运动可有效锻炼关节的灵活性,关节肌肉纤维组织的耐力和弹性,有效降低老年人骨质疏松、骨折、关节炎等疾病的发生率,老年人肢体灵活自如是生活质量提高的基本保证。

除此之外,老年人保持科学合理的运动习惯,还可以增强骨骼的造血功能,增加血液中红细胞和白细胞含量,预防和纠正老年人贫血。总之,活动不仅可提高自身免疫力,减少感冒,降低各种慢性病的发生率,而且能增强机体各组织器官的功能,使老年人强身健体,延缓衰老,延年益寿。

### (二)正确指导活动

老年人因为身体的原因不愿或不敢过多的活动。因此,作为护理人员,就应该积极鼓励,必要时协助老年人活动。

1.活动能力评估　老年人在活动前要进行全面的身体检查,尤其是心血管系统、骨骼系统、协调能力及步态。

2.活动前准备　活动前应根据自身身体检查情况和特点制定活动计划,活动前应热身至少10min,以减少肌肉系统受伤的概率,活动应遵循循序渐进的原则,逐渐增加活动量和时间。

3.活动种类　老年人应在基本活动完成的前提下,尽量选择一些适合自己的体育运动进行锻炼,因为家务活动不能够代替体育活动,只有必要的运动才能起到强身健体的作用,比较适合老年人运动的项目有太极拳、慢跑、跳舞、骑车、门球等。

4.活动的注意事项　首先,饭后不宜立即活动,以免影响消化吸收,因为运动会减少消化系统血液供应,运动可使交感神经兴奋抑制消化器官功能,从而影响消化吸收,甚至引发消化系统疾病。其次,老年人在活动前应观察天气情况,夏天天气高温时,外出活动前要喝水,选择凉爽的场地防止中暑;冬天气候寒冷外出时应避免着凉感冒,防止跌倒等不测。尤其是平时有心脑血管、肺部等慢性病更应警惕,如有冠心病者外出活动应自测脉搏,随身携带预防药物。自我感觉有气喘、胸闷、心慌、头疼等不适时应根据医生检查决定是否能活动,以免发生意外。

5.患病老年人的活动

老年人常因疾病困扰而导致活动障碍,特别是卧床不起的患者,如果长期不活动很容易导致废用性萎缩等并发症。因此,必须帮助各种患病老人进行活动,以维持和增强其日常生活的自理能力。

(1)瘫痪老年人　这类老年人可借助助行器等辅助器具进行活动(图3-16)。手杖适用于偏瘫或单侧下肢瘫痪患者,前臂仗和腋仗适用于截瘫患者。步行器的支撑面积较大,较腋仗的稳定性高,多在室内使用。选择的原则是:两上肢肌力差、不能充分支撑体重时,应选用腋窝支持型步行器;上肢肌力较差、提起步行器有困难者,可选用前方有轮型步行器;上肢肌力正常,平衡能力差的截瘫患者可选用交互型步行器。

(2)为治疗而采取制动状态的老年人　制动状态很容易导致肌力下降、肌肉萎缩等并

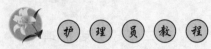

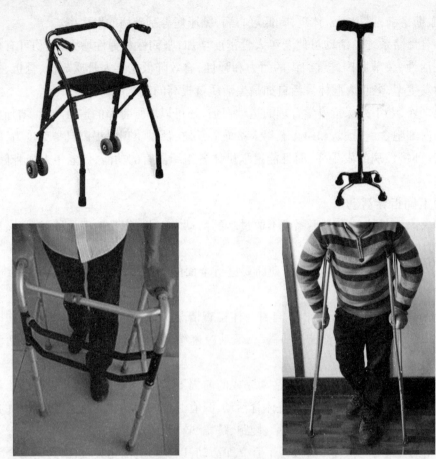

图3-16　各类型步行器

发症,因此应确定尽可能小范围的制动和安静状态,在不影响治疗的同时,尽可能地做肢体的被动运动或按摩等,争取早期解除制动状态。

(3)不愿甚至害怕活动的老年人　部分老年患者因担心病情恶化而不愿活动,对这类老年人要耐心说明活动的重要性及其对疾病进程的影响,并可鼓励其一起参与活动计划的制订,尽量提高其兴趣和信心而愿意活动。

(4)痴呆老年人　为便于照顾,人们常期望痴呆老人在一个固定的范围内活动,因而对其采取了许多限制的方法。但其实这种活动范围的限制,只能降低其活动质量。护理员应该认识到为延缓其病情的发展,必须给予痴呆老年人适当的活动机会,以及增加他们与社会的接触。

# 第四章 卧位与安全护理

## 第一节 常用卧位

### 一、卧位的概念

卧位是指患者休息和适应医疗护理的需要时所采取的卧床姿势。

**(一)根据卧位的性质分类**

1.主动卧位 患者不受疾病影响,自己采取的卧位,称为主动卧位。

2.被动卧位 患者没有自己变换卧位的能力,处于由他人安置的卧位,称为被动卧位,见于昏迷、瘫痪、极度衰弱等患者。

3.被迫卧位 患者有自己变换卧位的能力,由于疾病的影响或治疗需要被迫采取的卧位,称被迫卧位。

**(二)根据卧位姿势分类**

临床常用卧位包括仰卧位(包括去枕仰卧位、屈膝仰卧位、中凹卧位)、侧卧位、半坐卧位、端坐位、俯卧位、头低足高位、头高足低位、膝胸卧位和截石位等。

### 二、各种卧位的临床应用

**(一)仰卧位**

也称为平卧位。仰卧位的基本姿势为患者仰卧,头下置一软枕,两臂放于身体两侧。临床上常根据病情或检查、治疗的需要进行适当调节,可分为:

1.去枕仰卧位

(1)安置方法:协助患者去枕仰卧,头偏向一侧,两臂放于身体两侧,两腿自然放平,将枕头横立于床头。

(2)适用范围:①全身麻醉未清醒或昏迷的患者,可避免呕吐物误入气管而引起窒息或肺部感染。②椎管内麻醉或脊髓腔穿刺后的患者,可预防颅内压减低而引起的头痛。由于蛛网膜和硬脊膜被穿破,脑脊液从穿刺

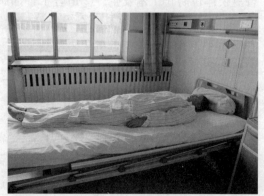

图4-1 去枕仰卧位

孔渗漏入硬脊膜外腔,脑脊液的漏失超过它的生成速度,导致脑脊液减少,颅内压下降,脑组织失去支撑而下沉,牵拉脑膜、颅神经和血管、而产生头痛。

2.中凹卧位(休克卧位)

(1)安置方法:患者头胸部抬高10°~20°,下肢抬高20°~30°。

(2)适用范围:中凹卧位适用于休克患者。头胸部微抬可以改善呼吸状况,缓解缺氧症状;抬高下肢有利于静脉回流,增加心排出量。

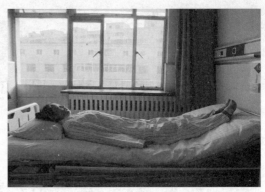
图4-2　中凹卧位

3.屈膝仰卧位

(1)安置方法:患者仰卧,头下垫枕,两臂自然放在身体两侧,两膝屈起,略向外分开。

(2)适用范围:①用于腹部检查,可使腹肌放松,利于检查。②用于导尿术及女患者会阴冲洗术等操作,利于暴露操作部位。

**(二)侧卧位**

1.安置方法:患者侧卧,两臂屈肘,一手放在枕旁,一手放在胸前,上腿弯曲,下腿稍直(腿部姿势可根据实施目的不同而改变,如臀部肌肉注射时,下腿弯曲,上腿伸直,以放松臀部肌肉;灌肠时,双腿屈曲,利于暴露肛门等)。为保持关节功能位置和患者舒适感,可在两膝之间、前胸后背等位置放置软枕。

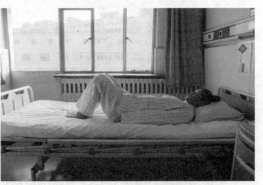
图4-3　屈膝仰卧位

2.适用范围:①使患者舒适,与仰卧位交替更换体位防止压疮发生。②适合于臀部肌肉注射、灌肠、肛门检查及配合胃镜、肠镜检查操作。③用于不能坐起的患者喂食及促进引流等护理。④便于各种背部护理和为卧床患者更换床单。

**(三)半坐卧位**

1.安置方法:患者仰卧,摇起床头支架(或使用背架)30°~50°,再适当摇起膝下支架(或用中单包裹软枕垫在膝下,中单两端固定在床缘),防止身体下滑。必要时,横直软枕

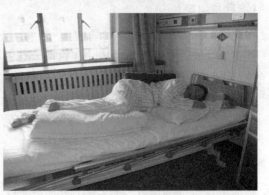
图4-4　侧卧位

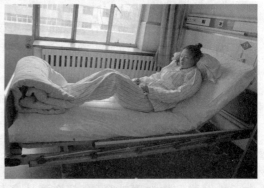
图4-5　半坐卧位

于床尾,变换半坐卧位时,应先放平膝下支架,再放平床头支架。

2.适用范围:① 用于心肺疾患引起的呼吸困难患者:半坐卧位时由于重力作用,使膈肌下移,胸腔容量扩大,有利于呼吸,使腹内脏器对心、肺的压力减轻,改善呼吸困难等症状;使静脉回流血量减少,减轻肺瘀血及心脏负担。②用于腹腔、盆腔手术后或炎症患者:半坐卧位能使腹腔渗出物和炎症局限于盆腔(盆腔腹膜抗感染性较强,吸收性较差),以减少毒物吸收,防止炎症扩散;同时可避免感染向上蔓延引起膈下脓肿。③ 用于腹部手术后的患者:半坐卧位可减轻腹部切口缝合处张力,减轻疼痛,促进愈合。④用于某些颜面部、颈部手术后的患者。⑤用于恢复期体质虚弱的患者:半坐卧位有利于其向站立过渡。

**(四)端坐卧位**

1.安置方法:协助患者坐于床上,摇起床头支架(或用靠背架)70°~80°,背部垫软枕(以便患者背部依靠),再摇起膝下支架,防止下滑。胸前放一跨床小桌,桌上放软枕,便于患者扶于桌上休息。

2.适应范围:用于急性肺水肿、急性左心衰竭、心包积液及支气管哮喘发作时的患者。采取端坐位可减少回心血量,减轻肺瘀血和心脏负荷,改善呼吸状况,增加有效通气量。

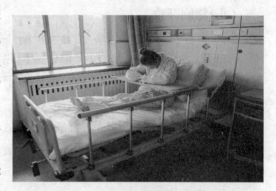

图4-6 端坐卧位

**(五)俯卧位**

1.安置方法:患者俯卧,头偏向一侧,两臂屈曲,放于头的两侧,两腿伸直,胸下、髋部及踝部各放一软枕支托,使患者舒适,不影响呼吸。

2.适用范围:①用于腰背部检查或配合胰、胆管造影检查。②用于腰、背、臀部有伤口或实施脊椎等背部手术后,不能仰卧或侧卧着。③用于缓解胃肠胀气所致的腹痛,因为俯卧位时腹腔容积相对增大。

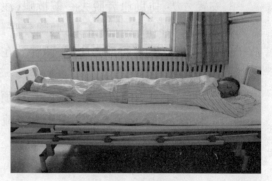

图4-7 俯卧位

**(六)头高足低位**

1.安置方法:患者仰卧于床上,根据病情用支托物适当垫高床头15~30cm,并将枕横立于床尾,防止足部触及床栏杆。

2.适用范围:①用于颈椎骨折进行颅骨牵引时作反牵引力。②用于颅内高压及开颅术后,预防脑水肿等并发症。

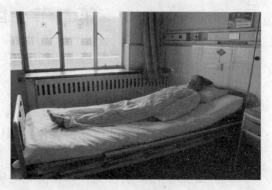

图4-8 头高足低位

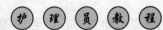

**（七）头低足高位**

1.安置方法:患者仰卧于床上,将枕横立于床头,防止头部碰伤,根据病情将床尾用支托物垫高15~30cm。

2.适用范围:①用于肺部分泌物引流,便于痰液咳出。②用于十二指肠引流术,有利于胆汁引流(需同时采取右侧卧位)。③用于胎膜早破患者,以减轻腹压,降低羊水流出的冲力,防止脐带滑入阴道,威胁胎儿生命。

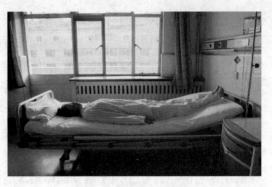

图4-9　头底足高位

**（八）膝胸卧位**

1.安置方法:患者跪卧,两小腿平放床上,稍分开,大腿和床面垂直,头偏向一侧并贴于床面,两臂屈肘,放于头两侧,前胸贴于床面,腹部悬空,腰部下榻,臀部抬起。

2.适应范围:①用于肛门、直肠、乙状结肠等检查及治疗。②用于矫正子宫后倾及胎位不正。

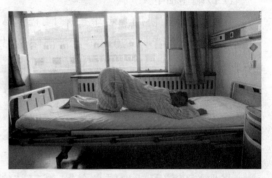

图4-10　膝胸卧位

**（九）截石位**

1.安置方法:协助患者脱去一侧裤腿(注意遮挡及保暖),仰卧于检查床上,两腿分开,放于或踩于支腿架上,臀部齐床尾,两臂放在胸部或身体两侧。

2.适用范围:①用于肛门、会阴、子宫颈等部位的检查、治疗或手术。②用于人工流产、引产及分娩。

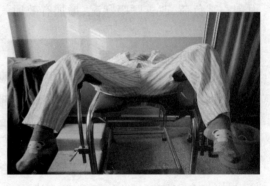

图4-11　截石位

# 第二节　卧位变换

## 一、由仰卧位向侧卧位变换

### （一）由仰卧位向侧卧位变换操作步骤（以右侧偏瘫病人为例）

首先要准备好卷好的被子或毛毯、枕头、软靠垫等。

1.护理员站在床边,在变换体位前先向病人进行说明,千万不能在病人不知情的情况下变换体位。

2.先将病人身体平行移到靠近护理员一侧。

3.将病人双手交叉置于腹部,把一侧的腿放在另一侧的腿上。如有偏瘫,尽量用其健康的手臂抱住偏瘫侧的手臂置于胸部,把偏瘫的腿放在健康的腿上。

4.把卷好的被子或毛毯垫在病人的背后,把靠垫分别垫在病人身体受压部位,两腿之间则夹上枕头或靠垫,以保持体位的稳定与舒适。

5.整理床铺。

**(二)回到原来的仰卧位**

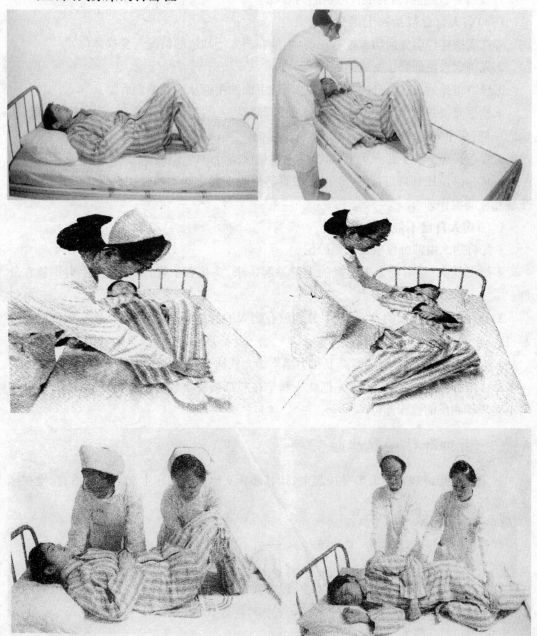

图4-12 变换卧位

1.撤掉垫在背部的被子或毛毯和夹在两腿间的枕头或靠垫。

2.护理员站在病人的背面,双手分别放在病人的肩膀和腰部,慢慢使病人的身体退回原处。

3.把病人的身体水平移到床中间,再调整好枕头的位置。

## 二、由仰卧位向俯卧位变换

在变换卧位之前,需要准备的物品为软枕。

### (一)病人自己能抬起上半身

1.在变换体位前先向病人进行说明(不能在病人不知情的情况下变换体位)。

2.先将病人由仰卧位变成侧卧位。

3.轻声指导病人在自己的帮助下,把压在下面的手臂从前面抽到后面。

4.抽手臂时护理员要尽量扶着病人的胯部把病人的身体翻转过来,面向床铺俯卧,头偏向一侧,双手置于头侧。

5.腹部横膈下和小腿下垫上软枕,使之尽量保持舒适的体位。

6.从俯卧位回到仰卧位时,先把垫在腹部横膈下和小腿下的软枕撤走,然后用与上述步骤相反的操作即可。

### (二)病人自己不能抬起上半身

1.先将病人由仰卧位变换成侧卧位。

2.撤下枕头,嘱咐病人把健侧的手臂举起手来,头枕着手臂,麻痹侧的手臂平放在外侧。

3.护理员站在病人的身后,双手分别放在病人的胯部和肩部,慢慢地把病人的身体推翻过去。

4.给病人枕上枕头,腹部横膈下和小腿下垫上软枕,使之尽量保持舒适的体位。

5.从俯卧位回到仰卧位时,先把枕头和垫在腹部横膈下和小腿下的软垫撤走,然后用与上述步骤相反的操作即可。

## 三、由仰卧位向起坐位变换

起坐位是指将病人的上半身扶起来,让其靠床头坐起或用床上支架支起后背,坐在床上的姿势。

### (一)准备物品

卷好的被子或毛毯、枕头、靠垫等。

### (二)操作步骤

1.告诉病人:"我们来变换一下体位,现在我让您靠坐起来,这样您可以看看周围的风景。"

2.护理员站在病人偏瘫侧的床边。

3.把病人偏瘫侧的手臂放在腹部,护理员稍微弯腰,嘱咐病人用健康的手环抱住护理员的脖子。

4.护理员一只手扶住病人的肩部,另一只手臂支撑在病人身体外侧的床面上,与病人相互协作,按口令同时用力,把病人扶起来(如果是两个人一起协助病人坐起时,两人各站在病人一侧,各将一只手伸进病人腋下扶起病人肩部,一起发口令,两个人同时将病人扶起来)。

5.扶病人起来后,把靠垫或卷好的毛毯及被子垫在病人的背部或披在病人的肩膀上,防止着凉。

6.回到原来的仰卧体位时要先撤下垫在后背及腿下面的垫子,然后按照步骤3、步骤4所述的方法还原就可以了。

## 四、由仰卧位向端坐位变换

端坐位是指坐在床边,两腿自然分开、脚着地,把健康的手放在床上支撑上半身的姿势。只要病人能够端坐起来,离站立就不远了。操作步骤为:

1.告诉病人:"我们来变换一下体位,现在我让您端坐起来,这样您很快就可以站立了。"

2.把病人扶起来(扶起的动作与上述的由仰卧位向起坐位时变换的动作相同)。

3.护理员用一只手扶住病人的后背,另一只手抬起病人的双腿,使病人的身体变成V字形。

4.以病人的臀部作为支点,把病人的身体轻轻地旋转约90°。

5.旋转后把病人的腿放下来,护理员用自己的双腿夹住病人的双腿,把病人健康的手放在床上支撑着上半身坐起来。

6.把病人的双腿稍微分开,帮病人穿好鞋子。

7.由端坐位回到仰卧位时,用与上述步骤相反的操作即可。

## 五、由端坐位向站立位变换

由端坐位向站立位变换其实就是把病人从床上抱起,使其双脚着地站好。

1.如果床上放有小桌,要先将小桌移开,然后将床头放平,告知病人要帮助其站立。

2.护理员与病人相对而站,一条腿插到病人的双腿之间,护理员双腿前后分开,上身稍微向前倾,屈膝,双手环抱住病人的腰部。

3.嘱咐病人用健侧的手抱住护理员的颈部,用健侧的腿支撑着身体,同护理员一起用力站起来。

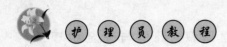

# 第三节 协助病人移动身体

## 一、协助病人移至床头

病人在床上呈半卧位时,容易向下滑到床尾,护理员应协助其移向床头,调整姿势使其舒适。

**(一)准备工作**

1.护理员洗净自己的双手。

2.准备好物品,如小枕头、软枕、长圆枕或毛毯卷,数目根据需要而定。关闭门窗,避免对流风。

**(二)操作步骤**

1.于床头竖立一枕头,以防病人向床头移动时头部碰伤。

2.将病人双手交叉放在其腹部,以免移动时病人双手晃动或牵拉引起意外。

3.让病人屈膝,双足抵住床垫;若病人神志不清,应在其双膝下放一小枕头,这样在移动时,可以省力气。

4.护理员一只手伸入病人腰下,另一只手绕过病人用双手环抱住病人,将其移向床边。

5.用双手移动病人的两腿到床边。

6.将病人头部的枕头放回原位。

7.将枕头自病人头部下移至肩下与上背部处,抬高病人的上半身,这样有助于病人向床头移动。

8.护理员站在床的一侧,一只手拉枕头的上角,另一只手拉枕头的下角(成对角线),或站在床头,双手拉枕头的两侧,用枕头将病人移向床头方向。

9.移动后,将病人的头部枕头回归原位,去除颈下枕头,使病人更换为仰卧位。

## 二、协助病人移至床边

将病人由床中央移至床的一侧,或由床的一边移至另一边。操作步骤为:

1.护理员将病人的双手交叉放在其腹部,将枕头自头部下移到肩下与上背部处,以抬高病人的上半身。

2.护理员用手拽住枕头上侧,用枕头带动病人移向床边。

3.护理员一手伸入病人腰下,另一手绕过病人用双手环抱病人,将病人移向床边。

4.以双手移动病人的双腿到床边。

5.将头部的枕头放回原位。

## 三、协助病人坐移床边

协助病人坐移床边的操作步骤为：

1.将病人的床档打开放下。

2.先将病人移到床边。

3.护理员面向病人，两腿分开，双膝微屈，让病人双手环搭在护理员颈后，护理员双手扶在病人双肩，用力将病人搬起。病人坐起后休息片刻，再将病人双腿移至床边，使其坐在床边。

## 四、协助病人下床及行走

协助病人下床及行走的操作步骤为：

1.利用"协助病人坐移床边法"协助病人坐起来。如果病人没有任何不适，可进一步协助病人下床。

2.护理员面对坐在床边的病人，嘱咐病人用双手环抱住护理员的颈部，护理员分开两腿，双手臂抱住病人的腰部。如果病人体重较重，可用双手拉住病人的腰带，用力协助病人站起来。病人双脚落地后，护理员的双手移向病人腋下，扶病人站直。

3.病人站起来后，护理员将双腿分开，并用膝盖抵住病人的膝部，以防止病人膝部不自主地弯曲而跌倒。

4.病人想行走时，护理员要站在病人的健侧，让病人用健侧手臂搂住护理员的肩部，握住护理员的手，护理员则用另一只手围住病人的腰部，再协助病人行走。

## 五、协助病人移动身体特殊部位

为改善局部血液循环，缓解充血或疼痛，或为检查出血情况，可将病人身体某部位抬高。通常用枕头来抬高腿部或手臂，用沙袋、枕头或毯子卷等帮助身体特殊部位保持某种位置。

# 第四节　保护用具的使用

## 一、保护具

保护具是用来限制患者身体或某部位的活动，达到维护患者安全与治疗效果的器具。其目的是防止年幼、高热、谵妄、昏迷、躁动及危重患者因意识不清而发生坠床、撞伤及抓伤等意外，确保患者治疗、护理工作的顺利进行。

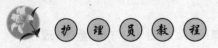

## 二、保护具的种类和应用

见表4-1。

表4-1 保护具的种类、使用方法及适用范围

| 种类 | 使用方法 | 适用范围 |
|---|---|---|
| 1.床档(床栏)<br>多功能床档 | 使用时插至两侧床沿,不用时插于床尾。使用时拉起床档,不用时放下 | 小儿因认知及自我保护能力尚未发育完善,尤其是未满6岁的儿童,易发生坠床、撞伤、抓伤等意外或不配合治疗等行为 |
| 半自动床档<br>木杆床档 | 使用时将床档稳妥固定于两侧床边。床档中间为活动门,护理操作时将门打开,不用时关闭 | 易发生坠床的患者如麻醉后未清醒者、意识不清、躁动不安、失明、老年人等 |
| 2.约束带<br>宽绷带约束 | 常用于固定手腕和踝部。使用时先将棉垫包裹手腕部或踝部,用宽绷带打成双套结套在棉垫外,松紧要适宜,以不使肢体脱出,不影响血液循环为宜,然后将绷带的两端系于床缘 | |
| 肩部约束带 | 用于固定肩部,限制患者坐起。肩部约束带用宽布制成,宽8cm、长120cm,一端制成袖筒,将患者两侧肩部套上袖筒,腋窝垫好棉垫,两袖套上的细带在胸前打结固定,把两条宽的长带尾端系于床头,必要时将枕头横立于床头,亦可将大单斜折成长条,做肩部约束带 | 精神病患者、如狂躁症患者、自我伤害者 |
| 膝部约束带 | 用于固定膝部,限制患者下肢活动。膝部约束带用布制成,宽10cm长250cm,宽带中间相距15cm分别缝制两条双头带。使用时,两膝腘窝处垫好棉垫,将约束带放好在两膝上,宽带下的两头带各缚住一侧膝关节,然后将宽带两端系于床缘。亦可用大单斜折成长条形进行固定 | |
| 尼龙搭扣约束带 | 可用于固定手腕、上臂、膝部、踝部。约束带由宽尼龙搭扣制成,使用时将约束带置于关节处,被约束部位垫好棉垫,对合约束带上的尼龙搭扣,然后将带子系于床沿 | |
| 3.支被架 | 根据需要保护的部位及损伤部位的大小选择合适的支被架,使用时将支被架罩于防止受压的部位,盖好盖被 | 用于烧伤患者暴露疗法时保暖,亦可用于肢体瘫痪患者防止盖被压迫肢体 |

第四章 卧位与安全护理

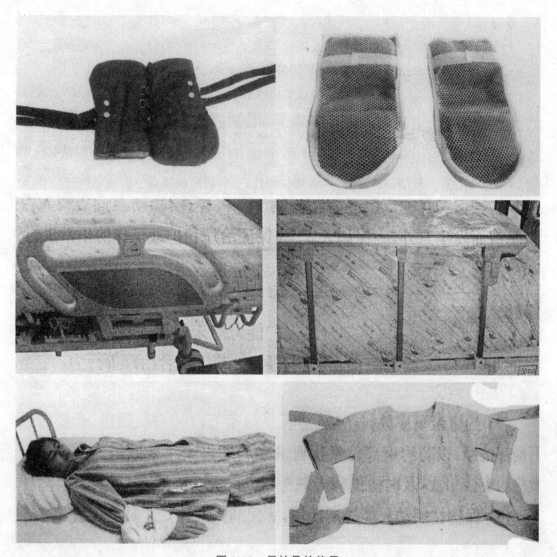

图4-13 保护具的使用

# 第五节 安全转运病人

## 一、轮椅运送

使用轮椅护送不能行走但能坐起的病人入院、出院、检查、治疗或者室外运动。帮助病人下床活动,促进血液循环和体力的恢复。

1.用物准备

轮椅,根据季节可备毛毯、别针,需要时备软枕。同时,移开障碍物,保证环境宽敞。

2.操作方法

(1)检查轮椅性能,将轮椅推至病人床旁,向病人说明操作的目的、方法和配合方法。

(2)轮椅与床尾平齐,面向床头,翻起脚踏板,将闸制动。

(3)需用毛毯保暖时,将其单层的两边平均地直铺在轮椅上,使毛毯上端高过病人颈部15cm。

(4)扶病人坐起,嘱病人以手掌撑在床面维持坐姿,协助病人穿衣保暖,穿好鞋袜下地,撤盖被至床尾。

(5)操作者站在轮椅背后,用两手臂压住椅背,一只脚踏住椅背下面的横档,以固定轮椅,嘱病人扶着轮椅的扶手,身体置于椅座中部,抬头向后靠稳。

(6)对于不能自行下床的病人,可扶病人坐起并移至床边,请病人双手置于操作者肩上,操作者双手环抱病人腰部,协助病人下床;嘱病人用其近轮椅侧之手,扶住轮椅外侧之把手,转身坐入轮椅中;或由操作者环抱病人,协助病人坐入轮椅中。

(7)翻下脚踏板,让病人双脚置于其上。病人如有下肢水肿、溃疡或关节疼痛。可将脚踏板抬起,垫以软枕,双脚踏于软枕上。

(8)将毛毯上端边缘向外翻折10cm围在病人颈部,用别针固定,并用毛毯围裹双臂做成两个袖筒分别用别针固定在腕部,再用毛毯围好上身,包裹双下肢和双脚。

(9)整理好床单位。

(10)观察病人,确定无不适应后,松闸,推病人至目的地。

(11)下轮椅时,将轮椅推至床尾,将闸制动,翻起脚踏板。

(12)操作者立于患者前,两腿前后分开,屈膝屈髋,两手置于病人腰部,病人双手放于操作者肩上。协助病人站起,慢慢坐回床沿;协助病人脱去鞋子和保暖外衣。

(13)协助病人取舒适卧位,盖好盖被。

(14)整理床单位,观察病情,推轮椅回原处放置,需要时做记录。

3.注意事项

(1)经常检查轮椅,保持良好的性能。

(2)推轮椅速度要慢,以免病人不适或发生意外。

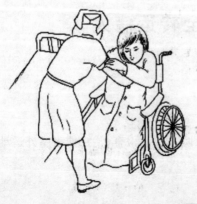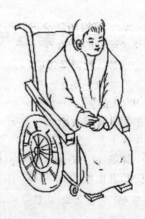

图4-14

## 二、平车运送

运送不能起床的病人入院、做各种特殊检查、治疗、手术或运转病人。

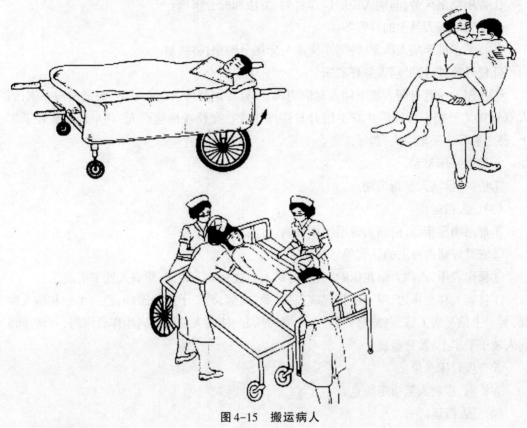

图4-15 搬运病人

1.用物准备

平车(置被单和橡胶单包好的垫子和枕头),带套的毛毯或棉被。如为骨折病人,应有木板垫于平车上,并将骨折部位固定稳妥;如为颈椎、腰椎骨折或病情较重的病人,应备有帆布中单或布中单。

2.操作方法

(1)挪动法

①推用物至床旁,向病人说明操作目的、方法和配合事项。

②安置好病人身上的导管等。

③移开床旁桌、椅,松开盖被,嘱病人自行移动至床边。

④将平车紧靠床边,大轮靠床头,将闸制动或在旁抵住平车。

⑤协助病人将上半身、臀部、下肢依次向平车挪动。下车回床时,应先帮助其移动下肢,再移动上肢。

⑥协助病人躺好,用被单及盖被包裹病人,先盖脚部,然后两侧,上层边缘向内折叠,露出头部。

⑦整理好床单位。

⑧松闸,推病人至指定地点。

(2)一人搬运法

①推用物至床旁,向病人说明操作目的、方法和配合事项。

②安置好病人身上的导管等。

③将平车推至病人床尾,使平车头端与床尾呈钝角,将闸制动。

④松开盖被,协助病人穿好衣服。

⑤操作者一臂自病人腋下伸入对侧肩部,一臂在同侧伸入病人股下,面部偏向一侧;病人双臂交叉于操作者颈后并双手用力勾住操作者。操作者抱起病人,移步轻轻放在平车上,使之平卧于平车中央,盖好被盖。

⑥整理好床单元。

⑦松闸,推病人至指定地点。

(3)二人搬运法

①推用物至床旁,向病人说明操作目的、方法和配合事项。

②安置好病人身上的导管等。

③操作者甲、乙两人站在床的一侧,将病人上肢交叉于腹部,使病人处于头高位。

④将病人移至床边,甲一手抬起病人头、颈、肩部,另一手抬起腰部;乙一手抬起病人臀部,另一手抬起病人膝部(腘窝处)。二人同时抬起,使病人身体稍向操作者倾斜,并移步将病人放于平车上,盖好盖被。

⑤整理好床单位。

⑥松闸,推病人至指定地点。

(4)三人搬运法

①推用物至床旁,向病人说明操作目的、方法和配合事项。

②安置好病人身上的导管。

③操作者甲、乙、丙三人站在床的一侧。将病人移至床边,甲托住病人的头、颈、肩及胸部;乙托住病人的背、腰、臀部;丙托住病人的膝及脚部。三人同时抬起,使病人身体稍向操作者倾斜,同时移步将病人放于平车上,盖好盖被。

④整理好床单位。

⑤松闸,推病人至指定地点。

3.注意事项

(1)动作轻稳,协调一致,确保病人的安全舒适。

(2)在操作中遵从节力原则。

(3)运送病人过程中应做到:推送病人时,平车小轮在前,可减少震动,而且转弯时灵活;运送过程中,随时观察病人的病情(面色、呼吸等);推车行走时不可过快,病人的头始终保持于高位(尤其在上、下坡时),避免病人出现不适;注意保暖,防止受凉;颅脑损失、颌面部外伤及昏迷的病人应头偏向一侧;骨折病人应固定(平车上垫木板并固定骨折部位);保证各项治疗及管道的通畅(吸氧、输液);不能用平车碰、撞门墙。

## 三、担架运送

运送不能起床的病人做检查、治疗等。特别是在急救的过程中,担架是运送病人最基本、最常用的工具,其特点是运送病人舒适平稳,乘坐各种交通工具时上下方便,对体位影响小。

1.用物准备

担架一副(通常使用帆布担架,如现场急救缺少担架,可使用木板等替代),担架上须铺有软垫,其他用物同平车运送法。

2.操作方法

(1)三人法

①甲、乙、丙三位操作者位于病人同一侧,甲一手托起病人头、颈、肩部,一手托起病人的腰部;乙、丙分别托起病人的臀部和双下肢。清醒病人嘱其用双手环抱操作者甲的脖子,三人同时用力,将病人轻抬慢放于担架上。

②盖好盖被,病人取平卧位。

③颅脑损伤、颌面部外伤及昏迷病人应将其头偏向一侧。

(2)滚动搬运法

①将病人四肢伸直,并拢,向床边移动,将担架放置于病人身边。

②操作者位于病人同一侧,甲扶持病人的头、颈及胸部,乙扶持病人的腰及臀部,丙扶持病人的双下肢,三人同时像卷地毯或滚圆木样使病人成一整体向担架滚动。

③使病人位于担架中央,采取仰卧位,盖好盖被。

(3)平托法

①操作者站在病人和担架的同一侧,将担架移至病人身旁。

②由一人托起病人的头、颈部,另外二人分别托住病人的胸、腰、臀及上、下肢,搬运者将病人水平托起,头部处于中立位,并沿身体纵轴向上略加牵引颈部或由病人自己用双手托起头部,缓慢转移至担架上。

③病人应采取仰卧位,并在颈下垫相应高的小枕或衣物,保持头颈中立位。头、颈两侧应用衣物或沙袋加以固定。

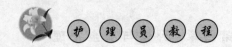

# 第五章 病情观察与急救护理

## 第一节 生命体征的观察与护理

生命体征是体温、脉搏、呼吸、血压的总称。是机体内在活动的客观反映,正常情况下,生命体征在一定范围内相对稳定,但生病时这些指标的变化为医护人员提供了疾病的预防、诊断、治疗、护理的可靠依据。

### 一、体温

是指机体内部的温度,是人体新陈代谢和骨骼肌运动过程中不断产生热能的结果。

1.正常体温

正常体温是口温36.3℃~37.2℃;腋温36.0℃~37.0℃;肛温36.5℃~37.7℃。24h体温变化很小,一般不超过0.5℃~1℃。周期性变化的规律是2:00~6:00体温最低,14:00~20:00体温最高。

2.体温的测量方法

测量前先用干毛巾擦干病人腋下的汗液,将体温计轻轻放入病人腋下(体温计和腋窝皮肤之间不能夹有内衣或被单),使水银头端位于腋窝处,测温7~10min取出。

3.体温计的读法

测量结束后取出体温计,在光线明亮处,用右手拇指和食指捏在远离水银的一端,将体温计横持并慢慢转动,观察水平线位置的水银柱所在的刻度。对应刻度,正确读数,并在记录本上记录测量时间和测量值。

4.发热程度评估

低热37.5℃~37.9℃;中度热38.0℃~38.9℃;高热39.0℃~40.9℃;超高热41℃以上。

5.体温计的消毒

先用肥皂水或清水将体温计冲洗干净,再用有盖的塑料盒装75%的乙醇(酒精)浸泡10min以上,消毒完毕后用清水冲净,拭干后套上塑料套备用。切记把体温计放在热水中清洗或在沸水中煮,以免炸裂。

6.注意事项

(1)测量前20~30min病人无剧烈运动,进食,饮用冷、热饮等影响体温的因素,洗澡后

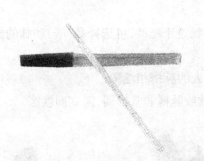

图 5-1 腋表

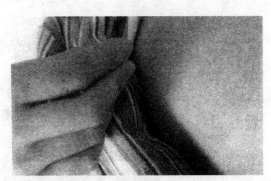

图 5-2 腋下测量法

须过半个小时才能测量体温。

(2)使用体温计前,务必先将水银柱甩至35℃以下,如此测量体温才准确。

(3)测量的体温数值最好及时记录在专门的记录本上,并且记录测量时间。这样可以更好地观察病情,特别是采取降温措施之后半小时的体温,可以及时判断降温效果,发现病情变化。

(4)体温低于35℃也是某些疾病的危险信号,如脑血管意外、急性醉酒、药物中毒、严重感染、肝肾衰竭等,都会表现出体温过低,如出现此类情况需立即就医,在医生指导下护理。

(5)测量时发现病人体温较高,或在采取降温措施后,测量病人体温没有下降甚至继续升高,特别是小儿体温超过40℃时,须立即就医,在医生指导下护理。

## 二、脉搏

是指心脏的节律性收缩与舒张,动脉管壁相应地出现扩张与回缩,在浅表动脉上可触到搏动。

1.正常值

成人安静状态下脉搏为60~100次/min,儿童稍快平均90次/min,老年人较慢,平均55~60次/min。年龄越小脉搏越快。运动员长期训练后脉搏会较正常人慢些。年龄、性别、体形、情绪、活动、药物、饮食、天气变化、疾病都会对脉搏造成一定影响。

2.异常脉搏值

成人脉搏大于100次/min,称为心动过速,见于发热、甲亢、心衰、出血休克前期等疾病;脉搏小于60次/min,则为心动过缓,多见于颅内高压、甲减、房室传导阻滞等疾病。

3.脉搏的测量方法

测量时将病人手臂放在舒适的位置,测量者将食指、中指、无名指的指腹并拢放于其桡动脉处(位于拇指的手腕处),按压轻重以能清楚测得脉搏搏动为宜。一般情况测量30s,将所测数值乘以2即为脉率。异常脉搏、危重病人应测1min,同时应注意脉搏的节律、强弱和动脉管壁的弹性。

4.注意事项

(1)测量脉搏前使病人安静。

(2)剧烈运动、紧张、恐惧、哭闹时,应休息20min后再测,为偏瘫病人测量脉搏时,应选

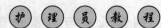

择健侧肢体。

（3）为儿童测量脉搏时，如患儿不愿配合或手腕过于肥胖，可选择颞（浅）动脉的部位进行测量。

（4）不可用拇指测量，因为拇指小动脉易与病人的脉搏相混淆。

（5）如果测量时病人的脉搏过快、过慢、有间歇或脉搏非常细弱，需立即就医。

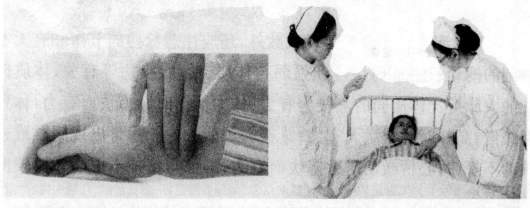

图5-3 脉搏测量方法

## 三、呼吸

机体在新陈代谢过程中，需要不断从外界吸入氧气，并呼出二氧化碳，这种气体交换过程称为呼吸。一旦呼吸停止，生命也将终止。

1.正常呼吸值

正常成年人在安静状态下呼吸频率为16~20次/min，节律规则均匀、无声、不费力、呼吸与脉搏比为1:4，男性与儿童以腹式呼吸为主，女性则以胸式呼吸为主。年龄越小呼吸频率越快，新生儿呼吸频率为40次/min左右。呼吸频率随年龄、性别、情绪、活动、睡眠、天气、环境温度、血压、体温变化而变化。

2.异常呼吸

呼吸速度过快，频率>24次/min，常见于发热、甲亢、疼痛等；呼吸过慢，频率<12次/min，称呼吸过缓，常见于颅内压增高、巴比妥类药物中毒。蝉鸣样呼吸，为吸气时气道发出的一种高频鸣音，似蝉鸣音，多为气道口阻塞引起，见于喉头水肿或气道异物等疾病。鼾声呼吸是呼吸时发出的一种粗大的鼾声，是由于气道或支气管内分泌物较多，呼吸时气流振动所致。呼吸困难时病人感觉空气不足，呼吸费力，可出现嘴唇或指末端发绀、鼻翼翕动、端坐呼吸、张口呼吸等特征。

3.测量呼吸的方法

呼吸的观察在病人安静时进行。在测量脉搏后，仍然保持诊脉手势，分散病人注意力，使病人处于自然呼吸的状态，观察病人胸部或腹部的起伏（一起一伏为一次呼吸）。一般情况测量30s，将所测数值乘以2即为呼吸频率，如病人呼吸不规则或婴儿应测1min。测量呼吸的同时应观察呼吸的深浅度、节律、有无异常声音等，这些都可以反映出病情的变化。

4.注意事项

(1)剧烈运动、紧张、恐惧、哭闹时,应休息20min后再测。

(2)测量呼吸时应转移病人的注意力,使其处于自然呼吸状态,以保持测量的准确性。

(3)测量时如果病人的呼吸深浅不一、过快过慢、节律不齐,甚至出现呼吸困难现象时,需立即就医。

## 四、血压

是血液在血管内流动时对血管壁的侧压力,是推动血液在动脉里不断流动的动力。

1.正常血压值

正常成人安静状态下收缩压为90~140mmHg,舒张压为60~90mmHg,脉压差为30~40mmHg。通常清晨血压最低,傍晚血压最高。年龄、性别、睡眠、环境、温度、体型、体位、情绪、活动都对血压有影响。

2.异常血压值

收缩压≥140mmHg,舒张压≥90mmHg都称为高血压。当血压<90/50~60mmHg称为低血压,常见于失血、休克、心衰病人。脉压差增大(脉压>40mmHg),多见于主动脉硬化或关闭不全、动静脉瘘、甲亢等;脉压差减小(脉压<30mmHg),多见于缩窄型心包炎、心包积液、末梢循环衰竭。

3.测量血压的方法

测量血压需要用血压计。在医院里,多用水银血压计测量病人血压,测量精确,但需经一定的练习才能掌握。目前市场上还有各种电子血压计,虽然测量数值不如水银血压计精确,但作为病人及家属掌握起来比较容易,操作方便,更适合家庭使用,电子血压计的测量方法:

(1)测血压前让病人静坐3min。

(2)将病人手臂套进血压计袖带。

(3)袖带管子对准肘部大动脉,拉紧袖带,环绕一圈后粘好。

(4)袖带松紧程度以能插入一根手指为准,袖带和心脏在同一水平。

(5)轻轻按下开关,30s内测出血压,测量时注意不移动,不说话,将所测的数值记录在记录本上。

4.注意事项

(1)测量前30min内病人无运动、吸烟、情绪起伏等。服用降压药的病人应当坚持定期测量血压。

(2)需长期测量血压的病人应做到"四定":定时间、定部位、定体位、定血压计。

(3)测量时要排除影响血压的因素:① 袖带过紧,测得血压值偏低;袖带过松,测得血压值偏高。②病人手臂高于心脏水平,测得血压值偏低;病人手臂低于心脏水平,测得血压值偏高。

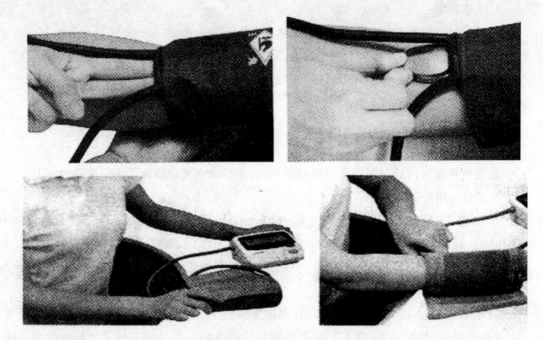

图 5-4　测量血压法

（4）发现血压异常时，可稍等片刻后再测量，一般连测 2~3 次，取其最低值，必要时可行双侧肢体血压测量对照。

（5）如连续测量时发现病人血压值比以往高很多，并且有明显的不适症状，如头晕、头疼、胸闷等，需立即就医。

## 五、意识

意识是大脑高级神经中枢功能活动的综合表现，是对环境反应的知觉状态。意识障碍表现为自身对外界环境的认知、记忆、思维、定向、判断、知觉、情感等精神活动异常改变，有以下几种情形：

1. 嗜睡　是最轻的意识障碍。病人处于持续睡眠状态，能被语言或轻度刺激唤醒，醒后能正常回答问题，但反应迟钝，刺激解除后病人又很快入睡。

2. 意识模糊　被唤醒后思维和语言不连贯，对时间、地点、人物定向力完全或部分丧失，可有错觉、幻觉、躁动不安、谵语或精神错乱。

3. 昏睡　病人处于熟睡状态，不易被唤醒。给予强刺激如压迫眶上神经、用力摇晃后方可被唤醒，醒后答非所问，话语含糊不清，停止刺激后又快速进入睡眠状态。

4. 昏迷　是最严重的意识障碍，意识丧失，无自主运动，对声、光刺激无反应，大、小便失禁。

## 六、瞳孔

瞳孔是眼球血管膜的前部虹膜中心的圆孔，是许多疾病变化的重要指征。

1.观察瞳孔要点　用拇指和食指分开上、下眼睑,露出眼球,仔细观察瞳孔的大小、形状、两侧是否对称,然后用手电筒来检查瞳孔对光线刺激的反应。

2.正常瞳孔　呈圆形,位居中,边缘整齐,双侧对称,大小一致,自然光线下直径为2~5mm,对光线刺激反应灵敏,当手电筒光线照射时,双侧瞳孔立即缩小,光源移开后瞳孔迅速恢复原状。当手掌隔开两眼,用手电筒光照射一侧瞳孔时,另一侧瞳孔也会立即缩小。

3.异常瞳孔　瞳孔直径>5mm称为瞳孔散大,常见于颅内压增高、颅脑损伤、颠茄类药物中毒及濒死状态等;直径<2mm称为瞳孔缩小,直径<1mm称为针尖样瞳孔,多见于有机磷农药、镇静镇痛类药物中毒等。单侧瞳孔散大、固定,对光反射消失则提示同侧颅内病变(血肿、肿瘤、脑疝等);单侧瞳孔缩小提示同侧小脑幕裂孔疝早期。若瞳孔形态改变,成为椭圆形、不规则形(边缘成角样)均提示不正常,并伴有相关疾病。

# 第二节　症状的观察与护理

症状是指患者主观感受到不适或痛苦的异常感觉或某些客观病态改变。症状表现有多种形式,有些只有主观才能感觉到的,如疼痛、眩晕等。有些既有主观感觉,客观检查也能发现的,如发热、呼吸困难等。

疾病的症状很多,同一疾病可有不同的症状,不同的疾病又可有某些相同的症状。

## 一、发热

高热是指病理性的体温升高,是人体对于致病因子的一种全身反应。高热时体温在39.0℃~40.9℃之间。引起发热的病因可分为感染性和非感染两大类。前者最为多见,如细菌、病毒引起的呼吸道、消化道、尿路及皮肤感染等。高热时人体各系统产生一系列相应的变化,如新陈代谢加强,呼吸、心跳次数增加,特别是神经系统兴奋性增高,严重时可出现烦躁、谵妄、幻觉、全身抽搐甚至昏迷等,因此对高热病人应积极降温,避免高热给病人带来的痛苦。

**(一)处理方法**

1.物理降温

体温在38℃以上者,应给予物理降温,如冷敷、温水擦浴、温水泡澡、冷生理盐水灌肠等,以降低代谢率,减少耗氧量。

(1)头部冷敷　将毛巾浸于冰水或冷水中,拧至半干(以不滴水为度),或用冰袋(具体做法:从冰箱中取出冰块放入冰水中,冲去棱角后装入热水袋或用专用冰袋中,连水带冰装1/2袋,排除空气盖紧盖口即可)敷于额部,5~10min更换1次。有畏寒、寒战的病人不宜使用冷敷。注意后背、前胸区、腹部和足底等部位切勿冷敷,以免引起胸闷、腹泻等不良反应。

（2）温水擦浴　用温水（32℃~34℃）毛巾或蘸30℃的25%~35%酒精先从一侧颈部开始，自上而下沿臂部外侧擦至手背，再从腋下沿上臂内侧向下擦至手掌心，擦完一侧；再用同样方法擦另一侧。擦下肢时要从大腿外侧至足背，再从腹股沟沿大腿内侧擦至内踝。擦至腋下、肘窝、掌心、腹股沟和腘窝处稍用力，并延长时间，以促进散热。擦洗后及时用干毛巾擦干水珠。降温同时，应在足底置热水袋，头部敷冰袋。擦浴时如病人出现皮肤苍白或全身皮肤发凉应立即停止。

（3）温水泡澡　将病人置于温水（37℃~38℃）浴槽内，用软毛巾或海绵轻轻擦拭全身15~20min，使血管扩张达到散热目的。

（4）冷生理盐水灌肠　用冷生理盐水（30℃~32℃）灌肠，对疑为中毒型菌痢者更为适宜，既可降温，又便于取粪便标本送检。

2.药物降温

成人可口服复方阿司匹林（APC），按照说明书服用即可。但应避免用药过量或在短期内反复用药以免发生虚脱。小儿可用退热栓（扑热息痛栓），1~6岁，每次1粒，每日1~2次，将栓剂塞入肛门。

3.卧床休息

高热时体能消耗较快，应注意卧床休息，补充体力，以利康复。

4.注意体温变化

至少每4h测量1次。

5.补充营养和水分

高热病人的消化吸收功能降低，而机体分解代谢增加，糖、脂肪、蛋白质以及维生素等营养物质大量消耗，因此高热时病人应多吃富含维生素、易消化、清淡的汤类、粥类饮食，以增强抵抗力。高热致水分大量丧失，应鼓励病人多饮水，每日不少于2000ml，以促进毒素排泄，带走体内部分热量，可选用糖盐水，各种水果汁如西瓜汁、梨汁等，忌酒、浓茶、咖啡。

6.保持口腔清洁

发热病人由于唾液腺分泌减少，口腔黏膜干燥，同时机体抵抗力下降，极易引起口腔炎和黏膜溃疡。应协助病人在清晨、餐后及睡前漱口，或生理盐水棉球清洁口腔，以防细菌滋生，口唇干燥可涂唇膏保护。

7.高热病人退热时往往大量出汗，应及时擦干汗液、更换床单和衣服，保持皮肤清洁，防止受凉。

**（二）注意事项**

1.病人高热时切忌采用捂被子发汗的办法。要保持居室空气流通，千万不可关闭窗户。

2.鼓励病人多饮水，保持口舌滋润，小便通畅。

3.注意营养，不要随意忌口，无明显咳嗽的可多吃点水果，尤其西瓜，既能补充水分、糖分和维生素，又有清热的功效，此外还应注意大便通畅。

4.行物理降温时，胸前区、腹部、后颈、足底为擦浴的禁忌部位。新生儿及血液病高热病人禁用酒精擦浴。冰块降温时要经常更换部位,防止冻伤。。

5.药物或物理降温后30min应复测体温1次,防止体温骤降。

6.物理降温(除头部冷敷外)与药物降温不能同时应用。

7.对高热伴烦躁不安、反复惊厥或一般降温措施效果不显著者,应及时送医院就医。

## 二、疼痛

疼痛是由局部特定的神经末梢刺激所引起的一种症状。疼痛的分类有很多种,其中护理员应特别注意牵扯痛,其表现为病人感觉某部位疼痛明显,而此部位却无实际损伤,如心梗、胆囊炎的疼痛可放射或牵扯到胃痛、背痛、左肩痛等;阑尾炎可先出现脐周或上腹痛后再转移到右下腹痛。

1.导致疼痛的原因

(1)温度刺激:低温冻伤,高热烫伤。

(2)化学刺激:强酸、强碱刺激灼伤,组织细胞受损释放化学物质疼痛加剧。

(3)物理损伤:尖利器伤,物理牵拉、挫、砸、撞击损伤,肌肉受压、痉挛,组织缺血缺氧等。

(4)病理改变:疾病引起的腔管阻塞、组织缺血缺氧、肌肉痉挛或过度收缩、炎症浸润刺激。

(5)心理因素:心理状态不佳、情绪紧张或低落、悲痛、恐惧、愤怒等引起血管收缩或扩张导致疼痛,如劳累、用脑过度的头痛、焦虑或抑郁引起的神经性疼痛。

2.观察要点

疼痛主要由病人的感觉而主诉出来,但意识不清时可出现疼痛反应的表情或行为,如痛苦表情、刺激或触碰时肢体的躲避、避免疼痛的一些保护性姿势、不良情绪表现等。

## 三、咳嗽咳痰

咳嗽是呼吸系统疾病的常见症状,也是机体的一种反射动作。借助咳嗽可将呼吸道内的分泌物或异物排出体外。但是,频繁而剧烈的咳嗽会影响休息与睡眠,危害身体健康,失去其保护性意义。

咳痰是借助支气管黏膜上皮的纤毛运动、支气管平滑肌的收缩及咳嗽反射,将呼吸道分泌物经口腔排出体外的动作。引起咳嗽和咳痰的病因很多。

1.常见致病因素

(1)感染因素:上呼吸道感染、支气管炎、支气管扩张、肺炎、肺结核等。

(2)理化因素:肺癌生长压迫支气管,误吸各种刺激性气体、粉尘的刺激。

(3)过敏因素:过敏体质者吸入致敏物,如过敏性鼻炎、支气管哮喘等。

(4)其他:后鼻部分泌物滴流、胃食管反流、服用β受体阻滞剂或血管紧张素转换酶抑制剂等均可引起咳嗽、咳痰。

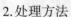

2.处理方法

(1)病情观察:密切观察咳嗽、咳痰情况,如症状加重,应到医院进行治疗。

(2)环境和休息:为病人提供安静舒适的环境,保持室内空气清新、洁净,注意通风。保持合适的室温(18℃~20℃)和湿度(50%~60%),气候干燥时,室内可用加湿器。剧烈、频繁咳嗽时应注意适当休息,以减少机体的能量消耗。

(3)体位指导:为减少病人咳嗽时的痛苦并减轻疲劳,应指导或协助病人尽可能采取舒适的坐位或半坐位,并注意让脊柱挺直,有利于膈肌运动和肺扩张,促使腹肌收缩和增加腹压,有利于咳嗽及排痰。

(4)水和营养物质的补充:慢性咳嗽者如无心、肝、肾功能障碍,应补充足量水分,每日饮水量应在1500ml以上,以保持黏膜湿润与痰液稀释。长期大量咳痰者,蛋白质消耗较多,宜给予高蛋白、高热量和富含维生素、易消化的饮食,尤其是维生素C及维生素E的摄入,有利于黏膜的修复。

3.促进有效排痰

对于呼吸道分泌物多、黏稠,病人疲乏、胸痛等导致咳嗽无力,排痰不畅的病人,应采取措施促进有效排痰。包括:深呼吸有效咳嗽、背部叩击、气道湿化等物理治疗措施。

(1)深呼吸 有效咳嗽可帮助维持呼吸道通畅,防止肺不张等并发症。病人尽可能取坐位或半坐位,以增加腹压,减低胸部压力,利于肺扩张。采用缩唇式呼吸方法做几次呼吸,深呼吸(收缩腹部),在吸气末屏气片刻,然后用力进行两次短而有力的咳嗽,同时用手压在腹部,这样可使痰液从气道深部向大气道移动,而后咳出。咳嗽时间不宜太长,宜在早晨起床后餐前半小时及睡前进行。

(2)背部叩击 适用于长期卧床、久病体弱而无力排痰者,应定时协助其翻身、叩背。病人取侧卧位,操作者手指并拢成杯状,手腕部放松,迅速而规律地叩击背部,自下往上,由外向内,每一肺叶反复叩击1~3min,同时鼓励病人做深呼吸和有效咳嗽。每次叩击的时间以10~15min为宜,一般不超过30min,每日2~3次,宜在餐前进行,并在餐前至少30min内完成。如病人感到不适应立即停止叩击。

(3)湿化和超声雾化吸入 ①湿化 湿化是通过湿化装置将液体或药物分散成悬浮于气体中极微小的雾滴与微粒,使进入呼吸道的气体饱含水蒸气,以保持呼吸道湿润促进痰液排出,减少痰栓,防止肺不张、气管黏膜损伤和由此引起的感染。②雾化吸入 使药物以雾化(气溶胶)状态经呼吸道吸入,发挥局部治疗作用的方法,称为雾化吸入治疗。达到祛痰、止咳、解痉、平喘、抗感染的作用,在此基础上改善呼吸功能。条件允许的家庭可在家中给病人做湿化和超声雾化吸入。常用的湿化剂有蒸馏水、生理盐水、低渗盐水(0.45%)。

(4)水蒸气排痰法 具体方法是让病人的口鼻对准盛有开水的杯子,深吸气、深呼气,从而使水蒸气吸入气管、支气管达到稀释痰液、减轻呼吸道黏膜充血和水肿的目的,每次持续20min左右。

4.食物疗法

许多蔬菜、水果也有良好的祛痰止咳效果,如干咳、少量黏痰难以清除时,可用梨子、萝卜、蜂蜜、白木耳、百合根等。枇杷叶刷去叶面的毛后水煎代茶,有祛痰作用;陈皮或柚子适合湿性咳嗽;梨子汁加入姜汁和蜂蜜,既可止咳化痰,也对减轻发热、咽喉疼痛有效;剧咳者可用莲藕水煎或榨汁饮用。

**5.注意事项**

(1)咳嗽、咳痰可由多种原因所致,治疗的关键在于病因治疗,可遵医嘱服用抗生素、止咳及祛痰药物。

(2)痰多及排痰困难的病人禁用可待因等强力镇咳药物,因为该药会抑制咳嗽反射,加重痰液的积聚。

(3)治疗期间病情未减轻者,应尽快去医院诊治,以免耽误病情。

(4)养成良好的生活习惯,不抽烟。

(5)必须在重油烟处工作的人员,应尽量做好自我防护,比如戴口罩、定时出去呼吸一些新鲜空气、每年做一次检查等。

## 四、呕吐

呕吐是指胃内容物或部分小肠内容物,由于胃肠逆蠕动增加,而进入食管,通过口腔排出体外的现象,实际上呕吐是机体保护性的一种防御反射。

**(一)观察要点**

呕吐时间、方式、性状、量、颜色、气味及伴随症状。

**1.时间** 妊娠呕吐多在清晨;幽门梗阻多见于夜晚或清晨。

**2.方式** 中枢性呕吐为喷射状,不伴随恶心;消化道疾病多为反射性呕吐,常与进食有关,呕吐时间有规律性,呕吐物中含有致病菌,呕吐后可缓解不适。

**3.性状** 一般呕吐物为消化液和食物,偶伴有寄生虫。幽门梗阻呕吐多为宿食,高位小肠梗阻呕吐物常伴有胆汁;霍乱、副霍乱病人呕吐物呈米泔水样。

**4.量** 成人胃内容量为300ml,大于此量的呕吐应考虑有幽门梗阻或其他异常情况。神经官能症呕吐量不大,呕吐后仍可进食。

**5.颜色** 呕吐物为鲜红色提示急性大出血;咖啡色提示陈旧性出血或出血相对缓慢;黄绿色则提示存在胆汁反流症状;胃内容物在胃内停留时间过长且有腐败性改变则呈暗灰色。

**6.气味** 一般是酸味,胃内出血时呈碱性味;含有大量胆汁呈苦味;幽门梗阻病人的呕吐物呈腐臭味;肠梗阻时呈粪臭味;有机磷农药中毒时呈大蒜味。

**7.伴随症状** 伴有腹痛、腹胀、腹泻、恶心的呕吐多为急性胃肠炎、食物中毒,喷射状呕吐伴有剧烈头痛者为颅内压增高;眩晕、耳鸣、眼球震颤的呕吐多提示前庭功能障碍或颈椎病。

**(二)处理方法**

**1.一般呕吐护理**

(1)病人发生呕吐时,护理员要有耐心,态度亲切。

（2）病人站立呕吐时，护理员要在病人身旁扶持，还要帮病人擦净面部。

（3）卧位呕吐时，将病人的头偏向一侧，保持呼吸道通畅，要及时清理呕吐物，保持病人面部、衣服和床铺清洁。

（4）注意观察病人呕吐物的颜色、性状、气味、量和次数等，做好口腔清洁，及时给病人补充水分，发现异常及时就医。

2.癌症病人呕吐护理

（1）严重情况　呕吐太频繁是很危险的，会引起脱水或将呕吐的东西吸入气道。如果在呕吐过程中将呕吐的东西又误吸回去；一小时之内呕吐三次以上，而且连续三小时以上均是如此；吐出东西带血或有像咖啡渣样的东西；一天喝的水不到四杯，两天以上吃不进固体食物，药也吃不进，感到极度虚弱并且头晕等，要马上到医院检查治疗。

（2）不太严重情况　对于情况不是太严重的恶心、呕吐，护理员应注意以下事项：

① 如果饮食习惯改变，口中有臭味，睡觉时从口中渗出黄绿色有臭味液体，可以吃一点清淡食物，如烤面包片或饼干。

②如果只是在两餐之间感到恶心，可少量多餐，临睡觉前吃点点心，吃合口饭食，可吃一些香味浓郁的柠檬或薄荷糖，喝清澈饮料或汤水，如肉汤、果汁等，放凉后慢慢啜饮。

③ 在安静环境中休息，听听轻音乐、看电视或与家人朋友谈话以分散对疾病的注意力。

④每次饭后至少安静地休息一小时，感到恶心时病人要放松并慢慢地做深呼吸，注意口腔卫生。

（3）脑中风病人呕吐护理

① 脸朝向一侧，让其吐出。

②护理员用干净的手帕缠在手指上伸进病人口内清除呕吐物，以防堵塞气道。

③ 如果病人装有假牙，一定要取出假牙。

④未得到医生许可，别让病人进食或饮水。

（4）术后病人呕吐护理　对于刚做完手术的病人，如果发生呕吐，其护理要点为：

① 饮食宜清淡，温热适中，过分甜腻或脂肪过多的食物以及热食均易引起呕吐。

②偏酸性水果、硬糖及酸泡菜可缓解恶心。

③ 避免强烈阳光、嘈杂声音以及强烈气味，如香水或其他病人的呕吐物的刺激。

④看电视、听音乐、谈论病人感兴趣的话题等，有助于分散病人的注意力，减少恶心呕吐。

⑤治疗间隙期，鼓励病人到室外散步，呼吸新鲜空气，做适宜运动。

⑥在与病人谈话中，不能渲染化疗引起的恶心呕吐，以免加重病人的心理负担。

⑦病人出现恶心呕吐时，应做短暂休息。呕吐严重时暂禁食，每次呕吐后用病人感兴趣的液体漱口。呕吐停止后从汤水开始逐步恢复饮食。

⑧化疗药物引起的恶心呕吐也完全可以用药物防治。

## 五、腹痛、腹泻

### (一)腹痛

是家庭常见症状之一,多由腹腔内组织或器官受到强烈刺激或损伤所致,也可由胸部疾病及全身性疾病所致。临床上一般将腹痛按起病急缓、病程长短分为急性与慢性腹痛。急性腹痛多由腹腔脏器的急性炎症、扭转或破裂,空腔脏器梗阻或扩张,腹内血管阻塞等引起;慢性腹痛的原因常为腹腔脏器的慢性炎症、腹腔脏器包膜的张力增加、消化性溃疡、胃肠神经功能紊乱、肿瘤压迫及浸润等。此外,某些全身性疾病、泌尿生殖性疾病、腹外脏器疾病如急性心肌梗死和下叶肺炎等亦可引起腹痛。

1.处理方法

(1)卧床休息　急性腹痛应卧床休息,取俯卧位或侧卧位可使腹痛缓解,也可双手适当压迫腹部使腹痛缓解。

(2)局部热敷　除急腹症外,对疼痛部位可应用热水袋进行热敷,从而解除肌肉痉挛而达到止痛效果。

(3)合理饮食　明确原因的腹痛,可以进食清淡、易消化、营养丰富的饮食,忌辛辣、刺激性食物,少量多餐。

(4)行为疗法　适合于慢性腹痛的病人。包括指导式想象(利用一个人对某种特定事物的想象而达到特定的正向效果,如回忆一些有趣的往事可转移对疼痛的注意力)、深呼吸、冥想、音乐疗法、生物反馈等。

2.注意事项

(1)对急性剧烈腹痛的病人,在未明确诊断之前尽可能不使用止痛药,防止掩盖病情真相,延误治疗。

(2)在去医院就诊之前,不宜进食、饮水,避免加重腹痛,另外,需要急诊手术的时候,病人需要禁食水。

(3)老年人腹痛要格外注意。由于老年人对痛觉反应较迟钝,当病人感到疼痛明显的时候,可能疾病已经很严重了。

(4)由于腹腔脏器较多,病情复杂,在家中不易判断清楚,所以腹痛病人最好到医院就诊,不要随意用药。

### (二)腹泻

是一种常见的症状,是指排便次数明显超过平日习惯的频率,粪质稀薄,水分增加,每日排便量超过200g,其中粪便含水量大于80%,或含未消化食物或脓血、黏液。腹泻常伴有排便急迫感、肛门不适、失禁等症状。腹泻分急性和慢性两类。急性腹泻发病急剧,病程在2~3周之内、慢性腹泻是指病程在2个月以上或间歇期在2~4周内的复发性腹泻。急性腹泻每天排便可达10次以上,粪便多稀薄,如为细菌感染(细菌性痢疾)常带血及脓液。如为溏稀或果酱样粪便,提示可能是阿米巴痢疾。稀薄水样便常见于食物中毒。出血性坏死性肠炎排出洗肉水样血便,带有腥臭的气味。病变在直肠或乙状结肠者,便意频繁,每次粪

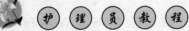
护 理 员 教 程

量不多并有里急后重感;小肠病变则无里急后重感。腹痛在下腹或左下腹,排便后腹痛可减轻者,往往为乙状结肠或直肠病变。小肠病变腹泻,疼痛多在脐周,排便后疼痛多为不缓解。分泌性腹泻往往无腹痛症状。

1.处理方法

(1)注意休息　急性腹泻病人多半体质虚弱,机体抵抗力降低。因此,应注意休息,以利于康复。

(2)多饮水　腹泻次数越多,体内水分丢失也越多。因此,患病期间要多喝白开水、淡盐水、红糖水、米汁、青菜汤、扁豆汤等,可交替饮服。饮用的方法是多次少量,以补足丢失的水分和氯化钠等成分。

(3)注意饮食调养　腹泻期间肠黏膜充血、水肿、肠管痉挛、肠蠕动加快,消化吸收功能紊乱。此时,绝对不可以乱吃。宜吃无油少渣、易消化的流食,如藕粉、大米粥、小米粥、粳米山药粥、细面条、薄面片、咸面糊等,少食多餐,勿食生冷、坚硬及含粗纤维多的食物,禁吃油炸、油煎食品。另外,牛奶、豆浆等应暂时不喝,以免引起腹胀。

(4)药物治疗　腹泻的治疗以病因治疗为主,遵照医嘱按时按量服药。应用止泻药时应注意观察病人排便情况。

(5)注意腹部保暖　腹泻病人抵抗力比较差,胃肠容易并发感染,必须随时增添衣被,防止感冒,尤其要重视腹部保暖,以利恢复健康。

(6)做好肛门周围皮肤的清洁卫生　由于腹泻次数多,肛门周围多次受到刺激,容易沾染病菌、病毒和其他不洁之物,如果便后不及时清洁干净,往往会导致这些部位产生炎症,甚至糜烂。因此,腹泻病人每次便后一定要用温开水充分洗净肛门,然后用卫生纸或软布擦拭干净,这样病人自己也感到舒适。

2.注意事项

(1)注意饮食卫生　食物要生熟分开,饭前、便后手要洗干净,预防交叉感染。不要进食隔夜或变质的食物,少吃刺激性食物。尽量减少在外就餐,更不要在环境脏、乱、差的饮食店里就餐,否则腹泻容易反复发作,更难以治愈。

(2)勿滥用抗生素　许多轻型腹泻不用抗生素等消炎药物治疗就可以自愈;或者服用微生态制剂,如蒙脱石散(司迈特、思密达等吸附水分的药物)。

(3)注意饮用水卫生　养成不喝生水的习惯,易患腹泻的人应少饮冷水,饮用水也要煮沸后再用。

(4)减少肛门刺激　有腹泻时,不要通过直肠测量体温,以免刺激肛门排便。如伴有发烧,禁用肛门栓剂,可改服口服药。

(5)就医提醒　孕期腹泻对孕妇来说是个危险的信号,它有可能导致流产或早产,所以应该立即就医,千万不能忽视。对于孕期腹泻,不论是用药或是日常饮食都必须谨慎。

# 第三节　输液过程的观察

静脉输液是指将一定量的无菌溶液直接输入静脉血管的方法。利用大气压和液体静压,形成输液系统内压力高于人体静脉压力的原理。

## 一、观察要点

1.输液过程中要做到"四看"

即观察液体滴入是否通畅;有无溶液外溢;病人有无输液反应;输液部位是否有不适感。

2.观察输液瓶

观察药液的剩余量,确认已输入的液量;中途加药后有无引起液体变质现象;输液瓶与输液部位的高度是否适宜。如有疑问,及时呼叫护士处理。

3.穿刺部位

有无局部发热或发凉、红、肿胀、疼痛、液体外渗(皮肤鼓包);输液导管是否衔接良好,固定牢固。

4.输液通路

(1)滴速是否符合要求　一般病人输液速度为40~60滴/min,老年人、婴幼儿及心肺功能不好的病人应20~40滴/min或按照医生要求。要注意观察,如果液体不滴、过快、减慢及输液部位皮肤肿胀并伴有疼痛等现象,提示液体没有完全进入静脉,应及时找护士处理,自身及陪护不得私自调节速度,以免发生危险。

(2)输液滴管内的液面是否在1/2~2/3的高度。

(3)输液管有无受压或扭曲,输液管中有无气泡混入。

(4)输液瓶中液体快滴完时,及时找护士更换液体;若护士不能及时赶到,应将输液速度调慢一点,等待护士更换液体或拔针,以免空气进入;不可将液体全部关闭或自行更换液体及私自拔针,以防出现针头阻塞及差错发生。

5.病人的状态

(1)有无药物副作用,如发热、荨麻疹、恶心呕吐等反应。较常见的输液反应为发热反应,症状表现为输液或输血后的一段时间发生畏寒、寒战,体温增高可到38℃~41℃。这些表现可持续半小时或几小时不等。有时发热不寒战,有时寒战不发热,而有的病人伴有头痛、恶心、呕吐、皮肤潮红等现象,一旦发现这种情况不要慌,要及时报告护士处理。

(2)在输液过程中,若发现病人有心慌、心跳快、出冷汗和针头周围处疼痛等症状时,及时找护士处理。

(3)输液过程中在协助病人大小便时,注意输液部位的正确摆放,避免碰到穿刺部位,

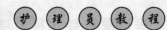

致使输液出现故障。

6.输液后处理

输液后帮助病人对针眼进行按压,防止血液流出对血管造成损伤。协助病人休息,变换部位。

## 二、注意事项

1.输液前提醒病人排空大小便,对不能自理的病人要协助排便。

2.协助病人取舒适的卧位,保持环境安静,消除干扰,便于护士操作。

3.在陪同病人输液时,不能打瞌睡、聊天等,以防发生意外。

4.对病人在输液中出现的一切问题,如气泡、输液反应、过敏等,及时找护士处理,不可擅自做主处理。

## 三、输液常见的不良反应

1.肺水肿

由于输液时速度过快或输入液体过多而引起。输液时,由于液体多,时间长,病人或家属有时会调快滴速,这样做是很危险的。因为滴速是医护人员根据药物的性质和病人的病情来设定的。如果擅自加快滴速,会使体内循环血容量增加,心脏负荷过重而导致急性肺水肿,病人可出现呼吸困难,不停咳嗽,吐白色泡沫痰,严重者可咳粉红色泡沫痰。这种情况容易发生在原有肺部疾患(肺炎、肺气肿)的病人及心脏功能不全(冠心病、高血压、心肌病)的病人身上,特别是老年人,应该引起警惕。

2.发热反应

是最常见的一种输液反应。是由于输入了致热源或输入的液体保存不当、换输液瓶时消毒不严密、无菌操作不当导致瓶口污染等原因造成。多在输液1h左右发生,病人出现寒战,继而高烧,体温可达40℃以上,伴恶心、呕吐、头痛等。

3.药物过敏反应

由于某些药物易引起过敏,即使皮肤试验阴性后也不可大意。有些人认为皮试阴性就万事大吉了,殊不知危险依然存在。

4.空气栓塞

由于在输液过程中更换液体时带入大量的空气或输液管连接不紧漏气而引起。这种情况比较危险,如果进气量小,可在肺内毛细血管被吸收,如果进入气体量多,可阻塞肺动脉,造成严重缺氧,病人出现呼吸极度困难、呛咳、嘴唇青紫,可因重度缺氧导致死亡。

# 第四节 出入量观察和记录

## 一、记录内容与要求

记录病人每日(24h)摄入量和排出量,对了解病情、帮助诊断、决定治疗方案起着重要的作用。记录内容包括时间、食物、药品、排泄物及水量等。

1.摄入量包括饮水量(表5-1)、输液量、输血量等。把有刻度的量杯或测量过容量的杯或碗等交给病人用于测量含水量以便记录。馒头、饼干、服药水也应记录含水量。

**表5-1 常用食物含水量**

| 物 | 单位 | 原料质量:g | 含水量:ml | 食物 | 原料质量:g | 含水量:ml |
|---|---|---|---|---|---|---|
| 馒头 | 1个 | 50 | 22 | 牛肉 | 100 | 69 |
| 松糕 | 1块 | 50 | 40 | 猪肉 | 100 | 29 |
| 烙饼 | 1个 | 50 | 20 | 羊肉 | 100 | 59 |
| 糖包 | 1个 | 50 | 30 | 青菜 | 100 | 92 |
| 油条 | 1根 | 50 | 12 | 大白菜 | 100 | 96 |
| 豆包 | 1个 | 50 | 34 | 冬瓜 | 100 | 97 |
| 菜包 | 1个 | 150 | 80 | 豆腐 | 100 | 90 |
| 水饺 | 1个 | 10 | 20 | 带鱼 | 100 | 50 |
| 蒸饺 | 1个 | 25 | 40 | 红薯 | 100 | 67 |
| 蛋糕 | 1块 | 50 | 25 | 鸭梨 | 100 | 71 |
| 饼干 | 1块 | 7 | 2 | 橘子 | 100 | 54 |
| 米饭 | 1碗 | 100 | 71 | 西红柿 | 100 | 90 |
| 大米粥 | 1碗 | 50 | 400 | 西瓜 | 100 | 79 |
| 面条 | 1碗 | 100 | 250 | 杏 | 100 | 80 |
| 馄饨 | 1碗 | 100 | 350 | 萝卜 | 100 | 73 |
| 藕粉 | 1碗 | 50 | 240 | 黄瓜 | 100 | 83 |
| 牛奶 | 1杯 | 250 | 217 | 柚子 | 100 | 51 |
| 豆浆 | 1杯 | 250 | 230 | 广柑 | 100 | 50 |
| 鸡蛋 | 1个 | 100 | 71 | 苹果 | 100 | 68 |
| 松花蛋 | 1个 | 100 | 72 | 桃子 | 100 | 82 |
| 鸭蛋 | 1个 | 100 | 72 | 柿子 | 100 | 58 |
| 菠萝 | 1个 | 100 | 86 | 香蕉 | 100 | 60 |

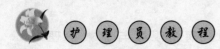

2.排出量包括尿、便、呕吐物、引流液、汗液等。对小便失禁者,可留置尿管或用尿布称重法测量。大便一般记录次数及重量。

观察要点:出、入量是否相同,机体有无水肿,排尿、引流液情况。

护理文书记录要求:及时、准确、完整、简明、清晰。

为了准确记录尿量:①对尿失禁的患者应采取接尿措施或留置导尿;②能自行排尿者可记录其每次尿量,24h后总计,也可将每次排出的尿液集中倒在一个容器内,定时测量记录;③婴幼儿预先测定干尿布重量。

## 二、记录方法

1.出入液量的记录以毫升为单位,摄入的固体食物均以克计算,并将克换算出单位含水量,然后记录。

2.出入液量记录,晨7时到晚7时用蓝笔,晚7时到次晨7时用红笔记录。

3.出入液量总结:每日记录1次,每隔24h填写前一日的总出入量,夜班护士总结后用红笔填写体温单的相应栏内。

4.记录应及时、准确、完整、字迹清楚。

# 第五节 标本采集

## 一、标本采集的意义

标本采集是指采集人体小部分的血液、体液、排泄物、分泌物及组织等进行检验检查。标本采集的时间、方法与检验结果的准确性密切相关。因此,护士必须掌握正确采集标本的知识和技能,确保标本采集的质量,以便取得准确的检验结果。

## 二、尿标本采集

临床上尿标本采集包括:常规标本、12h或24h标本、培养标本。

嘱患者留取清晨第一次尿液5~10ml于标本瓶中。

1.12h或24h尿标本。

12h尿标本:晚7时患者排空膀胱后开始留尿液,至晨7时排最后一次尿于容器内的全部尿液。

24h尿标本:晨7时患者排空膀胱后开始留尿液,至次晨7时排最后一次尿于容器内的全部尿液。

留取中段尿用试管夹夹住无菌试管在酒精灯上消毒试管口后,接取中段尿5~10ml。

2.注意事项

(1)女患者在月经期不宜留取尿标本。

(2)如会阴分泌物过多,应先清洁,再留标本。

(3)留置导尿的患者留取尿常规标本,可打开集尿袋下方引流口的橡胶塞进行留尿。

(4)留取尿培养标本,应严格无菌操作,防止污染尿标本。

(5)采集尿标本时,不可将粪便混入,以免影响检验结果。

## 三、粪便标本采集

粪便的性状和组成可以反映出消化系统的功能,对粪便的观察有助于消化系统疾病的诊断和治疗。

1.常规标本　嘱患者用竹签挑取粪便量约5g,放入检便盒内。

2.注意事项

(1)采集标本时,应避免大、小便混合,以免影响检查结果。

(2)粪便标本采集后容易干结,应及时送检。

## 四、痰标本采集法

痰液是气管、支气管及肺泡的分泌物。

嘱患者晨起后用清水漱口,深呼吸数次后,用力咳出气管深处第一口痰液,盛于痰盒内。若患者无法咳痰或不能合作,可按吸痰法,将痰液吸入集痰器内,留取痰标本,去除口腔中的杂质。勿混入唾液、鼻涕、漱口水等。

注意事项

1.采集标本前,应了解检验目的,评估患者病情及合作程度。

2.采集痰标本时,嘱患者不可将漱口水、唾液、鼻涕等混入标本中。

3.留取24h痰液时,要注明起止时间。应注意减去所加入清水的量。

## 五、呕吐物标本采集法

留取呕吐物标本,可用于观察呕吐物的性质、颜色、气味、次数及数量。

标本留取方法:当患者呕吐时,用弯盘或痰杯接取后立刻送检。

# 第六节　急救护理技能

急救技术是指病人病情加重、生命垂危时,医务人员全力以赴、争分夺秒实施抢救的技术。由于护理员是贴身陪伴在病人身边的工作人员,能最早发现病人的危险,若处理不当

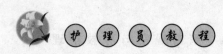

将危害病人的生命。护理员虽不能向医护人员施予专业急救技术,但若能实施一些力所能及、对病人生命有积极意义的措施,也能及时挽救病人生命。

## 一、心跳、呼吸骤停

发现病人突然神志不清,面色灰白,呼叫不应,无呼吸现象,颈部摸不到动脉搏动,左胸部听不到心脏跳动声音时,护理员应该采取以下措施。

1.守候在病人身边,大声疾呼医生、护士"救命!",并让其他旁人代传,呼叫医生、护士来救治。

2.立刻让病人平躺,解开衣领扣,放松皮带、裤带,取下假牙,将头偏向一侧。清除病人口、鼻的呕吐物或分泌物。

3.握拳,小手指面向下连续捶击病人左胸部心前区4~5次,间隔0.5~1min再重复捶击,直到医生、护士到来为止。若掌握心肺复苏术,应立刻实施胸外心脏按压和人工呼吸术。

4.协助医护人员急救,维持现场秩序,听候指令。

5.通知家属或其他相关人员。

## 二、癫痫发作

癫痫病人出现四肢抽搐、神志不清、眼睛上翻、牙关紧闭、口角流涎症状时,护理员应该采取以下措施。

1.癫痫发作前病人多有预感,应搀扶病人就地躺下休息,避开危险地带(水边、火炉边、玻璃门窗边、开水器旁、高压线下、阳光暴晒处、车道中间等)。使用平车、轮椅者,系好安全带;行走者就近躺在床上、凳子或平地上。

2.守护病人,大声呼叫附近医生、护士来急救,或让其他人代为传呼医生或护士到现场。

3.用软物如毛巾、衣角卷成条状垫在病人的上下白齿间,避免病人咬破唇舌。用拇指按压病人的人中穴(位于鼻唇沟的中上部),以不压破皮肤为宜。

4.若病人呕吐,将病人头偏向一侧,用纸或手将病人口、鼻腔内的呕吐物擦掉或抠出,防止呕吐物阻塞病人呼吸道。

5.癫痫症状缓解后在医护人员陪同下,将病人运送到科室或医院,向医护人员汇报事情经过。

6.病人癫痫发作后常伴有二便失禁,所以平时外出时护理员应准备替换衣裤、湿纸巾、毛巾等物品。

## 三、休克

休克是由于有效循环血量锐减、全身微循环障碍引起重要生命器官(脑、心、肺、肾、肝)严重缺血、缺氧的综合征。典型表现是面色苍白、四肢湿冷、血压降低、脉搏微弱、神志模糊。护理员重点工作是观察,早期发现病人休克症状,赢得抢救时机。当休克发生后,护理员应配合医护人员进行抢救。

1.注意保暖、防烫、烤伤,及时更换湿衣裤。

2.保护病人已建立的静脉通道,保持固定通畅。

3.观察意识和表情,掌握脑组织灌流情况。

4.观察皮肤色泽、温度、湿度,掌握体表血流灌注情况。

5.观察尿量,反应肾脏功能恢复状况。

6.观察呼吸,当呼吸>30次/min或<8次/min,提示病情严重。

7.观察脉搏,反应心脏功能恢复状况。

8.及时、准确记录出入量,汗湿的衣服可称重计算排出液量。

9.未经许可严禁给病人翻身,根据医嘱要求保持体位或中凹位。

## 四、跌伤、撞伤

1.病人突然摔倒时,护理员应立即到病人身边,大声呼叫医护人员急救,或让其他人代为传呼,检查病人神志、受伤部位、伤情程度、全身状况等。

2.立刻与科室医护人员电话联系,交代情况,请示处理意见。

3.不要搬动病人,在医生、护士到来之前守候在病人身边,握住病人的手,给予鼓励和安慰。

4.等待现场医护人员检查完毕,再协助将病人转运到相应部门。

5.若病人外出跌伤后可自行爬起并活动自如时,应在送病人回病房后立刻报告医护人员。

6.若病人在病房或家里跌倒,在处理了病人的伤情后,应检查周围环境设施,并不断改进完善,杜绝安全隐患。

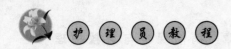

# 第六章 安全用药与护理

## 第一节 给药基本知识

给药是最常用的一种治疗方法。为了保证合理、准确、安全、有效地给药,护理员必须学习药理学的相关知识,掌握正确的给药方法和操作技术,指导患者合理用药,防止减少不良反应,确保用药安全、有效。

### 一、药物的种类

1.内服药:主要有两种剂型——固体和液体,固体有片剂、丸剂、散剂、胶囊;液体有溶液、酊剂、合剂等。

2.注射药:溶液、油剂、混悬液、结晶及粉剂等。

3.外用药:酊剂、溶液、软膏、粉剂、搽剂、滴剂、栓剂、洗剂及涂抹剂等。

4.其他剂型:胰岛素泵、植入缓释药片、粘贴敷片等。

### 二、药物的保管

1.定期检查

要定期检查药品质量、数量及有效期。如发现药品过期、变质、变色,瓶体有裂隙,药液混浊、沉淀、标签脱落或模糊不清等,均不能使用。

2.根据药物性质妥善保管

(1)易过期的药物,如各种维生素、胰岛素等应定期检查,按有效时限的先后,有计划地使用,避免浪费。

(2)易挥发、潮解或风化的药物,如乙醇、碘伏等,须装瓶、盖紧;维生素A和维生素D遇光和空气易分解失效,应装在棕色玻璃瓶中,避光干燥处保存,每次取出后将瓶盖拧紧。

(3)易被热破坏的药物,如胰岛素等。须放在冰箱内(冷藏于2℃~8℃)保存。

(4)各类中药均放在阴凉干燥处,芳香性药品应加密封盖保存。

(5)药瓶的标签应保留不宜撕掉,按说明书用药。药物装入无标签的容器中,一定要注明药名、剂量、用法、有效期等。

(6)药物不可混装,口服药与外用药不可混放在一处,以防误用而造成严重后果。

## 三、给药的原则

### (一)按医嘱给药

给药必须严格执行医嘱,对有疑问的医嘱,应立即提出,核实准确后方可给药。同时,要有一定的药理知识,熟悉常用药物的作用、副作用、用法、毒性反应。

### (二)安全给药

1.做到"五准确" 准确的药物、准确的剂量、准确的方法、准确的时间、准确的患者。

2.严格检查药物质量,如发现药物有变质,密封瓶有裂痕,瓶盖有松动,或已过期,均不可使用。

3.对易过敏药物,给药前应询问有无过敏史。用多种药物时,要注意有无配伍禁忌。

4.发现给药错误,及时报告医生、予以处理。

### (三)正确实施给药

1.掌握正确的给药方法和技术。

2.指导合理用药,讲解所用药物的名称、剂量、用法、时间等。

### (四)观察用药反应

密切观察疗效、不良反应及其副作用,如心绞痛的患者用硝酸甘油治疗时,要密切观察患者的病情是否缓解。

# 第二节 正确给药方法

## 一、口服给药法

1.要准时服药,维持药物在血液中的有效浓度,达到治疗效果。

2.服用磺胺类药物后多饮水,因药物经肾脏排出,尿少时易析出结晶,引起肾小管堵塞,造成肾脏损伤。

3.刺激食欲的健胃药应饭前服用,以增加食欲;助消化药和对胃黏膜有刺激性的药物宜饭后服用,有利于食物消化或减少对胃黏膜的刺激。

4.止咳糖浆服后不宜立即饮水,以免冲淡药液,降低疗效。同时服用多种药物时,应最后服用止咳糖浆。

5.对牙齿有腐蚀作用和使牙齿染色的药物,如酸类、铁剂,服用时可用引水管吸入,服药后漱口;服用铁剂应禁忌饮茶,以免铁盐形成,妨碍药物的吸收。

6.服用强心苷类药物前,应先测量患者脉搏(心率)及节律,若成人脉率低于60次/min或节律异常时,应暂停服药并报告医生。

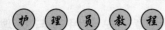

7.缓释片、肠溶片、胶囊口服时不可嚼碎。

8.对危重及不能自行服药患者应喂服；鼻饲的患者需将药物研碎,用水溶解后,从胃管注入,再以少量温开水冲净胃管。

9.服药姿势：一般服药的姿势采取站立位、坐位或半卧位,因为平卧位服药容易发生误咽呛咳,并使药物进入胃内的速度减慢,影响药物的吸收。对卧床的病人尽可能地协助其坐起来服药,服药后15~20min再躺下,对不能坐起的病人,服药后尽可能让其多喝水,以便将药物冲下。

## 二、外用药

### (一)皮肤用药

**1.酒精**

是最有效的皮肤消毒剂之一,一般医用酒精的浓度是75%。酒精的适用范围包括：

(1)皮肤感染,如小疖肿、脓疱病等,用酒精涂擦,可起到杀菌消炎的作用。

(2)酒精经稀释后用来进行酒精擦浴,对发热的小儿退热有一定功效。

(3)新生儿如果有脐带感染可用酒精清洁脐部,可以达到消毒、消炎的目的。

(4)注意酒精易挥发,应用瓶装加盖保存,并放在阴凉、通风处。

**2.碘酊**

通常指由2%~7%的碘单质与碘化钾或碘化钠溶于酒精和水的混合溶液构成的消毒液。碘酊是一种急救包中常见的药品,它可以使菌体蛋白质变性,故能杀死细菌、真菌等。适用范围：①常用于消毒伤口。碘酊穿透力强,甚至可以杀死细菌的芽孢,但对人体无害,可用于预防破伤风。②对皮肤的刺激性比酒精大,特别是新生儿要慎重使用。③皮肤有外伤未破裂及毛囊炎时,黏膜处如嘴唇等不易使用碘酊。④其化学成分不稳定,要保存在加盖的深色小瓶内,放在阴暗处。

**3.高锰酸钾**

高锰酸钾简称PP粉,俗称回锰氧,是一种有色结晶体,易溶于水,容易呈紫红色。一般外用时多配成1:5000的溶液。它是一种很强的氧化剂,对有机物有氧化作用,从而达到杀菌的目的。

高锰酸钾适用于身体一些特殊的皮肤黏膜的炎症,如甲沟炎、包皮龟头炎、肛门周围炎或脓肿及一些慢性溃疡等常用高锰酸钾溶液浸泡治疗。

注意事项：①随用随配,因为高锰酸钾是氧化剂,水溶液不能久置。②溶液浓度不宜过浓,否则会引起皮肤灼伤。③配成的溶液要放在小孩子不易接触到的地方,千万不能被孩子误服,以免引起食道烧伤。

### (二)黏膜用药

**1.舌下给药**

一些药物可置于舌下,能被舌下小血管吸收。除硝酸甘油外,舌下使用药物还包括治疗高血压病的硝苯地平、治疗支气管哮喘的异丙肾上腺素以及一些激素类药物如甲基睾丸酮等。其中异丙肾上腺素最好嚼碎后置于舌下,以便于吸收。

(1)服药方法

服药时患者身体应靠在座椅上取坐位或半坐位,将药片置于舌下或嚼碎置于舌下,一定时间后观察药物效果和其他反应。

(2)注意事项

① 如口腔干燥时可口含少许水,有利于药物溶解吸收。

②不可像吃糖果似的仅把药物含在嘴里,因为舌表面舌苔和角质层很难吸收药物,而舌下黏膜中丰富的静脉丛则有利于药物的迅速吸收。

③叮嘱患者不要咀嚼、吞咽,使药物自然溶解,否则会降低药效。

④用药前弄清药物名称、剂量和用药时间、适用范围。

2.直肠给药

直肠给药是指通过肛门将药物送入肠管,通过直肠黏膜的迅速吸收进入大循环,发挥药效以治疗全身或局部疾病的给药方法。直肠给药主要包括栓剂塞入法,直肠注入法和直肠滴入法三种。

(1)用药方法

①尽量排空大便,清洁肠道。

②患者取左侧卧姿,臀部垫高10cm,肛管插入深度为15cm左右(小儿视年龄插入6~14cm)。

③ 直肠注入法,即用50ml针筒抽药物,接上合适型号肛管或导尿管,涂上润滑剂,轻轻插入肠道,以每分钟10ml速度缓缓注入。

④肛门用栓时,让患者取侧卧位,适当抬高臀部,张口呼吸,以松弛肛门括约肌,给药者戴上手套(成人用食指,婴幼儿用无名指),将栓剂轻轻推入肛门内括约肌上方(距肛门2~3cm)。

⑤给完药后要叮嘱患者保持原姿势(侧卧位)30min。

(2)注意事项

① 凡肛门、直肠、结肠术后,严重腹泻、肛疾,急腹症疑有肠坏死穿孔者,女性月经期、产褥期等应禁用。

②注意要将药物放入足够深度,以免药物由肛门外流,影响药效。

③ 栓剂需冰箱内保存,避免软化。

3.眼部用药

眼部用药时将药物直接用于结膜囊内,用于治疗眼部疾病,如结膜炎、沙眼等。眼部用药时有滴眼药水和涂眼药膏两种方法。

(1)操作方法

①滴眼药水法

a.洗净双手

b.嘱患者坐在椅子上,头稍向后仰,眼向上看,左手将下眼睑(俗称下眼皮),向下方牵

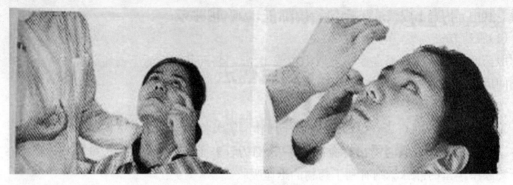

图6-1 滴眼药法

拉,右手持滴管或眼药瓶,滴药液1~2滴于结膜囊内。

c.轻提上眼睑,嘱咐患者轻闭目2~3min。

d.用棉签或干净的毛巾、手帕擦净溢出的药液。

②涂眼药膏法

a.让患者取坐位或仰卧位,头略向后仰,眼向上看。

b.手持眼膏软管,将药膏直接挤入结膜囊内,涂完后用棉签或棉球轻轻擦去外溢的药膏,嘱咐患者闭眼数分钟。眼药膏一般在午睡或晚睡前涂,起床后擦拭干净。

(2)注意事项

① 如眼部有分泌物应用棉签或消过毒的手帕将分泌物擦去再用药。

②双眼滴药时,先滴健眼,再滴患眼。

③ 眼药水不能直接滴在角膜面。

④滴药时滴管或眼药瓶距眼睑1~2cm,勿使其触及眼睫毛,以防感染。

⑤混悬液用前需摇匀。

⑥多种眼药水不可同时滴入,需将用药时间间隔开。

⑦滴眼药水后,压迫内侧眼角泪囊区2~3min,以免药液经泪囊流入鼻腔引起不适反应,对小儿更要注意压迫。

⑧眼药水、眼药膏需单独放置,以免拿错,误点入眼。

4.耳部用药

由于耳朵的生理结构复杂,耳部用药也比较讲究,需要掌握正确的方法,以便更好地达到预期的用药效果。

(1)操作方法

① 清洁外耳道 外耳道往往有耳垢或脓液,如果不把其清除掉,滴入药物会浮于表面不能与伤口良好地接触,不能充分发挥药物的作用。

②清洗外耳道 将头偏向一侧使外耳道口朝上,滴入双氧水2~3滴,待泡沫浮起后改变头位,使外耳道口朝下,让药液溢出,重复一次,再用干净棉签擦净外耳道余液即可。

③ 耳内滴药法 取侧位,患耳朝上,将耳郭向后上方牵拉,使耳道变直,滴入药液4~5滴,用手按压耳屏数次,使药液通过鼓膜穿孔进入鼓室,并嘱咐患者缓慢做吞咽动作,使药

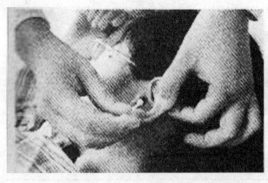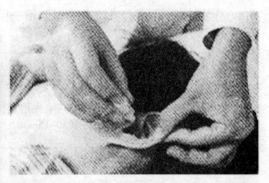

图 6-2　耳内滴药法

液分布到咽鼓管及中耳各部位。

（2）注意事项

① 内耳滴药应避免选用氨基糖苷类抗生素,如庆大霉素、链霉素、卡那霉素等,因为此类药物即使不是血管滴注也可能会通过黏膜吸收引起内耳中毒,发生药物性耳聋。

②尽量少用粉剂,因为其容易堵塞耳道,妨碍鼓室引流,对病情不利。

③ 尽量避免使用有色的药液,以免妨碍局部观察。

④滴耳药液的温度不能过高或过低,否则会刺激耳内神经,引起眩晕、恶心、呕吐等症状。滴药前可将药物置手心中温热后再使用,不能在火上加热,以防止温度过高导致药物变质。

## 三、中药给药

中药的煎服方法对疗效有很大影响,为了达到满意的治疗效果,需要正确地煎熬和服法。

### （一）中药汤剂煎煮法

1. 容器

选择合适的煎药用具,可以确保得到药物的有效成分,最好选择带盖陶瓷砂锅、瓦罐。因为此类容器不宜与中药发生化学反应,导热性能缓和,受热均匀。

2. 用水

（1）水质　水质分为天水类和地水类两种,一般以水质纯净、矿物质少为佳。

（2）水量　一般汤剂经水煎两次,药中70%~80%的有效成分即可被煎出,因此常采用第一煎加水至漫过药面3~4cm,以30g药用水200~300ml为宜。水要一次加足,不要中途加水,更不能把药煎干后重新加水,药煎煳后就不能服用。

3. 泡药

以花叶草为主的,浸泡20~30min;复方汤剂浸泡30~60min;以根茎果实种子类为主的,浸泡60min。

4. 煎药

（1）火候　一般中药未煮沸时用武火（大火）,煮沸后用文火（小火）,煮的过程中需要经常搅拌。

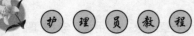

（2）时间。不同类型药物煎煮时间不一样。

表6-1　煎药方法

| 序号 | 类别 | 煎煮说明 |
|---|---|---|
| 1 | 一般药物 | 第一煎先用武火煮沸后，改用文火，煎20~30min，第二煎用文火，煎10~15min |
| 2 | 解表药、清热药、芳香药 | 武火快煎，以防药性挥发，第一煎10~15min，第二煎10min |
| 3 | 滋补调理药 | 煮沸后，文火缓煎，第一煎40~60min，第二煎30min |
| 4 | 有毒性药物 | 文火久煎60~90min |

（3）煎药次数和量

① 一般每服中药需煎2次，每次煎约150ml，将两次煎的药量混合在一起共300ml，分成2份，早晚各服1次。

②滋补药可煎3次，混合在一起分成2份，早晚各服1次。

③ 如果老人服药困难，药汁可在煎药过程中适量浓缩，便于服用。

5.取药

用纱布将药液过滤或绞渣取汁，每剂药总取汁量为250ml左右，儿童减半。

6.特殊煎药法

首先煎矿物类、毒性较强、泥沙多、质轻量大的药物。然后放入气味芳香类药物，为防止有效成分挥发，在药物即将煎好前4~5min，放入与其他药同煎。绒毛类、粉末类药物要包煎，为了防止煎药后药液混浊，对消化道、咽喉产生不良刺激，因此要先用纱布包好，再煎。

**（二）服药方法与护理**

1.给药时间

一般中药宜在进食前后2h服用，一日2~3次。病位在下如肝、肾疾病，宜在饭前服用。病位在上如眼病、咽喉病，宜在饭后服用。

2.服药温度

（1）温服是指将煎好的汤药放温后服用。

（2）热服是指将刚煎好的药液趁热服下，寒证宜热药热服。

（3）冷服是指将煎好的汤剂放冷后服下，热证宜寒药冷服。

3.服药剂量

（1）一般疾病服药，多采用每日1剂，早、晚2次或早、中、晚3次分服，每剂药量为200~250ml。

（2）病情急重者，可每隔4h左右服药1次，昼夜不停，使药力持续，利于顿挫病势。

（3）小儿根据要求和年龄酌情减量。

114

### （三）服药护理

当病人服用不同药物时,其服药护理要点不一样,见表6-2。

表6-2　药物类别与护理

| 序号 | 药物类别 | 护理要点 |
|---|---|---|
| 1 | 发汗药 | （1）多饮热开水,仔细观察患者的出汗情况<br>（2）汗过多时,应及时用干毛巾或热毛巾擦干,注意避风寒<br>（3）服药期间,饮食宜清淡、易消化,忌食酸性、生冷、油腻食物 |
| 2 | 滋补药 | 在饭前空腹服用,忌食辛辣、油腻、生冷和纤维素多不易消化的食物以及萝卜、茶叶等 |
| 3 | 泻药 | 饮食宜温通、易消化,以助药力,忌食瓜果、生冷食品,以免影响药效的挥发或损伤胃肠 |
| 4 | 驱虫药 | 注意观察大便有无寄生虫排出,并记录排虫的时间、数量及种类 |
| 5 | 排石药 | 注意患者大小便中有无结石排出 |
| 6 | 药酒 | 切勿过量,以免引起头昏头痛、呕吐、心悸等不良反应 |
| 7 | 催吐药 | 注意观察呕吐物的颜色、性质、气味 |
| 8 | 芳香化湿药 | 忌食生冷油腻食物 |

## 四、中草药中毒及不良反应护理

### （一）常见有毒中草药

常见有毒中草药有雷公藤、曼陀罗、万年青、夹竹桃、相思子、苍子、蜈蚣、鱼胆、砒霜、硫磺等。

### （二）中草药中毒解救方法

1.立即终止接触及服用有毒药物。

2.迅速清除毒物,采用催吐、洗胃、导泻方法。

3.促进已经吸收的毒物,如利尿、透析、应用解毒剂,常用生姜、甘草、金银花解乌头中毒。

4患者若出现呼吸困难,可让其采取半卧位,给予氧气吸入;呼吸衰竭的患者,应遵医嘱给予呼吸兴奋剂等;出现烦躁不安、惊厥者,可遵医嘱给予镇静剂,使用安全栏保护。

5病室应安静整洁,温度适宜,空气流畅,光线柔和,做好口腔护理,保持呼吸道通畅,饮食要清淡。

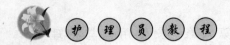

# 第三节　老年人的安全用药

## 一、老年人药物代谢的特点

### (一)药物的吸收

1.老年人胃肠道功能出现退化,影响药物吸收的速度与程度,主动转运和吸收钙、铁、乳糖等物质的能力明显下降。

2.老年人胃酸的分泌减少,胃酸的pH增高,可改变某些药物的溶解性和电离作用,从而影响药物的吸收。

3.老年人联合用药,也影响某些药物的吸收。

### (二)药物的分布

药物的分布取决于人体内血流量的多少、血浆蛋白结合率、机体的组成成分及药物的理化性质。

1.老年人的心输出量低于中青年,一般在30岁以后每年递减1%,而血流量的减少会影响药物到达组织器官的浓度。

2.老年人机体中的脂肪成分较多,而体液相对较少,因此,水溶性药物在体内的分布范围减小,过多的脂肪储存可导致脂溶性药物在体内分布范围的扩大。此外,老年人药物代谢水平的下降,药物在体内的滞留时间延长,半衰期延长,从而造成脂溶性药物在组织中分布广,血浓度低。而水溶性药物却相反,在组织中分布范围小,血浓度高。

3.老年人血浆蛋白的浓度随年龄的增长有所降低,可使游离药物浓度增加,药效增加,如果同时应用几种药物时,易产生结合部位的竞争,使药物的血浆浓度发生改变。

### (三)药物的代谢

肝是药物代谢的重要器官,老年人肝的血流量明显减少,仅为青年人的40%~50%,90岁以上仅为30%,因此,某些依赖肝血流量代谢的药物,如利多卡因,其代谢清除率可随年龄增长而降低,再加上功能性肝细胞的减少,药物的代谢功能明显降低。

### (四)药物的排泄

肾是药物排泄的重要器官,老年人肾血流量减少,肾重量减轻,肾小球滤过率、肾小管分泌和重吸收功能均明显降低,导致肾排泄药物的能力减小,引起药物在体内蓄积。因此,老年人用药后易出现毒性反应。

### (五)药物的耐受性

老年人对药物的耐受性降低,单用一种或两三种药物联合应用时尚可耐受,而更多的药物联合使用若不减少剂量,常不能耐受,易发生胃肠道的不良反应。同时老年人用药的个体差异大,同龄的老年人药物剂量可相差数倍之多。

## 二、老年人安全用药的原则

### (一)合理选择药物

1.必须事先明确诊断,能通过饮食和生活习惯调整改善的,应尽量少用或不用药。

2.选择使用方便的剂型、给药方法和途径,疗程要适当、停药要适时。

3.忌滥用补药,禁用对肝肾功能有损害的药物。

### (二)用药剂量恰当

1.一般情况下60岁以上老年人用药剂量为成人的1/2~2/3,80岁以上老年人用成人剂量的1/3~1/2。

2.中枢神经系统抑制剂为成人剂量的1/3~1/2。老年人用药尽可能做到:剂量最小,药效最好,副作用最少,个体化的原则。

### (三)用药品种宜少

老年人同时患有多种疾病,同时使用多种药物,致使药物的不良反应增加。提倡老年人少用药,如果一种药物有效时,就不使用两种药物。

### (四)及时给药和停药

1.给药 老年人患病时应遵医嘱及时给药。但由于老年人记忆力和顺应性差,容易漏服、误服、多服和乱服。因此,对老年病人的用药方案应简单易行,给药时要详细交代,药名、剂量、用法的标识要醒目,最好采取每日晨服1次或饭后各1次的服药方法。

2.停药 老年人常有慢性病,担心停药后病情会加重或复发,不愿减药或停药。但是用药时间过长,超过疗程会导致剂量过大,可发生医源性疾病。因此,病情好转或治愈后,应遵医嘱及时减量或停药。

## 三、老年人安全用药的措施

1.遵照医嘱用药 按医生医嘱或处方规定的药物、剂量、用法、疗程给药,不可自行增加剂量和服药次数,不可滥用。

2.掌握用药指征 尽量不用或少用药,一种药物能解决的就不用两种药物。

3.用药剂量个体化 要根据年龄、性别、病情和个体差异,决定用药剂量,并通过医疗实践找出最小的有效剂量。

4.用药禁忌证 老年人患急、慢性疾病时,要记住所患疾病有哪些药物宜服或不宜服。如患有消化性溃疡的老年人,不能服用阿司匹林、吲哚美辛等药物,否则会诱发溃疡出血。老年人患青光眼病,禁止使用阿托品、颠茄片类的药物。

5.注意联合用药 老年人用药比较多,要注意药物的配伍禁忌。如兴奋药与抑制药、酸性药与碱性药不能同时服用等。

6.注意药物不良反应 除注意观察药物的疗效外,还要特别注意观察药物的不良反应,有疑问时尽量向医生咨询并及时处理。

7.防止药物过敏 老年人就诊时应详细询问有无过敏史,防止过敏反应。如服用青霉

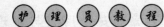

素、磺胺类药、止痛药、巴比妥类安眠药后,出现皮疹、荨麻疹、低热或有哮喘发作,均应怀疑有过敏反应,应及时到医院就诊。

## 四、家庭用药的注意事项

**(一)家庭用药指导**

1.用药方法指导

(1)口服给药前、后均漱口,以便消除口腔不适;药物用温开水服用,不可与牛奶、果汁、酒类、可乐等同服。

(2)老年人便秘常用栓剂直肠给药,使用前可先用水润滑表面,以方便插入,插入后取卧位,并做深呼吸减轻腹压,待药物充分溶解吸收后再排便。

2.服药时间指导

合理安排服药时间,如阿司匹林在早晨服用药效较高;胃动力药吗丁啉应在饭前10~30min服用;抗酸药氢氧化铝等则在饭后1h服用;地高辛服用的最佳时间为早晨4点;安眠药应在晚上临睡前服用。

3.严格遵医嘱用药

家庭常备药品,如助消化药、止咳药、感冒药、消炎药等也需严格遵医嘱服用,切忌随意滥用药物。严密观察药物的不良反应,出现毒性反应时,应及时送往医院就诊处理。

4.按时按量服药

由于老年人记忆力减退、健忘。应注意按时按量服药,避免重服、多服、漏服、少服。老年人不宜在卧位时服药,较大的药丸压碎或溶解后服用,以防呛咳和哽噎。

5.注意安全用药

注意药物的生产厂家、生产日期和有效期,禁用过期、霉变、变色、潮解、沉淀的药物。

**(二)自我服药能力的训练**

第一天护理人员向老年人介绍:看药物、看瓶签,阅读说明书、解释药物作用及不良反应,评估老年人对药物作用和药物不良反应的认知水平。

第二天护理人员把药瓶给老年人自己服用,老年人向护理人员陈述药物的用法、时间、注意事项及药物的不良反应。评估老年人服药态度、服药能力,包括解读能力、记忆能力、开瓶倒水能力等。

第三天护理人员将药物留给老年人,届时提醒老年人按要求服用药物,观察服用药物的反应,评估老年人服药的自理能力。

第四天老年人能按要求自己服用药物。

**(三)家庭药物的保管**

详见本章第一节。

# 第七章 老年人常见的健康问题与护理

老化是人类面临的一种复杂的自然现象。随着年龄的增长,人体各器官和组织细胞逐渐发生形态、功能和代谢等一系列退行性变化,严重影响老年人的身心健康。多学科团队协作,积极有效防治和护理老年人的健康问题,既有助于提高老年人的生命质量,又有利于优化医疗护理资源。

## 第一节 老年人生理特点

了解老年人各系统的变化特点和老化特征,能更好地理解为何老年人容易发生健康问题以及需要多学科综合干预,从而有效维护和促进老年人的身心健康。

### 一、呼吸系统

**(一)鼻、咽、喉**

老年人鼻黏膜变薄,嗅觉功能减退,防御功能下降。因此,老年人容易患鼻窦炎及呼吸道感染;加上血管脆性增加,容易导致血管破裂而发生鼻出血。

老年人由于咽黏膜和淋巴组织萎缩,易患呼吸道感染,又因咽喉黏膜、肌肉发生退行性变或神经通路障碍,出现吞咽功能失调,易发生呛咳、误吸甚至窒息。

**(二)气管和支气管**

老年人气管和支气管防御和清除能力下降,容易患老年性支气管炎。

**(三)肺**

老年人肺泡萎缩、弹性回缩能力下降,因而,老年人肺活量逐渐降低,残气量上升,肺泡与血液气体交换的能力减弱,换气效率明显降低。

**(四)胸廓及呼吸肌**

老年人肋软骨钙化使胸廓顺应性变小,从而导致呼吸费力,老年人易胸闷、气短、咳嗽、排痰动作减弱,致使痰液不易咳出,造成呼吸道阻塞。

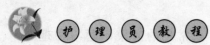 

## 二、循环系统

### (一)心脏

随着年龄的变化,心脏传导系统发生退行性变,老年人休息时心率减慢,80岁老人的平均心率可减至59次/min。

### (二)心功能

1.心肌收缩力减弱,心脏泵血功能降低。

2.老年人心脏的神经调节能力进行性下降,对交感神经冲动的反应力降低,容易出现心律失常。

### (三)血管

老年人血管因弹性蛋白减少、胶原蛋白增加而失去原有的弹性,冠状动脉血管以及脑血管的老化使冠心病、脑血管意外等疾病发生率增高。

## 三、消化系统

### (一)唾液腺

老年人唾液腺分泌减少,常导致口干,说话不畅及影响吞咽等。

### (二)牙齿

老年人牙齿磨损、牙龈萎缩,使牙根暴露、牙本质神经末梢外露,对冷热酸甜咸苦辣等刺激过敏而产生疼痛,并易发生感染,使龋齿、牙龈炎的发病率上升。

### (三)食管

老年人食管黏膜逐渐萎缩而容易发生不同程度的吞咽困难,食管下段括约肌松弛,易导致胃反流,而使老年人反流性食管炎、食道癌的发病率升高,同时,误吸的危险性也增加。

### (四)胃

老年人胃黏膜变薄,平滑肌萎缩,胃腔扩大,易出现胃下垂,胃排空时间延长容易发生消化不良、便秘、慢性胃炎、胃溃疡、胃癌等。

### (五)肝、胆

由于肝功能减退,药物在肝脏内的代谢能力与速度下降,易引起药物性不良反应。胆囊不易排空,发生胆结石的可能性增加。

### (六)胰腺

胰腺分泌胰岛素的生物活性下降,容易发生老年性糖尿病。

## 四、泌尿系统

### (一)肾

肾脏功能在老年期迅速下降,容易导致水钠潴留、代谢产物蓄积、药物蓄积、中毒甚至肾衰竭。

### (二)膀胱

膀胱肌肉萎缩、收缩无力,使膀胱既不能充满,也不能排空,故老年人易出现尿外溢、残余尿增多、尿频、尿量增多。老年女性因盆底肌肉松弛,易引起压力性尿失禁。

### (三)尿道

老化使尿道肌肉萎缩,括约肌松弛,易发生排尿无力或排尿困难。老年女性因尿道腺体分泌黏液减少,泌尿系统感染的发生率增大,老年男性因前列腺增生,容易发生排尿不畅,甚至造成排尿困难。

## 五、内分泌系统

### (一)性腺

老年女性卵巢发生纤维化,雌激素和孕激素分泌减少。易出现更年期综合征、骨质疏松等;子宫和阴道萎缩、分泌物减少,乳酸菌减少等易导致老年性阴道炎等的发生。

### (二)甲状腺

老年人甲状腺发生纤维化,导致甲状腺激素生成减少,使老年人基础代谢率降低,因此,老年人容易出现整体性迟缓、怕冷、毛发脱落、抑郁等现象。

### (三)胰腺

胰岛素分泌异常,使2型糖尿病的发病率增高。

### (四)垂体

老年人垂体重量减轻,分泌的生长激素减少,易发生肌肉萎缩、脂肪增多、蛋白合成减少和骨质疏松;分泌的抗利尿激素减少,易出现多尿,特别是夜间尿量增多等现象。

### (五)肾上腺

老年人肾上腺皮质激素分泌减少,导致对外界环境的适应能力和对应激的反应能力均明显下降。

## 六、运动系统

### (一)骨骼

老年人骨骼中的有机物质,如骨胶原、骨黏蛋白含量减少,骨的修复和再生能力减退,容易导致骨折后愈合时间延长或不愈合的比例增大。

### (二)关节

老年人的关节软骨、关节囊、椎间盘及韧带等因老化而发生退行性变化,使关节活动范围缩小。

### (三)肌肉

老年人的肌肉纤维萎缩,肌肉力量减弱,易出现疲劳、腰酸腿痛等。加上老年人脑功能的减退,活动更加减少,最终导致老年人动作迟缓、笨拙、步态不稳等。

## 七、神经系统

### (一)脑与神经元

老年人脑的体积逐渐缩小,重量逐渐减轻,神经元的变性或减少,易出现步态不稳,或

"拖足"现象;同时手的摆动幅度也减小,转身时不稳,容易发生跌倒;脑动脉血管粥样硬化和血脑屏障退化,容易导致脑血管破裂、脑梗死、神经系统感染性疾病等;同时脑内的蛋白质、神经递质等减少易导致脑萎缩、认知功能障碍、震颤麻痹等老年性疾病。

**(二)知觉功能的改变**

随着脑血管的退行性变,老年人常出现记忆力减退,思维判断能力降低、反应迟钝等,但正常老化通常不会严重影响日常生活。

## 八、感觉器官

**(一)皮肤**

皮肤的老化是最早且最容易观察到的征象。皮肤变薄,抵抗力下降,易受机械、物理、化学等刺激而损伤,长期卧床老年人易出现压疮等,皮肤中感受外界环境的细胞数变少,对冷、热、痛、触觉等反应迟钝。

**(二)眼和视觉**

60岁以后会在角膜边缘基质层因脂质沉积而形成一圈灰白色环状,称为"老年环";晶状体调节功能和聚焦功能在40岁以后开始逐渐减退,使近物能力下降,出现老视;晶状体中非水溶性的蛋白增多而出现晶状体浑浊,透光度减弱,老年性白内障的发病率增加,晶状体悬韧带张力降低,使晶状体前移,有可能使前房角关闭,影响防水回流,导致眼压升高,容易诱发青光眼。玻璃体液化和后脱离可引起视网膜剥离,可引起飞蚊症,视网膜周边带变薄,出现老年性黄斑变性。

**(三)耳及听觉**

老化对内耳与耳蜗功能的影响较严重,随着听力敏感度的普遍下降而发生沟通困难,出现老年性耳聋。老年人耳垢干硬,堆积阻塞易形成中耳耳垢嵌塞,容易造成传导性听力障碍。

**(四)味觉**

老年人味蕾逐渐萎缩,数量比成人阶段减少2/3,味觉功能减退。口腔黏膜细胞和唾液腺发生萎缩,唾液分泌减少,口腔干燥,会造成味觉功能的减退、食欲缺乏。

**(五)嗅觉**

老年人嗅觉敏感性降低,食欲下降,影响机体对营养物质的摄取。此外,嗅觉丧失会对一些危险环境,如有毒气体、烟味等的分辨能力下降,继而威胁老年人的安全。

**(六)触觉**

老年人的触觉,特别是对温度、压力、疼痛等的感受减弱,加上对需要手眼协调的精细动作不能很好地执行,这使得一些日常生活活动,如系鞋带、剪指甲、拨电话号码等发生困难;对一些危险环境如过热的水、电热器具等的感知度降低,出现安全隐患。

# 第二节 老年人心理特点

从中年进入老年,老年人心理变化伴随生理功能的减退而出现老化,老年人心理活动的内容主要包括认知、情感、智力、思维、个性等几个方面,呈现以下自身特点。

## 一、老年人感、知觉减退的特点

老年人的感觉器官功能下降,视觉上表现视力、视野暗适应、调节功能、色觉均不同程度地减退,出现视物不清;因听力下降而出现误听,误解他人谈话的意义,进而影响言语交流和外界信息的接受,故老年人常出现敏感、猜疑、偏执、无用感和衰老感。

## 二、老年人记忆力下降的特点

记忆是个体所经历过的事物在人脑中的反映,是人脑经验积累的功能表现。老年人的记忆特点为:①理解性记忆保持较好,机械记忆明显衰退;②回忆记忆明显衰退,再认能力衰退不明显;③记忆速度明显减慢;④短时记忆能力明显下降;⑤远事记忆良好,近事记忆衰退。老年人如果不断地加强记忆训练,掌握良好的记忆方法,记忆的减退可以得到延缓甚至逆转。

## 三、老年人智力特点

智力是学习能力和实践获得的能力,包括观察力、注意力、记忆力、想象力和思维力。研究表明,老年人加强体力、脑力锻炼,保持良好的心态和良好的社会交往,戒除不良嗜好,这些都将有助于延缓老年人的智力减退。

老年人思维特点主要表现在:

1.老年人思维过程减慢,联想困难,反应迟钝,语言缓慢。

2.逻辑障碍概念及推理混乱,思维过程复杂曲折,缺乏逻辑联系。表现为"因循守旧"、"固执己见"、"语言啰唆",易形成与子女、年轻人之间的"代沟"。缺乏创造力和想象力,对新事物的兴趣以及美好前程的向往。

## 四、老年人情感及情绪变化特点

情感及情绪有积极与消极之分,老年人积极的情绪情感包括愉快感、自主感、自尊感等,而常发生的消极情绪包括紧张害怕、孤独寂寞感、无用失落感以及抑郁等。

## 五、老年人人格特征

老年人的个性既持续稳定,又有所变化,但稳定多于变化。

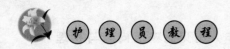

# 第三节 老年人常见的心理问题与护理

## 一、焦虑

焦虑是一种很普遍的现象,几乎人人都有过焦虑的体验;适度的焦虑有益于个体更好地适应变化,有利于个体通过自我调节保持身心平衡等。但持久过度的焦虑则会严重影响个体的身心健康。

### (一)原因

造成老年人焦虑的可能原因为:

1.体弱多病,行动不便,力不从心。

2.疑病性神经症。

3.各种应激事件,如离退休、丧偶、丧子、经济窘迫、家庭关系不和、搬迁、社会治安以及日常生活常规的打乱等。

4.某些疾病,如抑郁症、痴呆、甲状腺功能亢进、低血糖、直立性低血压等,以及某些药物副作用,如抗胆碱能药物、咖啡因、β受体阻滞剂、皮质类固醇、麻黄碱等均可引起焦虑反应。

### (二)预防与护理

必须积极防止老年人的过度焦虑。

1.评估焦虑程度　可用汉密顿焦虑量表和焦虑状态特质问卷对老人的焦虑程度进行评定。

2.针对原因处理　指导和帮助老年人及其家属认真分析焦虑原因和表现,正确对待离退休问题,想办法解决家庭经济困难,积极治疗原发疾病,尽量避免使用或慎用可引起焦虑症状的药物。

3.指导老年人保持良好的心态　学会自我疏导和自我放松,保持规律的活动与睡眠习惯。

4.子女理解尊重　帮助老人的子女学会谦让和尊重老人,理解老人的焦虑心理,鼓励和倾听老人的内心宣泄,真正从心理精神上去关心体贴老人。

5.重度焦虑用药治疗　重度焦虑应遵医嘱应用抗焦虑药物,如地西泮等进行治疗。

## 二、抑郁

抑郁和焦虑一样,是一种极其复杂、正常人也经常以温和方式体验到情绪状态;只是作为病理性情绪,抑郁症状持续的时间较长,并可使心理功能下降或社会功能受损。

**（一）原因**

导致老年人抑郁的可能原因主要有：①增龄引起的生理、心理功能退化；②慢性疾病，如高血压、冠心病、糖尿病及癌症等躯体功能障碍和因病致残导致自理能力下降或丧失；③较多的应激事件，如离退休、丧偶、经济窘迫、家庭关系不和等；④低血压；⑤孤独；⑥消极的认知应对方式等。

**（二）预防与护理**

老年抑郁的防护原则是：减轻抑郁症状，减少复发，提高生活质量，促进健康状况，降低医疗费用和死亡率。主要措施包括严防自杀、避免促发因素，使用认知心理治疗，药物治疗，药物治疗无效或不能耐受者和有自杀企图者需采用电休克治疗。

## 三、孤独

孤独是一种心灵的隔膜，是一种被疏远，被抛弃和不被他人接纳的情绪体验。孤独感在老年人中常见。上海一项调查发现，60~70岁的人中有孤独感的占1/3左右，80岁以上者占60%左右。美国医学家詹姆斯等对老人进行的一项长达14年的调查研究发现独、隐居患病的机会为正常人的1.6倍，死亡的可能性是爱交往者的2倍；他的另一项对7000名美国居民长达9年的调查研究显示，在排除其他原因的情况下，那些孤独老人的死亡率和癌症发病率比正常人高出2倍。因此，解除老年人孤独感是不容易忽视的社会问题。

**（一）原因**

导致老年人孤独的可能原因为：

1.离退休后远离社会生活。

2.无子女或因子女成家后成为空巢家庭。

3.体弱多病，行动不便，降低了与亲朋来往的频率。

4.性格孤僻。

5.丧偶导致孤独寂寞、社会活动减少会使老年人产生伤感。抑郁情绪，精神萎靡不振，常偷偷哭泣，顾影自怜，如体弱多病，行动不便时，上述消极感明显加重，久之，机体免疫功能降低，容易导致躯体疾病。孤独也会使老年人选择更多的不良生活方式，如吸烟、熏酒、不爱活动等。不良的生活方式与心脑血管疾病、糖尿病等慢性疾病的发生和发展密切相关。有的老年人因孤独而转化为抑郁症，有自杀倾向。

**（二）预防与护理**

1.社会予以关注和支持 对离开工作岗位而尚有工作能力和学习要求的老年人，各级政府和社会要为他们创造工作和学习的机会；社区应经常组织适合于老年人的各种文体活动，如广场交谊舞、打腰鼓、书画剪纸比赛等，鼓励老年人积极参加；对卧病在床、行动不便的老人，社区应派专干定期上门探望。

2.子女注重精神赡养 子女必须从内心深处诚恳地关心父母，充分认识到空巢老人在心理上可能遭遇的危机，和父母住同一城镇的子女，与父母房子的距离最好不要太远；身在异地的子女，除了托人照顾父母外，更要注重对父母的精神赡养，尽量常回家看望老人，或经常通过电话等与父母进行感情和思想的交流。丧偶的老年人独自生活,感到寂寞,子女照顾也非长久,别人代替不了老伴的照顾,如果有合适的对象,子女应该支持老年人的求偶需求。

3.老年人需要再社会化　老年人应参与社会,积极而适量地参加各种力所能及的有益于社会和家人的活动,在活动中扩大社会交往,做到老有所为,既可消除孤独与寂寞,更从心理上获得生活价值感的满足,增添生活乐趣;也可以通过参加老年大学的学习以消除孤独,培养广泛的兴趣爱好,挖掘潜力,增强幸福感和生存价值。

## 四、自卑

自卑,即自我评价偏低,就是自己瞧不起自己,它是一种消极的情绪体验。当人的自尊需要得不到满足,又不能恰如其分、实事求是地分析自己时,就容易产生自卑心理。

### (一)原因

老年人产生自卑的原因有:

1.老化引起的生活能力下降。

2.疾病引起的部分或全部生活自理能力和适应环境的能力丧失。

3.离退休后角色转化障碍。

4.家庭矛盾。

5.表现为一个人形成自卑心理后,往往从怀疑自己的能力不能表现出自己的实力,从而怯于与人交往到孤独的自我封闭。本来经过努力可以达到的目标,也会认为"我不行"而放弃追求。他们看不到人生的光辉和希望,领略不到生活的乐趣,也不敢去憧憬美好的明天。

### (二)预防与护理

应为老年人创造良好、健康的社会心理环境,尊老敬老;鼓励老年人参与社会活动,做力所能及的事情,挖掘潜能,得到一些自我实现,增加生活的价值感和自尊;对生活完全不能自理的老人应注意保护,在不影响健康的前提下,尊重他们原来的生活习惯,使老年人的需要得到满足。

## 五、离退休综合征

离退休综合征是指老年人由于离退休后不能适应新的社会角色及生活环境和生活方式的变化而出现焦虑、抑郁、悲哀、恐惧等消极情绪,或因此产生偏离常态行为的一种适应性心理障碍,这种心理障碍往往还会引发其他生理疾病,影响身体健康。

离退休综合征经过心理疏导或自我心理调适大部分在一年内可以恢复常态,个别需要较长时间才能适应,少数患者可能转化为严重的抑郁症,也有的并发其他身心疾病,极大危害了老年人的健康。

### (一)原因

离退休综合征产生的原因包括:

1.离退休前缺乏足够的心理准备。

2.离退休前后生活境遇反差过大,如社会角色、生活内容、家庭关系等的变化。

3.适应能力差或个性缺陷。

4.社会支持缺乏。

5.失去价值感　研究表明,离退休综合征与个性特征、个人爱好、人际关系、职业性质和性别有关,事业心强、好胜而善辩、拘谨而偏激、固执的人离退休综合征发病率较高;无心理准备突然退休的人发病率高且症状偏重;平时活动范围小、兴趣爱好少的人容易发病;离退休前为领导干部者比工人发病率高;男性比女性适应慢,发病率较女性高。

**(二)表现**

离退休综合征是一种复杂的心理异常反应,主要体现在情绪和行为方面,具体表现为坐卧不安、行为重复或无所适从,有时还会出现强迫性定向行走;注意力不能集中,做事常出错;性格变化明显,容易急躁和发脾气、多疑、对现实不满、常常怀旧,可存有偏见。大多数当事者有失眠、多梦、心悸、阵发性全身燥热等症状。心理障碍的特征可归纳为无力感、无用感、无助感和无望感。

**(三)预防与护理**

可采取以下措施进行预防和护理:

1.正确看待离退休　老年人到了一定年龄,由于职业功能下降,退休是一个自然的、正常的、不可避免的过程。

2.作好离退休心理行为准备　快到离退休年龄时,老年人可适当地减少工作量,多与已离退休人员交流,主动及早地寻找精神依托,退休前积极做好各种准备,如经济上的收支、生活上的安排,若能安排退休后即做一次探亲访友或旅游,则有利于老年人心理平衡。培养几种爱好,根据自己的体力、精神及爱好,安排好自己的活动时间,或预计一份轻松的工作,使自己退而不闲。

3.避免因退休而产生的消极不良情绪　老年人离开岗位,常常有"人走茶凉"的感觉,由此造成心理上的失落、孤独和焦虑。老年人应该勇于面对诸如此类的消极因素,不妨顺其自然,不予计较。对涉及个人利益的事,尽可能宽容。刚刚退休下来,不妨多与亲朋好友来往,将自己心中的郁闷、苦恼通过交谈等方式进行宣泄,及时消除和转化不良情绪,求得心理上的平衡和舒畅。

4.营造良好环境　要为老年人营造坦然面对离退休的良好环境。家人要热情温馨地接纳老年人,尽量多陪伴老年人;单位要经常联络、关心离退休的老年人,发挥离退休党支部桥梁作用,有计划地组织离退休人员学习、外出参观,从而减少心理问题。

5.建立良好的社会支持系统　作为老年人退休后的第二活动场所,社区要及时建立离退休老年人档案,并组织各种有益于老年人身心健康的活动,包括娱乐、学习、体育活动,或老有所为的公益活动,如帮助照顾那些因父母工作繁忙而得不到照顾的孩子、陪伴空巢老人等,让老年人感到老有所用、老有所乐。此外,还要为社区中可能患有离退休综合征或其他疾病或经济困难的老年人提供特殊帮助。

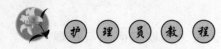

## 六、空巢综合征

"空巢家庭"是指家中无子女或子女成人后相继分离出去,只剩下老年人独自生活的家庭。生活在空巢家庭中的空巢老人常由于人际疏远、缺乏精神慰藉而产生被疏离、舍弃的感觉,出现孤独、空虚、寂寞、伤感、精神萎靡、情绪低落等一系列心理失调症状,称为空巢综合征。

### (一)产生空巢综合征的原因

1.对离退休后的生活变化不适应,从工作岗位上退下来感到冷清、寂寞。

2.对子女情感依赖性强,有"养儿防老"的传统思想,至老年正需要儿女做依靠的时候,儿女却不在身边,不由得心头涌起孤苦伶仃、自卑、自怜等消极情感。

3.本身性格方面的缺陷,对生活兴趣索然,缺乏独立自主、振奋精神、重新设计晚年美好生活的信心和勇气。

### (二)表现

空巢综合征主要表现如下:

1.精神空虚、无所事事 子女离家之后,父母原来多年形成的紧张有规律的生活被打破,突然转入松散的、无规律的生活状态,他们无法很快适应,进而出现情绪不稳、烦躁不安、消沉抑郁等。

2.孤独、悲观 社会交往少孤独使空巢老人情感和心理上失去支柱,对自己存在的价值表示怀疑,陷入无趣、无欲、无望、无助状态,甚至出现自杀的想法和行为。

3.躯体化症状 "空巢""应激"影响产生的不良情绪可导致一系列的躯体症状和疾病,如失眠、早醒、睡眠质量差、头痛、食欲减退、心慌、气短、消化不良、高血压、冠心病、消化性溃疡等。

### (三)预防与护理

为避免"空巢综合征"的侵袭,可采取以下措施:

1.正视"空巢" 随着人们寿命的延长,人口的流动性和竞争压力的增加,年轻人自发地选择离开家庭来应对竞争,从前那种"父母在,不远游"的思想已经不再适用于今天的社会。做父母的要做好充分的思想准备,计划好子女离家后的生活方式,有效防止"空巢"带来的家庭情感危机。

2.相惜、相携、相持 可通过重温恋爱时和婚后生活中的温馨时刻,感受、珍惜对方能与自己风雨同舟、一路相伴,促进夫妻恩爱;并培养一种以上共同的兴趣爱好,一同参与文娱活动或公益活动,建立新的生活规律,相互给予更多的关心、体贴和安慰,增添新的生活乐趣。

3.安享悠闲 患空巢综合征的老人一般与社会接触少,因此面对"空巢"时茫然无助,精神无所寄托。治疗空巢综合征的良药就是走出家门,体味生活乐趣。许多老年人通过爬山、跳舞、下棋或其他文娱活动结识了朋友,体会到老年生活的乐趣。对症下药,心病医心:较严重的空巢综合征,如存在严重的心境低落、失眠,有多种躯体化症状,有自杀念头和行为者,应及时寻求心理或精神科医师的帮助,接受规范的心理或药物治疗。

4.子女关心,精神赡养 要了解老年人容易产生不良情绪,常与父母进行感情和思想交流。子女与老人居住距离不要太远,最好是"一碗汤距离",即以送过去一碗汤而不会凉为标准;在异地工作的子女,除了托人照顾父母,更要"常回家看看",注重父母的精神赡养。

5.政策扶持,社会合力 我国老龄化程度的加剧以及独生子女越来越多,只靠子女来照料老人,几乎是不可能的,需要政府提供社会性的服务。政府应在全社会加强尊老爱幼、维护老年人合法权益的社会主义道德教育,深入贯彻《中华人民共和国老年人权益保障法》,提供有效权益支持,切实维护空巢老年人合法权益;依托社区,组织开展兴趣活动,或组织人员或义工定期电话联系或上门看望空巢老人,转移排遣空巢老年人的孤独寂寞情绪。并建立家庭扶助制度,制订针对空巢困难老年人的特殊救助制度,把帮扶救助重点放在空巢老年人中的独居、高龄、女性、农村老年人等弱势群体上。可借助国外养老经验,培养专门的服务人员——"养老天使",便于老年人在家中生活自理不便时"天使"来到家中为老人服务。这种"养老天使"经验在天津部分地区已有试点,效果不错。

# 第四节 老年人常见的意外伤害

## 一、跌倒

老年人跌倒发生率高,是老年人伤残和死亡的重要原因之一。老年人跌倒死亡率随增龄急剧上升,跌倒严重威胁着老年人的身心健康,也增加了家庭和社会负担。老年人跌倒后,不要急于扶起,要分情况进行跌倒后的现场处理。

1.检查确认伤情 ① 询问老年人跌倒情况及对跌倒过程是否有记忆,如不能记起跌倒过程,提示可能为晕厥或脑血管意外;②询问是否有剧烈头痛或口角歪斜、言语不利、手脚无力等,提示可能为脑卒中,处理过程中注意避免加重脑出血或脑缺血;③ 检查有无骨折。

2.正确搬运 如需搬运应保证平稳,尽量保持平卧姿势。

3.有外伤、出血者,立即止血包扎并进一步观察处理。

4.如果老年人试图自行站起,可协助其缓慢起立,坐位或卧位休息,确认无碍后方可放手,并继续观察。

5.对跌倒后意识不清的老年人,应特别注意 ①有呕吐者,将头偏向一侧,并清理口腔、鼻腔呕吐物,保证呼吸通畅;②有抽搐者,移至平整软地面或身体下垫软物,防止碰、擦伤,必要时使用牙间垫等,防止舌咬伤,注意保护抽搐肢体,防止肌肉、骨骼损伤;③ 如发生呼吸、心跳停止,应立即进行胸外心脏按压、口对口人工呼吸等急救措施。

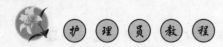 

## 二、噎呛

老年人随着年龄的增加,咽喉黏膜肌肉退行性变化或神经通路障碍,协调功能不良,减弱了防止异物进入气道的反射性动作,容易发生噎呛。噎呛在65岁的老年人中发生率增高,且随着增龄风险增高。

紧急处理:

1.清醒状态下噎呛的急救步骤:

(1)护理员帮助患者站立并站在患者背后,用双手臂由腋下环绕患者的腰部。

(2)一手握拳,将拳头的拇指一侧放在患者的胸廓下段与脐上的腹部部分。

(3)用另一只手抓住拳头,肘部张开,用快速向上的冲击力挤压患者腹部。

(4)反复重复第(3)步,直至异物吐出。

2.无意识状态下噎呛的急救:将患者置平卧位,肩胛下方垫高,颈部伸直,摸清环状软骨下缘和环状软骨上缘的中间部位,即环甲韧带(在喉结下),稳准地刺入一个粗针头(12~18#)于气管内,以暂时缓解缺氧状态,以争取时间进行抢救,必要时配合医师行气管切开术。

## 三、烫伤的预防

1.将热水瓶等容易导致烫伤的物品置于意识、精神、视力障碍的病人、高龄老人不能触及的地方。

2.浴室冷、热水开关标记应醒目,并有明确的预防烫伤指导,教会老人使用和调节的方法。

3.为老人沐浴时,先放凉水再用热水调至合适水温(40℃~50℃)。

4.协助病人进食或喂病人进食时,应先调试食物温度,以38℃~40℃为宜(或以前臂单测试温)。

5.热疗前,告知病人和家属注意事项。检查热水袋的完整性,确保无漏水。检查热疗设备的性能与工作状态。热水袋水温为60℃~70℃,红外线灯为250~500W,灯距为30~50cm,注意保护皮肤。

## 四、走失的预防

1.及时识别具有现存或潜在走失风险的病人,采取有效措施,防止病人的走失。提高病人身份识别的有效性和准确性。

2.住院时,告知病人医院相关的规定和要求。发现病人存在或潜在精神障碍、痴呆时,应及时与护士长、保安等沟通,与病人家属取得联系。

3.发现病人不在病房时,应及时追问去向并找寻。

4.外出检查或治疗时,护理员要注意不能离开病人,防止走失。

## 五、跌倒和坠床的预防

1.高龄、体弱、躁动、意识或精神障碍,有跌倒史及使用毒性、麻醉、精神药物者,应随时将床栏拉好,必要时使用约束具。

2.长期卧床、手术后、体弱病人首次下床活动时,应在场指导,让病人先取半卧位或坐位,观察10~30min,如无头晕、面色苍白、恶心等现象,再让病人下床活动。

3.为需要的病人提供保护用具,如助步器、拐杖、轮椅等,并教会使用方法,确保安全。

4.老年、体弱者,尽量使用坐式便器。

5.老年病人,尤其是使用抗高血压药物或体位性低血压者,嘱咐其在每次起床活动前做到"三个半分钟",即夜间起床时和清晨醒来后继续静卧半分钟,在床上坐半分钟,在床沿坐、腿下垂床沿半分钟,再下地活动,站立三分钟。

6.为离床活动的病人选择合适的鞋、裤。病人更换卧位时,要加强防护,防止坠床。

## 六、自杀的预防

1.与病人有效沟通,了解其性格特征和心理状态。

2.观察病人的心理变化。对于病情重、起病急、年轻患不治之症、治疗效果不佳者,应特别关注,必要时请心理咨询师进行劝导。

3.及时回收病人保留的利器,不遗留任何医疗利器在病房,移开所有对病人不利的物品。

4.对有高度自杀倾向者,如抑郁症、精神障碍病人应避免床位靠窗位置,窗户加护栏。及时与家属沟通,留陪护或安排专人进行轮流看护,不要给病人独处的机会。

5.外出检查和治疗时,应护送。护送人员与检查、治疗人员及时沟通,采取有效的保护措施。

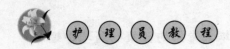

# 第八章 老年人常见疾病护理

## 第一节 呼吸系统疾病的护理

呼吸系统的主要功能是与外界进行气体交换,维持人体重要的生理活动。随着年龄的增长,呼吸系统开始老化,结构发生退行性变,功能逐渐降低。老年人由于全身器官功能和免疫系统功能的减退,使呼吸系统疾病的患病率增加,如慢性阻塞性肺疾病、老年肺炎等,严重影响老年人的生存质量。

### 一、一般护理

1.环境　保持环境舒适与室内空气新鲜、洁净,室内通风每日2次,每次15~30min,防止对流以免病人受凉。室温宜在18℃~22℃,湿度宜在50%~60%,以充分发挥上呼吸道防御功能。防止与呼吸道感染者接触,减少并发症。

2.病情观察　注意观察病人呼吸频率、节律、形态、深度有无变化。观察有无神志恍惚、表情淡漠、头痛嗜睡、昼夜颠倒、语言错乱、烦躁不安等表现。观察有无球结膜充血水肿、瞳孔大小及对光反射等症状。观察皮肤黏膜发绀的程度,皮肤出血及颈静脉充盈等情况。观察咳嗽咳痰的性状和量、有无消化道出血、心律失常、肾功能不全、呼吸衰竭、心力衰竭、电解质紊乱及肺性脑病等并发症的症状,一旦发现应立即报告医生。

3.休息与体位　病人若呼吸困难、发绀明显加重应绝对卧床休息,给予舒适的体位,协助病人采取半卧位、高枕卧位、端坐位以增加肺通气量减轻呼吸困难。危重病人头偏向一侧,以防止吸入性肺炎,并注意保持皮肤清洁,保护受压部位的皮肤,防止压疮的发生。

4.饮食　给予高营养、易消化、清淡、高维生素的饮食,增加机体对感染的抵抗能力。多吃水果、蔬菜保持大便通畅。对于痰液黏稠不易咳出的老年人,除有心肾和其他需要限制水摄入的疾病,应鼓励老年人多饮水,每日饮水量2000~3000ml。心力衰竭时应低盐饮食。

### 二、保持呼吸道通畅

1.指导有效咳嗽、排痰的方法,痰液黏稠、排痰困难时注意补充水分,以保持呼吸道黏膜湿润及黏膜病变的修复,利用超声雾化及蒸气吸入方法,稀释痰液以促进痰液排出。

2.鼓励老年病人勤翻身,必要时让家属协助病人排痰,如拍背、胸部叩击或震颤,利用机械振动促进排痰。

3.有大量脓痰的病人应做好体位引流,摆好正确体位,以利于促进痰液排除,至少要保持5min以上,如引流过程中病人出现难受或出现发绀、呼吸困难等现象应立即停止。

4.遵医嘱按时服用祛痰药物,避免用强烈镇咳剂以免抑制呼吸。

5.对于痰量过多又无力咳嗽或昏迷的病人应给予吸痰,吸痰动作要轻柔,负压不宜过大,以免过度刺激迷走神经而发生心律失常或心搏骤停。每次吸痰时间不宜超过10s以免加重缺氧。

### 三、控制呼吸道感染

1.做好口腔护理　保持口腔清洁、高热病人做好降温护理并嘱病人多饮水。

2.在护理过程中注意无菌技术操作　如氧气的湿化瓶与鼻导管每日消毒更换,防止医源性感染。

3.合理使用抗生素　痰培养及其药敏试验是选择有效抗生素的依据,护理员应指导或协助病人准确留取痰液标本。

### 四、正确使用氧疗

急性发绀病人应给予氧气吸入,4~6L/min以提高血氧饱和度,纠正组织缺氧,改善呼吸困难。对低氧血症伴高碳酸血症的病人,应给予低流量、低浓度、持续吸氧。氧疗时应严密观察病人的神志、面色、咳嗽和排痰能力、发绀程度、呼吸幅度和节律,注意是否有呼吸抑制发生。在吸氧过程中若呼吸频率正常、心率减慢、尿量增多、神志清醒、皮肤转暖,提示组织缺氧改善、氧疗有效。定期进行血气分析,以便更好地调节氧流量和浓度。

### 五、病情观察

密切观察病人的生命体征和病情变化,如病人出现烦躁不安、面色苍白、四肢厥冷、呼吸浅快、脉搏细弱、血压下降、尿量减少等休克征象,应立即通知医生并备好抢救用物,做好抢救准备。

### 六、心理护理

老年人随着年龄的增大,呼吸功能逐渐减退,由于气促、呼吸困难逐渐加重最终导致病人失去自理能力及伴随焦虑、抑郁等症状,应给予病人心理支持,让病人及家属对疾病有一个积极的态度,在参与治疗护理过程中能积极配合,增强信心,减少焦虑和抑郁情绪。

### 七、健康教育

1.饮食指导
根据病人的营养状况进行有针对性的健康教育,患呼吸系统疾病的老年人常有体重减轻,由于呼吸困难导致病人需用力呼吸。因此,向老年人及其家属说明摄入足够营养的重要性,鼓励病人少量多餐以减轻心肺负担,选择高热量、高蛋白、高维生素、清淡易消化的食物,避免油腻、辛辣、刺激、生冷的食物。避免用碳酸饮料、啤酒、豆类等产气食品,以防腹胀影响呼吸。对急性呼吸系统疾病的病人要鼓励多饮水,以减轻痰液黏稠度。注意口腔护理以增强食欲。

2.用药指导

(1)治疗呼吸系统疾病的药物包括糖皮质激素、抗组胺药物、平喘药、抗生素等,由于老年人肝肾功能减退,对药物耐受能力差,药物在体内半衰期延长,一般成人剂量对老年人可能产生毒性反应。因此,在用药过程中需密切注意观察指导老年人按医嘱坚持服药,发现异常及时就诊。

(2)对使用气雾剂的老年人要详细指导气雾剂的正确用法。

3.家庭氧疗

(1)向老年人及家属说明吸氧的重要意义,氧疗可纠正缺氧和防止因缺氧所致的心肺及全身各内脏器官功能的损害,肺心病病人持续低流量吸氧,能纠正二氧化碳潴留。吸氧能提高肺泡内氧分压,降低肺循环阻力和肺动脉压,减轻心脏负荷,增加心肌收缩力,从而提高病人的日常活动能力。家庭氧疗可改善COPD伴慢性呼吸衰竭病人的生存率。

(2)指导病人及家属自备氧气瓶、家用制氧机,自觉憋气时进行低流量吸氧。

(3)指导家庭氧疗的正确方法,最好先用双鼻塞式的氧气导管,以便于固定而且减少对鼻黏膜的刺激。老年性肺心病的病人一般采用低流量、低浓度、持续吸氧,氧流量1~2L/min,浓度在25%~29%。氧分压为60mmHg以上,吸氧持续时间每日不应少于15h,包括睡眠时间、用餐时间、如厕时间,活动时不宜中断吸氧,尤其夜间吸氧可延长睡眠时间,对防止夜间低氧血症和肺动脉高压有重要作用。有条件者可使用便携式无创血氧饱和度监测仪,监测氧疗效果。

(4)指导病人及家属注意用氧安全,做好防震、防火、防热、防油等问题。有家庭氧疗的老年人,要教育病人和家属氧疗期间严禁吸烟,保证氧气湿化瓶内有足够的湿化液以防发生意外。

(5)保持氧气导管的清洁与通畅,每日更换鼻塞、吸氧管和氧气湿化液,每周清洗消毒湿化瓶并更换氧气导管,以防止感染发生。

(6)观察氧疗效果。若吸氧后呼吸困难症状缓解、心率减慢、发绀减轻,说明氧疗有效。若出现意识障碍、呼吸表浅、缓慢,说明可能有二氧化碳潴留加重,应及时就诊。

4.生活方式

(1)指导老年人注意休息、劳逸结合。

(2)指导老年人防寒保暖,保持居室空气新鲜湿润,每日开窗通风。少去人多的场所,避免接触患有上呼吸道感染的病人,减少呼吸道感染的机会。积极防治呼吸道感染,改善老年人居住环境卫生,避免生活中烟雾、油烟、粉尘、刺激性气体的刺激。

(3)指导老年人坚持呼吸功能锻炼和全身有氧运动。活动应有序、有恒、有度。保持大便通畅,减少排便用力时的耗氧。戒烟、戒酒、生活有规律。

5.康复锻炼

呼吸功能锻炼对慢性肺部疾病康复有重要作用,其效果与病人的积极参与和家属的支持有关,因此,要告知病人和家属康复锻炼的重要性,与老年病人和家属共同制订个体化的康复锻炼计划。呼吸康复锻炼计划的目标应该是提高老年人机体能量储备,改善和维持体力,提高其对运动和活动的耐力,提高机体免疫力,改善全身状况,增强日常生活自理能力,减少对住院的需求,改善心理状况,缓解焦虑、抑郁、紧张、暴躁等心理障碍。

呼吸功能锻炼计划包括:

(1)COPD病人必须控制浅而频繁以及爆发性的无效咳嗽,配合用力呼气技术进行有效咳嗽。可在深吸气之后采取有效的咳嗽,能减轻疲劳,减少诱发支气管痉挛,提高咳嗽咳痰的有效性,并可配合压迫下胸部和上腹部以助痰液排除。

(2)呼吸练习与腹式呼吸 病人取仰卧位,半卧位或坐位,一只手放在腹部,另一只手放在胸部,闭口,经鼻腔做深吸气,同时向上隆起腹部,使放在腹壁上的手感觉到运动,放在胸部上的手使胸廓运动保持最小。呼气时腹肌和手同时下压腹腔,通过缩唇缓慢将气体呼出,开始每日两次,每次10~15min,以后可逐渐增加次数和时间,最好成为自然呼吸习惯。缩唇呼吸:病人经鼻吸气后,缩唇吹口哨样缓慢呼气,一般吸气2s,呼气4~6s,呼气流量以能使距口唇15~20cm,蜡烛火焰倾斜,而不熄灭为度,以后可逐渐延长距离和时间。

(3)全身性锻炼 病人通过适当的运动训练主要是有氧训练,可增加病人体质,在一定程度上增强呼吸困难的耐受力,改善呼吸功能,如户外步行、太极拳、登楼、适当家务等。可根据病人自己的活动能力、耐受性及兴趣进行选择。

# 第二节 循环系统疾病的护理

随着年龄的增长,老年人心脏和血管会出现生理及病理性的改变,易患心血管疾病。良好的护理是治疗循环系统疾病的重要环节,能有效减轻病人的心脏负荷,缓解身心不适,获得良好的药物治疗效果,减少并发症,维持心脏代偿功能。

## 一、一般护理

合理安排休息与活动,对于循环系统疾病的老年人,合理地调整日常生活活动,可减轻老年人的精神负担,减少心肌耗氧量,减轻心脏负荷,促进心功能的恢复。选择合适体位,如左心功能衰竭者应半卧位、急性肺水肿者取端坐位、右心衰竭者因水肿应抬高下肢等。根据老年病人心功能的情况,与老年人及照顾者共同制定活动计划见表8-1,以增强病人的信心。

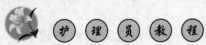

表 8-1　心功能分级和活动限制情况

| 心功能级别 | 活动限制情况 |
|---|---|
| Ⅰ级 | 体力活动不受限,避免重体力或竞争性活动 |
| Ⅱ级 | 体力活动轻度受限,避免比较费力的活动 |
| Ⅲ级 | 体力活动明显受限,以休息为主 |
| Ⅳ级 | 不能从事任何体力活动,休息时也出现症状,应卧床休息 |

1.饮食护理

根据病情选择适当的饮食,一般均需给予低钠、低脂,禁刺激性食物。

(1)低钠饮食。即钠摄入量不超过 2g/d,避免进食罐装、熏制、腌制的食品。高血压病人应避免大量饮水,但低血压病人应酌情放宽钠的摄入,鼓励多饮水。

(2)低脂、低胆固醇饮食。患有冠心病、高脂血症的老年人饮食中胆固醇的含量应控制在 3.9mmol/L(150mg/dl)以下,限制胆固醇摄入如动物内脏、甲壳类动物和蛋黄等;应选用不饱和脂肪酸,如瘦肉、鱼类、植物油、脱脂牛奶、紫菜等;避免饱和脂肪酸的摄入,如猪油、肥肉等动物油。

(3)避免饮用富含咖啡因的饮品,如浓茶、咖啡、可乐等,同时应戒烟限酒。

(4)高纤维素、高维生素、清淡易消化、避免产气的饮食。

2.保持大便通畅

由于长期卧床、肠道瘀血、进食减少及焦虑等因素使肠蠕动减弱,加上排便方式改变,病人常有便秘现象。而用力排便可增加心脏负荷和诱发心律失常,故饮食中需增加粗纤维食物,必要时给缓泻剂或开塞露,对不习惯在床上使用便器的病人,在病情许可时可选择床旁便椅,并遮挡病人,注意观察心率与脉率,以防意外。

## 二、对症护理

1.胸痛的护理

(1)严密观察胸痛部位、性质、持续时间、诱因和缓解因素。发作时观察生命体征、心律和心电图的变化及有无大汗、呕吐等伴随症状。

(2)胸痛发作时立即停止活动,卧床或坐下休息,保持安静;解开衣领和束缚的衣服,调节呼吸使全身肌肉放松;按医嘱舌下含服硝酸甘油,并观察疗效和副作用。

(3)当胸痛发作频繁难以控制时,遵医嘱肌注哌替啶、吗啡或静脉使用硝酸甘油,注意滴速和不良反应。

2.水肿的护理

观察老年病人水肿的部位、程度和发生经过;每日记录出入液量,每周测量 2 次体重。老年病人应经常更换卧位,防止因长时间保持同一姿势引起的局部循环障碍而产生压疮。活动时注意安全,防止跌倒。

## 三、用药护理

老年人个体差异较大,肝肾功能减退程度不同,药物剂量要因人而异,注意观察药物的不良反应。老年人心肌对洋地黄、茶碱类、抗抑郁药物、抗心律失常等药物毒性反应的敏感性增加,易发生心律失常,必要时应进行心电监护。同时,指导老年人及家属了解所用药物的保存方法及不良反应。

1.硝酸酯类药物应保存于干燥、不透光的容器中。服用后可出现头痛、头部跳动感、面部潮红、心悸等副作用,偶有血压下降,故首次服用后宜平卧。

2.降压药应制定服药时间表,有规律地正确服药;用排钾利尿药时,宜进食富含钾的食物,如蔬菜、水果、香蕉、豆类、香菇等。

3.洋地黄要及时发现中毒症状,如恶心、呕吐、食欲不振、腹胀、黄绿视、心律失常等。如需输注应严格控制速度。

## 四、心理护理

指导老年病人避免情绪激动和焦虑,因为激动和焦虑可使心率加快,周围血管阻力增高。因此,减轻病人心理负担和限制活动同等重要,调整病人情绪能防止心律失常的发生。护理人员认真、和蔼的工作态度,体贴入微的照顾,以及安静整洁、温湿度适宜的环境能给老年病人以心理支持,使其能正确对待自己、他人和社会。

## 五、健康教育

1.讲授防治知识

向老年病人及家属介绍本系统疾病的有关知识,重点说明预防诱因的重要性,注意保暖,指导病人正确服药和自我监测,帮助病人树立战胜疾病的信心,保持情绪稳定。

2.指导生活规律

合理安排活动与休息,做到生活有规律、适量饮食、劳逸结合。在日常生活中,老年人应避免过饱,肥胖者更要适当限制饮食,减轻体重和心脏负荷;同时注意防寒保暖,预防呼吸道感染,患心脏瓣膜病及心力衰竭的老年病人尤其要避免与呼吸道感染的病人接触。避免在饱餐、饥饿及运动后15min内进行洗浴,水温宜控制在40℃左右,时间不宜过长,以防发生意外。冠状动脉粥样硬化性心脏病、高血压病人应随身携带急救卡和保健盒。

3.坚持康复锻炼

心脏康复锻炼能够促进老年人心功能的提高和恢复,缓解老年人焦虑和抑郁的情绪,提高其自我照顾能力和生活质量。因此,康复训练应在老年人住院期间即开始,遵循因人而异、循序渐进的原则,制订合理的康复计划,运动量由小到大、适当地间隔休息,避免超过心脏负荷。心脏康复包括体能训练、健康教育咨询、危险因素改变、放松训练及职业指导。在心脏康复训练进行过程中,一定要有医护人员的定期评估指导,以及时调整康复计划。

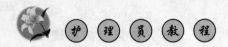

# 第三节　消化系统疾病病人的护理

老年人消化道的问题与其生活形态和各系统的功能状态密切相关。所以在护理中应重点调整饮食内容和规律,定时排便、适当锻炼等,加强对病人的健康教育,以减少消化系统疾病的发生。

## 一、饮食护理

进食应有规律,不宜过饱,细嚼慢咽,定时定量。根据病情需求,选用不同的饮食,尽量尊重老年人饮食习惯,合理饮食。

1. 便秘病人饮水 1500~2000ml/d,增加粗纤维的摄入,减少精制面粉和糖类等低渣食物的摄入。

2. 消化性溃疡病人切忌暴饮暴食、吸烟与酗酒。

3. 消化道小量出血者可进温凉流质饮食,大出血者应暂禁食、禁水。

4. 胆囊炎病人以低脂、低胆固醇、高维生素、高蛋白饮食为主,避免油炸食品、蛋黄、动物内脏、全脂牛奶等。

5. 反流性食管炎者宜少食多餐,避免高脂饮食和睡前2~3h进食,选用黏稠食物。

6. 急性胰腺炎病人应禁食、胃肠减压。此外,老年人宜多吃富含纤维的食物及新鲜蔬菜、水果、肉类、乳品,以减少大肠癌的发病率,预防胃癌。

## 二、口腔护理

在晨起、餐后及睡觉前刷牙,及时清除牙缝中残留食物,保持口腔卫生。牙裂缺损者,及时安装义齿,同时指导老年人保护、清洁义齿,晚上就寝时取下义齿清洁后置冷开水中。呕吐或呕血后,及时清除呕吐物,保持呼吸道通畅,并帮助病人漱口,避免各类刺激再次引起呕吐。

## 三、对症护理

1. 便秘的护理见
第三章生活护理。
2. 大便失禁的护理
见第三章生活护理。
3. 腹泻的护理
见第五章病情观察与急救护理。
4. 腹痛的护理
见第五章病情观察与急救护理。

**5.消化道出血的护理**

(1)密切观察神志和生命体征、皮肤和指甲床的色泽、肢体温度、周围静脉充盈情况,注意有无失血性休克症状,如头晕、心悸、口渴、四肢厥冷等,准确记录呕血和黑便情况。

(2)呕血时,采用侧卧位或仰卧位,头偏向一侧,防止窒息,并加强口腔护理,防止残留物或气味刺激引起呕吐。

(3)频繁便血的病人要做好肛门周围的护理。

(4)对出血性休克的老年病人,采用中凹卧位,促进静脉回流,保持呼吸道通畅,必要时吸氧并配合医生进行抢救。

(5)食管下段胃底静脉曲张破裂导致急性出血,可选用三腔双囊管压迫止血。

## 四、用药护理

注意药物的适应证和禁忌证,同时向病人说明服用方法和不良反应。胆绞痛者应哌替啶和阿托品联用,吗啡能引起Oddi括约肌痉挛,故禁用;便秘病人不宜滥用泻药。老年人肝的血流量和解毒功能下降及肾功能减低,易发生药物不良反应,应加强疗效观察。

## 五、病情观察

老年病人症状多不典型,但病情发展迅速,且并发症多见,应加强病情观察。如突然腹痛加重,可能并发穿孔;发生呕血便血易导致休克;持续性粪便隐血实验阳性,应高度警惕胃癌;排便规律改变,需排除大肠癌;老年性胰腺炎疼痛可放射至胸背部,需注意与下叶性肺炎鉴别。

## 六、心理护理

应关心、帮助病人,以增强治疗信心。尤其是消化性溃疡,其发病与心理因素有很大关系,长期处于焦虑与紧张等应激状态可引起胃肠黏膜损害,因此,对溃疡病人进行心理护理十分重要。

## 七、健康教育

**1.讲解相关知识**

向病人及家属介绍疾病的相关知识,保持健康的生活方式:生活有规律、劳逸结合、避免劳累和精神紧张、合理饮食、戒烟酒,正确用药,自我监测不良反应,预防便秘。

**2.休息与活动**

适量运动尤其是到户外活动能使老年人保持最佳的生理功能和心理状态,有利于增加胃肠蠕动,增进食欲,控制体重。疾病急性期应安排合理的体位,反流性食管炎者,避免餐后平卧,应取半坐卧位,以减轻症状;急性胰腺炎者,可取屈膝侧卧位,缓解疼痛。

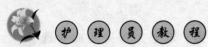

**3.学会自我监测**

老年人若出现下列情况应注意:①在吞咽食物时反复出现胸骨后停滞或异物感,明显影响进食。②无胃肠道疾病而近期有胃肠不适,经门诊治疗无明显好转。③长期溃疡病史,近期症状明显,疼痛规律改变。④有痢疾样脓血便、血便、里急后重、有下坠感、近期排便习惯改变。⑤原有慢性肝炎或肝硬变,出现消瘦、乏力、食欲不振,肝区胀痛或锐痛时应及时去医院就诊。⑥患有慢性萎缩性胃炎、伴肠化生或不典型性增生、腺瘤性胃息肉及胃溃疡的老年人应在积极治疗的同时,加强随访,及时注意病情变化。

# 第四节　泌尿与生殖系统疾病护理

## 一、一般护理

1.尿频尿急症状明显时,应卧床休息。增加饮水量,每天保证2000~3000ml的饮水量。

2.给予清淡富含营养的饮食,避免刺激性食物。

3.注意观察老年妇女有无外阴及阴道内瘙痒。若因奇痒难忍,影响正常生活休息时,要鼓励其积极治疗并遵医嘱给予必要的止痒药物。

4.每日2次温开水坐浴,每次20min,保持外阴清洁,勤换内裤,每日用沸水煮内裤和毛巾,用专用盆。

5.提醒前列腺增生症的老年人,不要憋尿,以免引起尿潴留。关心、安慰排尿困难的老年人,为其提供适当的排尿体位、安静的排尿环境,使其轻松排尿。

6.保持大便通畅,防止腹泻,以免便秘或腹泻刺激会阴部,使前列腺更加充血、增大、加重尿潴留。

## 二、尿潴留病人的护理

1.注意保护老年人的自尊心,提供适宜的排尿环境,用屏风遮挡,使病人安心排尿。

2.可根据尿潴留的性质,采用热水袋敷下腹部(水温应调节在50℃以内,以免发生烫伤)。或用手按摩刺激膀胱肌收缩,促进排尿。

3.卧床老年人因不习惯卧床排尿而引起尿潴留,在病情允许的情况下,可协助老年人以习惯姿势排尿,鼓励病人放松、做深呼吸,缓解紧张情绪。

4.利用已经形成的条件反射诱导排尿,如让病人听流水声。

5.各种处置无效时,应采取导尿术,导尿时要严格无菌技术操作,手法轻柔,老年人一次导尿以不超过800ml为宜,以免膀胱迅速减压后而出血或虚脱。

### 三、压力性尿失禁病人的护理

1.保持皮肤清洁干燥,床上可铺橡胶单及中单或使用吸湿性能好的衬垫。用温水清洗会阴部,经常更换内衣,保持局部清洁,定时按摩受压部位,预防压疮发生。

2.指导老年病人适量饮水,增加尿量以防尿路感染。晚餐后,应适当控制水的摄入,以免夜间排尿次数增多,影响睡眠。避免饮用利尿性饮料,如咖啡、茶、汽水等。

3.进行膀胱训练,依据老年人的排尿形态,设计排尿时间表,可每隔1~2h排尿1次,在非规定排尿时间内,尽量让老年人憋尿,直到预定时刻将尿排尽。排尿困难时,可按摩膀胱区或前后摇摆身体,以促进排尿。

4.止痛剂、镇痛剂和酒精制剂会降低括约肌对排尿反应的敏感性,应尽量减少使用。

### 四、用药护理

1.按时按量服用抗生素,切勿在尿路感染症状改善或消失后自行停药,应按医嘱服药。

2.前列腺增生症的老年病人,应用α-受体阻滞剂时虽然起效快,但不良反应较多,如头疼、心悸、直立性低血压等。老年人血管调节功能减弱,用此类药后应注意安全方面的护理。保列治不良反应小,但起效较慢,需3个月以后才能起作用,停药后前列腺恢复增生,需终生服药。因此,要注意做好用药解释工作,鼓励老年人坚持服药。

### 五、前列腺手术护理

1.术前准备及护理

(1)治疗慢性全身性疾病,60%以上的老年人,合并有心肺疾病及糖尿病等疾病,应配合医生积极治疗这些疾病,严格控制感染,解除尿潴留。

(2)手术前向病人介绍前列腺手术的目的及方法,注意事项,消除病人的恐惧心理。

(3)术前3~4d训练老年病人在床上排尿、排便。

2.术后护理

(1)严密观察生命体征、意识状态,保持呼吸道通畅。老年人因患有多种疾病,承受麻醉和手术的能力较差,手术后易诱发或加重原有疾病,因此,加强术后病情观察非常重要。

(2)保持大便通畅,多数老年人常出现便秘症状,手术后活动减少以及伤口疼痛均可加重便秘,手术后要常规应用缓泻剂保持大便通畅。

(3)注意保暖,老年人基础体温较低,再加上手术中用大量液体冲洗创面,使体温变化,因此术后要注意保暖。

### 六、阴道冲洗的护理

进行阴道冲洗和放药前需洗手,盆、毛巾等用具要消毒干净,老年人阴道壁弹性降低,进行阴道冲洗阴道内放入药物时,动作要轻柔缓慢,并安慰病人使其放松减轻痛苦。

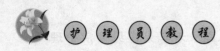

## 七、心理护理

尊重、关心老年人,耐心倾听老年人的主诉,并给予心理安慰,减轻其紧张焦虑情绪。理解同情老年人的难言之隐,耐心解释疾病的发生发展及转归情况,说明药物治疗的重要性及手术治疗的必要性,使老年病人能充分了解自己的病情,并指导其亲属多关心体贴他们,帮助病人树立战胜疾病的信心,积极配合治疗与护理。

## 八、健康教育

**1.饮食指导**

多吃清淡、易消化且含纤维素较多的蔬菜水果,多饮水增加尿量,对尿路起到冲洗作用,保持大便通畅。避免辛辣刺激性食物,如酒、辣椒、姜等食物。防止便秘,以免加重前列腺充血、水肿、梗阻而产生排尿困难。

**2.生活方式**

注意劳逸结合,避免过度疲劳、受凉,避免久坐、骑自行车等挤压、牵拉会阴部的活动,以防前列腺血流不畅。尿频、尿急等症状明显时应卧床休息。指导老年人坚持适当的体育锻炼,如散步、慢跑、打太极拳等,可促进血液循环防止并发症的发生。

**3.卫生习惯**

建立良好的卫生习惯,保持会阴部清洁,预防交叉感染,可用1:5000高锰酸钾液坐浴。不要用较热的水及刺激性较大的肥皂进行清洗,以免加重外阴干燥、瘙痒等症状。勤换内裤保持床单清洁干燥。

**4.指导尿失禁老年人自我护理**

(1)盆底肌锻炼每晚睡前作床上抬腿运动和肛门括约肌收缩运动,收缩肛门每次10s,放松间歇10s,连续15~30min,促使松弛的膀胱基底和尿道筋膜张力增加。

(2)膀胱功能训练在下腹部膀胱区适度地叩打,再用手加压,同时嘱病人作腹部加压,指导病人自行排尿。

**5.指导尿潴留老年病人的自我护理**

嘱病人精神放松,采取适当的体位,建立排尿方式,用诱导排尿方法,如温水冲洗会阴部或听流水声。

**6.指导老年男性定期检查**

前列腺特异抗原,坚持每年作一次直肠指诊、前列腺B超,了解前列腺增生情况。指导老年妇女注意增加营养,坚持体育锻炼,保持心情舒畅,提高自身防御能力,定期到医院进行妇科检查。老年人出现乏力、精神萎靡、腰骶不适、食欲下降等症状时,应及时到医院就诊,作尿常规及细菌培养等检查,警惕尿路感染。

# 第五节 代谢与内分泌系统疾病护理

## 一、一般护理

### 1.饮食

(1)饮食治疗是糖尿病治疗的基本措施,应严格和长期执行,使血糖、尿糖控制达标,并能给予足够的热量和必要的营养成分以保持身体正常代谢平衡,减少并发症的发生。

(2)限制摄入总热量,低脂、低胆固醇膳食,适当蛋白质,高纤维素、高维生素饮食,进食应定时、定量。

### 2.休息与活动

老年人的活动量要根据病人的年龄、性别、体形、饮食习惯、平时的活动量、血糖水平、是否接受药物治疗及剂量等具体情况来决定。对于合并有心脏病、高血压等糖尿病并发症或身体状况不佳的老年人,适合于低强度的活动,如散步、打太极拳、家务劳动等;老年糖尿病病人的活动宜在餐后1h进行,运动时间过长,强度过大容易发生低血糖;有严重糖尿病并发症者不宜运动。

## 二、心理护理

由于长期的饮食控制、严格用药以及对并发症的恐惧往往使老年糖尿病病人产生焦虑、烦躁、忧郁等情绪。因此,护理人员要鼓励病人讲出自己的感受,耐心解答病人提出的问题,帮助他们树立战胜疾病的信心,以良好的心态积极配合治疗和护理工作。

## 三、糖尿病病人的护理

### 1.口服药物

(1)磺脲类:此类药物直接刺激胰岛β细胞释放胰岛素,主要有格列苯脲(优降糖)、格列吡嗪(美吡哒)、格列齐特(达美康)等,通常在餐前30min服用。

(2)双胍类:此类药物可抑制肠道对葡萄糖的吸收,减少糖原异生,增加周围组织对葡萄糖的摄取利用,常用的有二甲双胍、二甲双胍缓释片、格华止,双胍类药物宜在餐时或餐后半小时服用。

(3)α-葡萄糖苷酶抑制剂:主要通过抑制肠道α-葡萄糖苷酶的活性,使葡萄糖吸收减少,主要有阿卡波糖、伏格列波糖,宜在进餐第一口与饭嚼服。

(4)胰岛素增敏剂:主要通过增强骨骼肌、肝和脂肪组织对胰岛素的敏感性,促进葡萄糖的利用和吸收,而减低血糖。现有两种制剂:罗格列酮、吡格列酮,宜在早餐前30min服

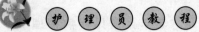

用。

**2.注射胰岛素**

(1)胰岛素制剂:按速度分类,速效胰岛素、短效胰岛素、中效的低精蛋白胰岛素和长效的精蛋白锌胰岛素。

(2)按品种分类:牛胰岛素、猪胰岛素、人胰岛素和人胰岛素类似物。人胰岛素纯度高,不良反应少,不易产生胰岛素抗体,很少引起免疫反应,更适合老年糖尿病病人应用。

(3)注射部位的选择:皮下注射胰岛素的吸收力取决于注射的部位,腹壁吸收速度最快,依次是上臂、臀部和大腿外侧。每次注射应离开上次注射处2cm以上,一月内最好不要在同一部位重复注射。

(4)注射胰岛素前:要询问病人能否在30min内进餐,是否有食欲不佳等情况,切不可盲目注射胰岛素。

(5)胰岛素的保存:胰岛素应置于冰箱内低温(2℃~8℃)存放,避免受热、光照、冰冻,否则降低活性使其变性失效。

**3.注意观察血糖**

应用强化治疗使血糖接近正常,可减少微血管病变的发生。除控制空腹高血糖外,还应注意餐后血糖达标。注意观察有无低血糖症状,老年糖尿病病人低血糖表现有时不典型,往往仅表现为意识改变、行为异常、夜间噩梦、睡眠中不自主大叫、不宜叫醒等症状。因此,护理人员要特别注意观察正在使用降糖药的老年糖尿病病人,加强夜间巡视,发现低血糖情况应及时给予抢救。

**4.预防低血糖**

对老年糖尿病病人控制血糖治疗宁高勿低。低血糖时可出现虚汗、眩晕、心慌、双手颤抖、饥饿感等症状,严重者可出现昏迷甚至死亡。有些老年人还可有一些特殊表现,如清晨剧烈头痛或突然大汗淋漓、动作异常、语无伦次、哭笑无常等,要密切注意观察,以便及时发现低血糖。发生低血糖时,神志清醒者可给予糖水、糖块、饼干、面包、饮料等口服,昏迷者应及时给予50%葡萄糖60~100ml静脉注射,切忌经口喂食,以防窒息而死亡。

**5.糖尿病足部护理**

(1)每天检查足部、趾部,是否有皮肤裂伤、摩擦伤、抓伤、水疱以及其他改变。是否有温度改变,局部皮肤有无发红、肿胀。

(2)保持足部清洁:每天用温水(不超过40℃)清洗足部,浸泡时间一般为5~10min,特别要注意保持脚趾间皮肤的清洁和干燥,洗脚后用柔软、吸水性强的毛巾轻柔地擦干足部皮肤,不要使用热水袋、电热毯等以防烫伤。剪趾甲时要注意剪平、不要过短以防造成甲沟炎。每日从趾间向上轻按足部多次,以促进足部血液循环。

(3)足部即使有一个小伤口也需长时间才能愈合,因此,必须认真对待。先用苯扎溴铵(新洁尔灭)酊棉球彻底地消毒伤口,再用无菌纱布覆盖。禁用碘酒等刺激性强的消毒液,不宜使用深色消毒剂,以免药品颜色掩盖伤口感染的征兆。不使用鸡眼膏或有腐蚀性、酸性的药物,以免引起皮肤溃疡。

## 四、脂代谢异常病人的护理

往往需要长期治疗,中途停药易导致疾病复发。常用的降血脂药物有:降胆固醇为主的药物,如考来烯胺等。降胆固醇为主、降甘油三酯为辅的药物有:洛伐他汀、普发他汀、辛伐他汀。降甘油三酯为主、降胆固醇为辅的药物有:非诺贝特、吉非贝齐等。降甘油三酯为主的药物,多烯康等。老年人应用降血脂药物时要注意个体化,根据血脂异常程度、生活方式、药物不良反应等情况进行选择。应从小剂量开始逐渐增量。

## 五、健康教育

1.饮食指导

(1)使老年糖尿病病人及家属掌握饮食治疗的原则,做到根据病情有计划、有规律地按时定量进餐。

(2)脂代谢异常病人应低热量、低脂肪、低胆固醇、低糖、高纤维膳食。

2.生活方式指导

建立科学的生活方式,加强运动,让老年人了解体育锻炼的重要性,防止肥胖,戒烟、限酒,避免精神紧张。

3.低血糖的预防和处理

老年糖尿病病人,应密切注意自己的低血糖症状,自我感觉到低血糖症状时,先喝一杯糖水、按时吃饭、运动量保持恒定,超过平时的运动量时要及时补充食物。指导老年糖尿病病人应随身备糖果、饼干等食物,以便及时纠正低血糖。

4.自我监测血糖

病人及家属掌握使用试纸法或血糖检测仪进行血糖测试。自我检测血糖,及时了解糖尿病病情控制程度,为调整药物剂量提供依据。

# 第六节　神经系统疾病护理

## 一、心理护理

1.对病人的心理护理

对老年人因能力下降而事情做得不完美,不能加以斥责或包办,要鼓励老年人维持原来的社会活动或日常生活中所具有的能力,防止智力功能和认知技能的衰退,照顾者的关爱和同情使老年人情绪愉快,可减缓智力退化的速度。

2.对照顾者的心理护理

对照顾者因长期照顾,在心理上、生理上所承受的负荷表示理解、同情,并给予照顾者有关信息和指导。

## 二、一般护理

1.皮肤护理

保持皮肤清爽,体位舒适,定期翻身,防止受压,保护骨隆突处,避免摩擦,适当按摩,合理活动,加强营养,防止压疮。

2.改善睡眠

了解病人的睡眠习惯,夜间醒来的原因,安眠药使用情况及其效果,以往有效促进睡眠的方式,采取有针对性的护理措施。

## 三、对症护理

1.语言沟通障碍

(1)给病人解释不能说话的原因,注意尊重病人自尊心。

(2)为病人提供安静的交流环境。

(3)当病人听不懂时,对话者要有耐心,可用缓慢的语速、重复简单的短句,直到病人理解。不能喊叫或强迫病人反应。

(4)对表达能力有缺陷的病人用直接问答式提问。同时,还可用手势给病人清楚、简单地指导。如需转换话题,应提前使病人有思想准备。

(5)鼓励家属多与病人交流,表达关爱。

2.躯体移动障碍

主要包括良肢位(治疗体位)的保持,肢体被动运动,体位变换,上肢、下肢、坐位、立位、步行及上下楼梯的训练。

(1)上肢训练

自助被动运动:病人取仰卧位,双手手指交叉在一起,用健侧上肢带动患侧上肢在胸前伸肘上举,然后屈肘,双手返回置于胸前。

分离运动及控制能力训练:仰卧位,支持患侧上肢于前屈90°,让病人上抬肩部使手伸向天花板,或患侧上肢随护理人员的手在一定范围内活动,并让病人用患手触摸自己的前额、嘴等部位。

(2)下肢训练

桥式运动:可先练习双桥式运动,仰卧位,上肢置于体侧,或双手十指交叉,双上肢上举;双腿屈膝,足支撑在床上,然后将臀部主动抬起,并保持骨呈成水平位,维持一段时间后慢慢地放下。随着控制能力的改善,可训练单桥式运动,将健足从治疗床上抬起,或将健腿置于患腿上。

屈曲动作训练:屈髋、屈膝动作的训练。仰卧位,上肢置于体侧,或双手十指交叉举至头上方。护理人员一手将患足保持在背屈位,足掌支撑于床面;另一手扶持患侧膝关节,维持髋关节呈内收位,让患足不离开床面而向头端,然后缓慢地伸直下肢,如此反复练习。

伸膝分离运动:仰卧位,患膝屈曲,护理人员用手抓住患足(不接触足尖),使其充分背屈和足外翻,随后缓慢地诱导患侧下肢伸展。注意让病人不要用力向下蹬,并避免出现内收内旋。一旦病人对下肢伸展失去控制并陷入伸肌模式,就应马上停止伸展,要求其屈曲患腿,以便重新获得控制能力。

患腿内收内旋训练:病人取仰卧位,双腿屈曲,足踏床,先把两膝分开呈外旋位,然后让病人主动合拢双膝,同时护理人员对病人的健腿施加阻力,阻止其内旋内收,以期通过联合反应来诱发患腿的内收内旋。如病人可轻松完成本动作,可让病人伸展健腿,仅作患腿的训练。

踝背屈训练:病人仰卧位,双腿屈曲,双足踏在床面上,护理人员一手夹住患侧踝关节的前上方,用力向下按压,使足底保持在床面,另一手使足背屈外翻。当被动踝背屈抵抗消失后,让病人主动保持该位置,随后指示病人主动背屈踝关节。开始时要注意防止病人过度用力引起足内翻。

(3)坐位训练

尽早采取床上坐位:只要病情允许,应尽早坐起来,可防止长期床上制动所致的并发症。首次取坐位时,不宜马上取90°坐位,以防体位性低血压,可用靠背架,依次取30°、45°、60°、80°坐位。如前一项体位能坚持30min且无明显体位性低血压表现,可过渡到下一项。

床上最佳坐位:髋关节屈曲近于直角,脊柱伸展。用多个枕头来支持背部,以帮助病人达到直立坐位。也可用一跨床小桌,放在患者上肢下面以抵抗躯干前屈。如躯干前屈力很大,应在肘部下方放一个枕头,以防受压。

床边坐位:仰卧位,将患腿置于床边外,使膝关节屈曲,开始时用健腿把患腿抬到床边,然后健侧上肢向前横过身体,同时旋转躯干,健手在患侧推床以支撑上身,并摆动健腿到床外,帮助完成床边坐位。从健侧坐起时,先向健侧翻身,健侧上肢屈曲缩到体下,双腿远端垂于床边,头向患侧(上方)侧屈,健侧上肢支撑慢慢坐起。

静态平衡训练:要求病人在无支撑下的床边或椅子上取静坐位,髋关节、膝关节和踝关节均屈曲90°,足踏地或支撑台,双足分开约一脚宽,双手置于膝上。首先是静态平衡训练,护理员协助病人调整躯干和头至中立位,当感到双手已不再用力时松开双手,此时病人可保持该位置数秒,然后慢慢地倒向一侧。随后护理员要求病人自己调整身体至原位,必要时给予帮助。其次是自动态坐位平衡训练,让病人自己双手手指交叉在一起,伸向前、后、左、右、上和下方并有重心相应的移动。再下来是被动平衡训练,病人在受到突然的推、拉外力仍保持平衡时。此后坐位训练主要是耐力训练。

坐位时身体重心向患侧转移训练:偏瘫病人坐位时常出现脊柱向健侧弯,身体重心向健侧臀部偏移。护理员应立于病人对面,一手置于患侧腋下,协助患侧上肢肩胛带上提,肩关节外展、外旋,肘关节伸展,腕关节背伸,患手支撑于床面上;另一手置于健侧躯干或患侧

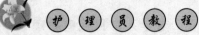 

肩部,调整病人姿势,使患侧躯干伸展,完成身体重心向患侧转移,达到患侧负重的目的。

(4)立位训练

从坐位到站起的训练:护理员立于病人对面,双手固定患足,膝关节屈曲并抵住患侧膝关节;双手置于患者肩部,并用肘部将病人上肢抵在自己的腰部。协助病人将身体重心向前移动,当双肩前移超过双足时,膝关节伸展而完成起立动作。起立时要提醒病人尽量患侧负重,抬头看前方。

站位平衡训练:静态站位平衡训练,在病人站起后,让病人松开双手,上肢垂于体侧,护理人员逐渐除去支撑,让病人保持站位。注意站位时不能有膝过伸。病人能独立保持静态站位后,让病人重心逐渐向患侧,训练患腿的持重能力。同时让病人双手交叉的上肢(或仅用健侧上肢)伸向各个方向,并伴有、随躯干(重心)相应的摆动,训练自动站位平衡。如在受到突发外力的推拉时仍能保持平衡,说明已达到被动站位平衡。

患侧下肢支撑训练:病人站立位,身体重心移向患侧,健手可抓握一固定扶手以起保护作用,健足放在护理人员腿上。为避免患侧膝关节过度伸展,用手辅助膝关节保持屈曲15°左右。随着患侧下肢负重能力的提高,可用另一手捏住病人的健足,使之向下踩的力量减弱,进而使患侧下肢负重能力逐渐接近单足站立的平衡能力。

患侧下肢迈步训练:偏瘫病人迈步,因足趾离地时屈膝不够而致使摆动向患足拖地,因此,屈膝是训练的主要内容。俯卧位,护理人员将病人膝关节屈曲90°,通过小范围的屈伸活动练习屈肌群的收缩;维持膝关节不同角度静止不动以提高膝关节的控制能力。屈膝训练时应防止屈髋。站立位,训练屈肌群的收缩控制能力。护理人员帮助病人微屈膝,注意防止骨盆上提。

(5)步行训练

步行前准备:如扶持站立位下患腿前后摆动、踏步、屈膝、伸髋练习,患腿负重,健腿向前向后移动及进一步训练患腿的平衡。

扶持步行:护理员站在偏瘫侧,一手握住患手,掌心向前;另一手从患侧腋下穿出置于胸前,手背靠在胸前处,与病人一起缓缓向前步行,训练时要按照正确的步行动作行走或在平行杠内步行,然后扶杖步行,再到徒手步行。

改善步态训练:步行早期常有膝过伸和膝打软现象,应进行针对性的膝控制训练。

复杂步行训练:如高抬腿步、弓箭步、绕圈走、转换方向,越过障碍走,各种速度和节律的步行,增加下肢力量,以及训练步行耐久力、稳定性和协调性等。

(6)上下楼梯训练

偏瘫病人上下楼梯训练时应遵照健足先上、患足先下的原则。护理员站在患侧后方,一手协助控制膝关节,另一手扶持健侧腰部,帮助将重心转移至患侧,健侧足先蹬上一层台阶。当健侧下肢在高一层台阶上支撑时,重心充分前移,护理员一手固定腰部,另一手协助患足抬起,髋膝关节屈曲,将患足置于高一层台阶。如此反复进行,逐渐减少帮助,最终能够独立上楼梯。下楼梯时,护理员站在患侧,一手置于患膝上方,稍向外展方向引导,协助完成膝关节的屈曲及迈步,另一手置于健侧腰部身体向前方移动。病人健手轻扶楼梯扶手以提高稳定性,但不能把整个前臂放在扶手上。

3.吞咽能力受损

评估病人的呕吐反射与吞咽的功能。提供清洁、安静的环境,协助病人采取半坐卧位进食,床头适当摇高,头偏向一侧,食物从病人健侧送入口中,避免呛咳或吸入。给病人充足的进餐时间,喂饭的速度要慢,每次的量要少,让病人充分咀嚼,鼓励病人自行进食,进食时不说话,以免引起误吸。

## 四、用药护理

遵医嘱用药,注意用药时间、剂量、途径,观察药物效果及不良反应。

1.安眠药宜在睡前半小时服用。如果睡眠障碍有好转可逐渐停药,突然停药会影响药物疗效甚至会出现反跳现象。药效不好需换药时,应逐渐交替。

2.镇痛药可在晚间上床时服用,以避免夜间因疼痛惊醒。

3.利尿剂最好在白天使用,以减少引起频繁起床小便而影响睡眠。

4.抗抑郁药宜在上床后服用,以免摔倒。

## 五、病情观察

密切观察病情变化,应定时检查意识、瞳孔、生命体征、肌力、肌张力等,如有异常应及时通知医生。

## 六、健康教育

1.向老年人及其家属讲解疾病相关知识

介绍疾病的病因、诱发因素、临床表现、治疗及护理措施等,积极控制原发疾病,如高血压、糖尿病、冠心病、肾病等,定期进行疾病监测,如监测血压、血糖、血脂水平等。

2.指导老年人及其家属改变不良的生活方式

老年人应戒烟限酒,坚持适量运动,合理平衡膳食,严格限制食盐的摄入,积极参与社区健康教育活动,学习新知识,使大脑功能得到锻炼,避免精神紧张和身体过度劳累。

3.指导老年人及其家属正确使用药物

讲解各种药物的治疗作用、不良反应,提高老年人的药物依从性。

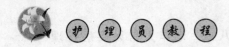 

# 第七节　运动系统疾病护理

## 一、心理护理

1.了解老年人不服老或不愿意麻烦他人,尤其是日常生活愿意自己动手的心理,做好疏导工作,帮助老年人认识衰老是自然规律,活动能力下降是正常的老化现象,指导老年人做力所能及的事。

2.若因疼痛或骨折需卧床的老年人,应向老年人及家属解释卧床是治疗和保护骨、关节的需要,以配合其治疗及护理,并说明卧床期间要注意的问题及功能锻炼的方法及意义。

## 二、一般护理

1.环境　老年人居室温暖,阳光充足,温、湿度适宜,生活环境安全。

2.饮食改变生活方式　钙是构筑人体骨骼的基本元素,老年人每天必须保证一定量的钙摄入。但老年人因为体内活性维生素D水平下降,使钙在肠道的吸收率以及在骨骼的沉积率也相应明显下降,因此,仅仅补充钙是不够的,还应该同时补充活性维生素D即骨化三醇,以保证人体对钙的吸收和利用。同时要避免摄入过多的咖啡和酒精。提供营养丰富的、高钙易消化饮食,如鲜奶、海产品、深绿色蔬菜、坚果及豆制品;鼓励老年人多食用蔬菜、水果,保持大便通畅,防止便秘;不吸烟;每天喝咖啡不超过2杯;多饮水,预防泌尿系统结石。

3.休息与活动　根据病情卧床休息,在医生、护士指导下适量活动。经常作规则的轻度负重锻炼,如散步有助于保持骨骼强壮,并减少摔倒的机会。每周至少3次户外运动;教会颈、腰椎退行性疾患的老年人适当地使用支架、颈托、腰围及其他骨科器械,尤其在炎症发作、长距离行走或负重时,配合关节制动休息及止痛。

## 三、病情观察

观察活动时有无疼痛、压痛、肌紧张、关节僵硬、疼痛性痉挛及红、肿或关节运动范围缩小等。

1.注意观察骨、关节疼痛的部位、性质、持续时间及疼痛是否放射、疼痛与活动的关系、疼痛加重的诱因及缓解的方法等。

2.观察关节活动受限的程度、与运动和体位的关系、对日常生活的影响、是否使用助步器等。

3.观察有无知觉改变,如感觉过敏、感觉减退或消失等。

4.骨折石膏固定的病人注意观察肢体末梢血液循环情况、包裹的松紧度、牵引装置等。

## 四、对症护理

1.缓解疼痛 指导病人放松骨骼肌张力,减轻疼痛强度。若因病情及治疗需要,病人长时间处于同一体位或下肢抬高时,应在膝关节下垫毛巾或小软枕,将患肢置于屈膝功能位,减轻腰部张力,也可用枕、被褥支撑疼痛部位。如较严重的腰背疼痛,遵医嘱用止痛剂或肌松弛剂,并建议卧床休息或使用背托。热敷、红外线照射、超短波与微波等热疗,热疗方法均能减轻疼痛,缓解肌紧张,促进局部血液循环而减轻肿胀。

2.病人作石膏、牵引或手术内固定时,在医生指导下尽可能每h活动身体数分钟,以减轻肌痉挛、关节僵硬和疼痛。

3.正确采用病人认可的减轻疼痛的方法,如帮助病人卧向健侧、半坐卧位、热水浴等,按摩、擦背使肌放松。

4.腰背痛急性发作时,指导或帮助病人缓慢地或以俯卧方式移到床上或就地躺下,减少关节活动或制动,使压力暂离腰背部.然后慢慢挺直腰和腿,直至疼痛减轻。

5.搬运病人时要轻柔,减少对患肢的刺激。

## 五、用药护理

1.骨质疏松症如用激素治疗时,应详细了解病人家族中关于肿瘤及心血管疾病病史,严密监测子宫内膜增殖变化,定期作乳腺检查,防止肿瘤和心血管疾病的发生。

2.退行性骨关节病病人临床常用镇痛消炎药物,如布洛芬、吲哚美辛(消炎痛)、氯芬那酸(抗风湿灵)等,此类药物有不同程度的不良反应,尤其是对胃的刺激,宜饭后服用。

## 六、健康教育

1.饮食指导 骨质疏松症重点在于补钙,食物中牛奶、深绿色蔬菜、坚果类、海藻类、萝卜、豆制品等含有丰富的钙;为促进骨钙吸收,同时要补充维生素D,多食用含有丰富维生素D和优质蛋白的鱼类,可帮助骨钙的吸收。

2.保护关节肌肉 枕头高度不高于15cm,以免颈部过屈,诱发颈椎病,避免提过重的物品,能背的就不提,能双手提的就不单手提,搬取重物前先将双足分开与肩等宽,站稳后屈髋,身体靠近物体,腰部缓缓用力,避免损伤腰肌。

3.用药指导 服用非甾体类消炎药时,一般选择肠溶片,宜饭后服,合并使用质子泵抑制剂,如奥美拉唑等,减轻对胃肠道的刺激。

4.运动指导 运动有利于骨骼的健康,老年人可选择散步、慢跑、游泳,运动前先做5min准备运动,伸展颈、腰、膝部的肌肉,然后持续10~20min的运动,最后再做5~10min整理运动,运动量以运动后全身微微出汗,身体无过度疲劳为宜,运动贵在坚持。

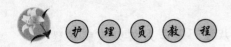

# 第八节　感官系统疾病护理

## 一、心理护理

1.教育病人及家属认识老年白内障、青光眼与老年性耳聋的危害及防治常识,消除焦虑、紧张心理,减轻对预后的恐惧感;说明保持良好精神状态及稳定的情绪对治疗的积极影响。

2.指导与老年人关系最亲密者多与老年人交谈,了解老年人的苦衷,让老年人的情绪得到宣泄,并为老年人与社会的接触提供必要的条件。交谈的环境宜安静,交谈前抬起手或轻拍老年人以引起老年人注意。对老年人讲话应慢而清楚,不高声喊叫,使用短句表达意思,避免用单个字回答。用适度的表达性触摸表示对老年人的热情与关爱。

3.指导老年人保持心情舒畅,保证充足睡眠,避免情绪激动、生气,提高机体抗病能力。

## 二、一般护理

1.环境　老年人居室应温暖,阳光充足,温、湿度适宜,生活环境安全。视力下降的老年人,要保证住房照明充足,帮助老年人熟悉日常用品放置的位置。使用的物品应简单,特征性强,放置位置固定,如眼镜、放大镜、台灯等常用物品应放在易于拿取的地方。为老年人创造一个物品放置固定、有序的生活环境。

2.饮食指导　老年人多吃新鲜食物,如:蔬菜、水果(如菠菜、四季豆、白菜、空心菜等绿叶蔬菜及苹果、橙、柑橘、柚)、鱼虾等。避免食用冰箱内存放多日的食物。控制食盐、糖的摄入,老年人每天摄盐量不应超过6g。烹调时可加入葱、蒜、姜、辣椒、香料等调味品以替代糖、盐。注意颜色的搭配。多食用羹汤类食物,少吃腌制、熏烤、冷冻等加工类食物。进食时应细嚼慢咽,以帮助食物与味蕾充分接触。劝导老年人戒烟、少饮酒、多喝水。因此,一旦遇到各种原因引起的腹泻、呕吐或大量出汗,应及时补液,喝白开水、茶水等。

3.休息与活动　外出活动安排在白天。视力下降的老年人,户外活动应戴黄褐太阳镜,有助于防止视力进一步减退和预防白内障的发生。必要时佩戴防护眼镜。指导家属在雾天、阴雨天、黄昏时老年人出门应陪伴左右,以免发生意外;教会老年人判断方向、距离的方法,上、下楼梯方法,以及各种防止跌伤、碰伤的方法。

4.注意用眼卫生　避免用眼过度,尤其需精细用眼的活动最好放在上午进行,用眼应以不觉疲倦为度,并注意正确的用眼姿势,距离、光源是否充足等。每用眼1h左右,让眼放松一下,如闭眼养神、走动、望天空或远方等,使眼得到休息。尽量不要长时间在昏暗环境中工作。坚持定期按摩眼部。可作眼保健操进行眼部穴位按摩,如按摩睛明、横竹、瞳子骨、太阳、医风等穴位。通过按摩,可加速眼部血液循环,增加房水中的免疫因子,提高眼球自身免疫力,从而延缓晶状体混浊的发展。

## 三、病情观察

1.指导老年人在出现下列情况时及时就诊:视物模糊或视野变窄,眼球胀痛伴头痛,有模糊的盲点、中心视力变差、视物呈波浪形扭曲。

2.指导有青光眼家族史的病人进入老年期后,应定期到医院作眼科检查。

3.正确估计视力障碍和听力障碍的程度,并制订改变生活方式的计划。

## 四、对症护理

1.病人眼胀痛剧烈、烦躁不安、恶心、呕吐等,遵医嘱给予止痛、镇静、安眠、止吐药物。

2.白内障术后嘱病人不要用力挤眼,避免剧烈活动,有咳嗽或呕吐者,要服用镇咳或止吐药。术后病人平卧,尽可能放松头部,避免过多活动头部,自然呼吸,不要用力憋气或打喷嚏。吃饭、大小便可起床,但动作要缓慢些,尽量少低头。术后3d内不吃难以咀嚼与过硬的食物,不吃刺激性食物,忌烟酒。保持大便通畅,养成每日排便1次的习惯。

3.术后如有明显疼痛,应注意有否眼内感染、眼压升高、前房积血等,应请医生检查并做出相应的处理。用金属或塑料保护眼罩,以避免误伤手术眼,每日换药1次,注意术眼有无分泌物,创口有无渗出、检查缝线有无脱落等。'

## 五、用药护理

1.老年性白内障病人大都年老体弱,全身合并有多种疾病,需用适当药物治疗,必要时请专科医生协助治疗。

2.术后1个月内每日数次滴用激素及抗生素眼药,并且遵医嘱滴用较弱的扩瞳眼药,以防止瞳孔粘连。对长期滴用激素类眼药者,应注意眼压情况,避免产生激素性青光眼。

## 六、健康教育

### 1.饮食指导

人眼中维生素C的含量大约比血液中高出30倍。随着年龄增长,营养吸收与代谢功能逐渐减退,晶状体营养不良,维生素C含量明显下降,久而久之引起晶状体变性,导致白内障发生。预防白内障可每天服用100~200mg的维生素C,也可在日常生活中多吃些含抗氧化维生素比较丰富的蔬菜和水果,另外可适当补充谷胱甘肽、维生素$B_1$、$B_2$、E和微量元素如硒等,多食富含上述物质的蔬菜、水果、鱼、肉(动物肝)、蛋类食物,少食辛辣、油腻之品。劝导老年人戒烟、少饮酒。预防青光眼应控制饮水量,避免短时间内大量饮水,一次饮水量以不超过500ml为宜。因血液被稀释,可使眼内房水增多,眼压升高,可诱发青光眼的发生或急性发作。

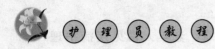 

**2.注意保护眼睛**

不要在暗室中工作时间过长,不要在暗光线下读书;宜枕高一点的枕头睡眠。老年人应定期到医院眼科检查眼睛。若出现青光眼先兆,应及时到医院检查,一旦确诊,积极治疗。

**3.用药指导**

正确使用眼药水的方法:

(1)滴眼药 用食指和拇指分开眼睑,嘱病人眼睛向上看,将眼药水滴在下穹窿内。闭眼,再用食指和拇指提起上眼睑,使眼药水均匀地分布在整个结膜腔内。滴药时注意滴管不可触及角膜。每种眼药水在使用前均要了解其性能、维持时间、适应证和禁忌证。检查有无沉淀、浑浊、超过有效期。

(2)药物的不良反应 β受体阻滞剂用于原发性开角型青光眼病人,对哮喘和慢性阻塞性肺疾患病人及心率小于60次/min的病人不宜使用。滴药后须按住内眼角数分钟,防止药水进入泪小管,吸收后影响循环系统和呼吸系统。用缩瞳剂会出现视物模糊,宜晚上临睡前用。

**4.维持正常听力**

避免影响听力的因素,指导病人应避免到嘈杂的环境中去,告诉老年人及家属避免使用损伤听力的药物,如链霉素、庆大霉素、卡那霉素。饮食宜清淡,避免饮浓茶、咖啡,避免饮酒,保持心情舒畅,避免精神紧张和情绪激动。

**5.助听器的使用**

(1)熟悉助听器的性能 指导老年人熟悉助听器的各种开关功能,音量调解到刚能听清对方讲话为宜。先在安静的环境下训练听自己的发音,开始时对照镜子看口形,然后脱离镜子能听懂自己的发音。再练习听电视机和收音机里的播音员讲话,逐步收听其他节目。

(2)训练 对话开始时,在安静环境中一对一地进行,训练者最好是老年人家属或熟悉老年人者。训练要有耐心,对话时要注意对方的口型和面部表情,速度适当放慢,语言可重复。当病人能听懂80%时,可用中速进行训练。当病人已经适应一对一的对话时,可进入有较多人的环境中进行练习,练习时将助听器的入声口对准讲话人,可使噪声降低到最低程度,当完全适应后可把助听器放入口袋内与他人对话。老年人的感觉功能下降常为数种因素并存,所需对话训练时间较长,要帮助老年人去除焦虑情绪。

(3)音量装置的调整 使用助听器3个月后,应根据老年人的适应情况,对音量进行调整。

# 第九节 卧床老年病人并发症的预防及护理

## 一、坠积性肺炎

坠积性肺炎是长期卧床病人常见的呼吸道并发症。特别是老年病人,长期卧床易患坠积性肺炎,因为老年人的肺运动受限,咳嗽反射减弱,呼吸道分泌物不易清理出呼吸道,随重力流向肺底而导致炎症反应。因坠积性肺炎具有对常用抗生素不敏感、治疗效果欠佳的特点,因而预防坠积性肺炎的发生尤为重要。

**(一)预防措施**

1.适量的运动锻炼 加强运动,每天做适量的运动锻炼,如无法下床的老年人,可以做简单的主动或被动全关节运动。每天运动15min或坐于床边,坐轮椅活动,以减少长期卧床造成的肌肉萎缩或无力。

2.胸腔保健运动 可以做一些简单的运动来防止肺部组织及肺功能的退化。例如使用腹式呼吸运动:手放于肚脐上方,吸气时将位于腹部的手抬起,呼气时下压,此过程要深吸气才能使肺部完全扩张,呼气时间尽量拉长,或做扩胸运动,可以避免坠积性肺炎。

3.做好呼吸道护理,预防肺部感染 保证室内温湿度适中,注意保暖,保持内衣及被单的干燥,如病人出汗过多,应及时予以更换衣裤,避免受凉而诱发呼吸道感染。保持口腔清洁,防止口腔黏膜干燥,使常见寄生细菌减少到最低限度,尽可能自行或在他人协助下刷牙,每天早晚各1次;如果病人昏迷或因其他原因导致不能刷牙者,应给予一天2次的口腔护理,即用淡盐水纱布或棉球擦拭口腔,每次进食后用淡盐水漱口。

4.采取有效措施,促进痰液排出 老年人咳痰无力,造成痰液沉积形成坠积性肺炎。长期卧床的病人应每2h翻身、拍背及按摩皮肤1次。拍背时应五指并拢稍作弯曲,呈杯状,由下及上、由外及内的叩击背部,应避开脊柱,以此促进痰液排出。

5.加强营养 适当摄入蛋白质及维生素,增强机体免疫力。

**(二)护理措施**

1.密切观察,及时就医 测量体温每日4次,如体温突然升高或持续高热,表明感染加重或感染持续存在,应立即就医。另外,老年人由于机体免疫力降低会出现感染严重而体温正常的现象,因此除测量体温外应密切观察病人的神志变化,若出现神志淡漠甚至昏迷的现象应立即就近就医。

2.鼓励饮水,稀释痰液 在病人病情允许的情况下尽量鼓励病人多饮水,以达到稀释痰液、促进痰液排出的目的。

3.体位引流,促进排痰 采用体位引流应注意,引流应早晚餐前进行,因饭后易导致呕

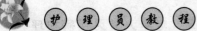

吐;应说服病人配合引流,引流时鼓励病人适当咳嗽;引流过程中注意观察有无咯血、发绀、头晕、出汗、疲劳等情况,如有上述情况应立即终止体位引流,引流的体位不宜刻板执行,必须采用病人能接受,又易于排痰的体位。一般情况下对于年迈体质极度虚弱,无法耐受所需的体位或胸廓、脊柱骨折或近期大咯血、严重骨质疏松的病人不宜采用体位引流的方法排痰。

## 二、泌尿系统感染

泌尿系统感染可见于任何年龄,但其发生率随年龄增大而明显增高,尤其以女性病人最为多见。无论性别,当处于慢性衰弱状态时,老年人泌尿系统感染的患病率可增高至25%~50%。这可能与老年人生理功能老化,膀胱逐渐丧失支持的弹性组织,膀胱小室形成,导致残余尿量增多,特别是一些老年人卧床后不习惯床上排尿,以及其他原因造成的尿残留和尿潴留,使膀胱组织对细菌的抵抗力下降有关,所以易引起泌尿系统感染。因此,卧床的老年人必须采取适当的措施防止泌尿系统感染。

**(一)预防措施**

1.穿宽松、透气及吸湿性能良好的棉布内裤,戒除不良憋尿习惯。

2.协助病人习惯床上排尿,不能自主排尿时,可以做一些按摩。当膀胱充盈时,用手由外到内,由轻到重按摩膀胱,待感觉膀胱收缩变小时,再由膀胱底部向前下方挤压排尿,反复几次至尿排空。

3.要鼓励病人多饮水,每天不少于1500ml,以产生足够的尿液冲洗膀胱,同时也可以防止尿结石的形成,并保持会阴部清洁。

4.需长期留置导尿管的病人要注意固定好尿管,要经常给导尿管消毒,以保持插管的局部清洁。鼓励病人多喝水,经常更换体位,以防尿路感染和结石,为保持增加膀胱的紧张度和收缩力,可用夹子夹住导尿管,每4h开放1次。

**(二)护理措施**

1.密切观察,及时就医　测量体温每日4次,如体温突然升高或持续高热,表明感染加重或感染持续存在,应立即就近就医。如出现腰痛、发热、发冷等症状建议及时住院治疗。

2.多喝酸性饮料　建议多饮用酸奶、柠檬汁等酸性饮料,同时要多饮水,每天饮水量不少于2000ml。注意保暖,避免受凉受潮。

3.遵医嘱用药　早期、合理、彻底的治疗方法是治好本病的关键。因此,要严格遵医嘱用药,不要擅自停药,定期复查。

## 三、血栓性静脉炎

血栓性静脉炎是长期卧床的中老年病人常见的并发症之一,由于长期卧床使下肢血液回流受阻,造成血栓形成,发生血栓性静脉炎。因此,如何有效预防血栓性静脉炎是很多中老年人都较关心的问题,预防的关键在于适当运动,保持下肢血液回流通畅。

156

**（一）预防措施**

1.情绪调节 精神紧张和恐惧可导致气血功能失常,而加重病情。人的情绪受人的思想和情志变化的影响,心情舒畅,五脏功能正常,生理活动协调,有利于气血运行及疾病的康复,因此应保持良好的精神与情绪。

2.功能锻炼 病情允许的情况下应尽量下地活动,不能下床的病人应进行床上下肢的主动、被动运动,并且应穿着医用弹力袜或捆绑弹性绷带,促进患者静脉血液回流,缓解临床症状,减少并发症。

3.防止各种感染 注意防止外伤,保持清洁,预防感染,避免病情加重或复发。

**（二）护理措施**

1.加强心理护理 做好长期卧床病人健康宣教工作,向病人细致地解释下床活动及床上肢体功能锻炼的重要性和必要性,取得病人和家属的理解与支持。

2.加强病人的肢体锻炼 对于长期卧床病人,协助病人做下肢伸屈运动,改善足、趾与肢体血液循环;同时鼓励病人每日做深呼吸、促进血液回流;协助病人翻身,鼓励在床上做肢体活动;活动不便者,应做肢体上下被动活动或腓肠肌的按摩,以便改善下肢血运。

3.密切观察病情,早发现、早治疗 对于下肢血栓性静脉炎的高危因素病人,应密切观察病情变化,注意其早期症状及体征,以便早期发现并及时给予治疗,避免严重并发症发生。

4.饮食护理 饮食不节制对本病的发生有一定的影响,饮食宜清淡,忌辛辣、生冷,以绝生痰之源。在缓解期,药膳疗法通常以补益肺、脾、肾为主,不宜进食鲤鱼、虾、蟹等发物。急性感染期,饮食宜清淡富含营养,应戒辛辣、燥热之品。

5.下肢血栓性静脉炎的急性期应绝对卧床休息。

## 四、废用性肌肉萎缩

肌萎缩的病因主要有两种 一种是因为不运动或很少运动,导致肌肉很少收缩,则退化;另一种是因为营养不良,导致肌组织蛋白被分解,引起萎缩。废用性肌肉萎缩主要是因为不能进行活动导致的肌肉废用性萎缩。

**（一）预防措施**

1.适当的功能训练 上肢活动障碍者可采用写字、投掷、接球、弹琴、编织、拨算盘等,若下肢活动受限者可采用踏三轮车、缝纫机等训练方法。肌肉萎缩病人应针对萎缩的肌肉做相应的康复锻炼。

注意:

(1)掌握好运动节奏:肌肉萎缩患者的锻炼,在时间间隔上有一定要求并非越多越好。

(2)掌握好运动量:应根据个人的肌力基础而定,一般应超过本人最大肌力的2/3。还应注意选择无痛的动作,并对疼痛进行积极治疗。

(3)有针对性地选择运动方式:肌肉萎缩的锻炼要有针对性,哪些肌肉发生了萎缩,就锻炼哪些肌肉。不要用健康肌肉的运动来代替萎缩肌肉的运动。

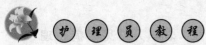

(4)最好选择在睡前做适量运动,运动后即可休息,有利于新生肌肉的形成。

2.适当增加红肉(牛、羊肉)的摄入,保证肌肉新生不可缺少的营养　必须要保持充足的蛋白质,蛋白质是制造肌肉组织的主要原料。乳制品和红肉中含丰富的肉碱,能增加骨骼肌携氧能力,防止肌肉疲乏。此外,红肉中还含有丰富的肌氨酸可以改善肌萎缩患者的肌力。

3.维持适当的锌浓度　一方面因为脑垂体合成生长激素需要与锌按1:1的比例结合,效果比较显著。另一方面,含锌酶能够促进肌肉蛋白的合成。因此,要通过补锌来维持机体较高水平的锌浓度。

**(二)护理措施**

1.保持乐观愉快的情绪　避免过度劳神,患得患失,使思想经常处于积极乐观的状态是十分重要的。情绪的极大波动常是导致肌肉萎缩的直接或者是间接的原因。悲哀、忧伤、惊恐等情绪变化容易伤神,长期或反复强烈的焦虑、烦躁、精神紧张等情绪变化,可使大脑皮质兴奋和抑制过程的平衡失调,肌肉萎缩加重并促进肌萎缩的发展,所以要帮助病人养成乐观的精神,心胸宽广,顺应自然。

2.心理护理的方法　讲故事、说笑话、听相声、看滑稽戏剧表演等,使病人喜笑颜开,心情愉悦或通过与病人谈心,用关心、体贴开导病人,让其看到希望之光,鼓足生活的勇气,从而促进身体的康复。培养病人的兴趣爱好,如养花、弈棋、书画以及音乐等。

3.饮食护理　合理调配饮食结构,肌萎缩病人饮食要高蛋白、高能量、富含维生素和钙,以此来提供神经细胞和骨骼肌细胞重建所必需的物质,增强肌力、增长肌肉。早期采用高蛋白、富含维生素、磷脂和微量元素的食物,并积极配以药膳,如山药、薏米、莲子心、陈皮、太子参、百合等　中晚期病人,以高蛋白、高营养、富含能量的半流食和流食为主,并采用少食多餐的方式以维护病人营养及水电解质平衡。瘦肉鸡蛋、动物肝脏、木耳、蘑菇、豆腐等可适当多食,忌食辛辣刺激性的食物,过咸或者是生冷、不易消化的食品。

4.劳逸结合　对于肌肉萎缩的病人可进行适当的被动运动,但忌进行强行性功能锻炼,强行性功能锻炼会因骨骼肌疲劳,而不利于骨骼肌功能的恢复、肌细胞的再生和修复。具体的锻炼方法也可参照本书功能训练章节。

5.严格预防感冒和胃肠炎　一般来说,肌萎缩病人提高自身免疫及维持消化功能正常是康复的基础。肌萎缩病人自身免疫机能低下,或者存在某种免疫缺陷时,一旦感冒,病情就会加重,导致病程延长。胃肠炎可导致肠道菌群功能紊乱,尤其是病毒性胃肠炎对脊髓前角细胞有不同程度的损害,从而使肌萎缩患者的肌跳加重、肌力下降、病情反复或加重。

## 五、褥疮

见第三章第五节相关内容。

# 第九章 康复护理

## 第一节 概 述

### 一、概念

康复护理是康复医学的重要组成部分,是指为达到全面康复的目标,与其他康复专业人员共同协作,对残疾者、老年病、慢性病并伴有功能障碍者进行符合康复医学要求的专门护理和功能训练,以预防残疾的发生与发展,避免继发性残疾,减轻残疾的影响,以达到最大限度地康复并使之重返社会。

### 二、康复护理的内容

1.评估病人残疾的情况　内容包括病人失去的和残存的功能、对康复训练过程中残疾程度的变化和功能恢复的情况,认真做好记录,并向其他康复医疗人员提供信息。

2.预防并发症　协助和指导长期卧床或瘫痪病人的康复,如适当变换体位、良好肢位的放置、体位转移技术、呼吸功能、排泄功能、关节活动能力及肌力训练等技术,以预防压疮、消化道、呼吸道、泌尿系感染,关节畸形及肌萎缩等并发症的发生。

3.功能训练　学习和掌握综合治疗计划的功能训练技术与方法。

4.日常生活能力的训练　指导和训练病人进行床上活动、就餐、洗漱、更衣、排泄、移动、使用家庭工具,以训练病人日常生活自理能力。

5.心理护理　针对残疾者比一般护理对象心理复杂的特点,对不同心理状态病人进行相应的心理护理。对病人细心观察,关心体贴,耐心解释,精心护理,使病人安心配合治疗。

6.辅助工具的使用　护理员必须熟悉和掌握假肢、矫形器、自助器、步行器的性能、使用方法和注意事项,根据不同功能障碍指导选用合适的工具和利用工具进行功能训练,指导病人在日常生活中使用。

7.饮食与营养的护理　根据病人疾病、体质或伤残过程中营养状况的改变情况,判断造成营养缺乏的不同原因、类型,订制适宜的营养护理计划。

### 三、康复护理的原则

1.侧重自我护理　与一般基础护理所采取的替代护理不同的是,康复护理则在病情允许的条件下,通过耐心引导、鼓励、帮助和训练残疾病人,充分发挥其潜能,使他们部分或全部地照顾自己,以适应新的生活。

2.坚持功能训练 保存和恢复机体功能,是整体康复的核心。早期的功能锻炼,可以预防残疾的发生与发展;后期的功能训练可最大限度地保存和恢复机体的功能。

3.重视心理护理 只有当病人正视疾病、摆脱悲观情绪、树立起生活的信心,才能使病人心理、精神处于良好状态,有效地安排各种功能训练和治疗,使各种康复措施为病人所接受。

4.注重整体康复 严格执行康复治疗、护理计划,共同实施对病人的康复指导,对病人进行临床护理和预防保健护理,更重要的是注重病人的整体康复,促使其早日回归社会。

# 第二节 康复护理

## 一、自我护理技能训练

### (一)自理能力训练

1.适应证

脑卒中、瘫痪、大手术后、外伤恢复期。

2.方法

(1)洗脸 开始时指导并协助先用健手洗脸、漱口、刷牙,以后逐渐用患手或用健手协助患手。

(2)更衣 选取宽大、式样简单、方便穿着的衣服,先穿患侧,后穿健侧;脱衣时、先脱健侧,后脱患侧。

(3)沐浴 最初由照料者协助病人沐浴或盆浴,时间不宜过长,然后逐渐让病人试行单独沐浴。

(4)进餐 开始可由护理人员喂饭,以后逐渐过渡到病人自己进餐。

(5)排便 视病人排便功能障碍情况而定,便秘、尿潴留或大小便失禁者,需给予对症处理,开始时在床上排便,护理人员协助或训练有关动作后,由病人自理。随着不断康复,可搀扶病人坐位排便,逐步过渡到借助轮椅上厕所或完全自理。

3.注意事项

(1)各项训练需由医护人员制订训练计划,按照指导及要求进行。

(2)自理能力的训练必须是在疾病恢复期实施,即其他生理功能训练完成的基础上进行。

### (二)自测脉搏训练

1.适应证

各种心脏病、甲状腺功能亢进、肺心病等。

2.方法

(1)取舒适体位,最好坐位。

(2)将左手及左前臂伸展平放、前臂与上臂成90°,手掌向上。

(3)用右手食指、中指、无名指按在桡动脉表面,压力大小以能摸到脉搏为宜,计数半min乘以2为每分钟的脉搏。

(4)记录脉搏次数。

3.注意事项

(1)活动后,必须先休息20min后再测量脉搏。

(2)发现脉搏过快(大于100次/min)或过缓(小于60次/min)、或有心律不齐等现象,及时就医。

**(三)自测血压训练**

1.适应证

原发性高血压和各种原因引起的血压持续升高或血压不稳定者。

2.方法

(1)向病人或被照料者介绍测量血压的意义。

(2)介绍电子血压计的构造及各部件的作用。

(3)护理员边做示范动作,边讲解具体步骤:摆正体位→扎袖带→开始测量→读取数据→关闭血压计。

3.注意事项

(1)对每次测量结果都要记录,并与以往测量结果对照,出现明显变化时应及时就医。

(2)做到四定:"定时间、定部位、定体位、定血压计"。

**(四)胰岛素笔自行注射训练**

1.适应证

需长期应用胰岛素治疗的糖尿病病人。

2.方法

(1)安装笔芯 扭开笔芯架,装入笔芯,取出针头,打开包装,顺时针旋紧针头,摘去外帽。

(2)排气 将显示零单位的剂量选择环调拨至2个单位,把笔针尖向上直立,手指轻弹笔芯架数次,使空气聚集在上部后,推动注射键,直至有1滴胰岛素出现在针头即表示空气排尽。

(3)选择剂量 确定剂量选择环在零单位,调至所需注射单位数。

(4)注射 注射部位用75%酒精消毒,左手拇指、食指捏起腹部脂肪层,垂直快速进针,完全推下注射键,皮下停留6s以上,拔针时继续按住推键,以确保注射剂量准确,并防止体内血液或其他体液流入针头或胰岛素笔芯内。注射完毕,戴回笔帽妥善保管。

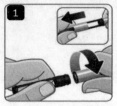

拆下笔芯架

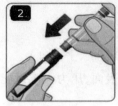

将胰岛素笔芯
装入笔芯架内
若为混悬液应先混匀

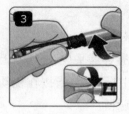

组装胰岛素笔,
并装上新的针头

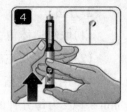

注射前排气

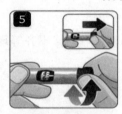

拔出注射推键
并调取注射剂量

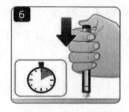

实施注射,注射后
停留至少10s

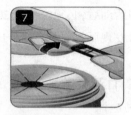

注射后立即取下针头,
并放入专门盛放尖锐
物的容器

图9-1 胰岛素笔的使用方法

3.注意事项

(1)每次注射前排尽笔芯内空气,并充分摇匀笔芯,来回摇动应至少10次,至产生均匀的白色混悬液为止,以防浓度误差致血糖控制不良。

(2)每次注射要停留足够时间,正确拔针,以保证注射剂量准确。

(3)使用中的笔芯无须冷藏,但应防止阳光直接照射,剧冷剧热;未使用的笔芯保存在2℃~8℃的冰箱冷藏室内,注意勿太近冰格,以防冻结。

(4)严格遵守专人专笔、一种笔芯一支胰岛素笔的使用原则,以防疾病传播及不同类型胰岛素间药物剂量的影响。

**(五)指尖血糖监测操作流程**

1.目的

监测患者的血糖水平,为临床治疗提供依据。

2.用物准备

75%乙醇、棉签、血糖仪1台、一次性采血针1个、血糖试纸1片。

3.操作流程

打开血糖仪→插入血糖试纸→用75%乙醇消毒指尖皮肤,绷紧皮肤,采血针紧贴皮肤按下,弃去第一滴血→将第二滴血一次滴满试纸的规定范围→棉签按压手指→读数记录→关机→整理用物。

4.注意事项

(1)测血糖前,确认血糖仪上的条码与试纸号码一致。

(2)确认手指酒精干透后实施采血。

(3)尽量不选择指腹部位为针刺部位,不可强力挤压皮肤。

(4)试纸放于试纸筒内干燥保存,不可放于阴凉潮湿的地方。

**(六)人工肛门训练**

1.适应证

因结肠癌、肠梗阻、腹外伤而暂时造瘘者及直肠癌术后永久造瘘者。

2.方法

(1)术后7d开始训练,一般取坐位。

(2)清洁处理训练　用棉球或软纸擦去粪便及分泌物;用肥皂水轻轻擦洗干净,再用清水洗;用纱布拭去水珠,造瘘口周围皮肤涂以氧化锌油膏或凡士林纱布条保护;人工肛门上覆以纱布或粪袋。

(3)预防　人工肛门狭窄训练术后约一周教老年人用手指扩张肛门,将手指沿肠道走行慢慢深入人工肛门4cm左右;不需洗肠者每日扩张1次,每次2min;扩张时张口,防止增加腹压。

(4)造瘘排便训练　初期每日灌肠以建立排便规律。将800~1000ml的37℃~40℃的温度适宜的洗肠液,在8~10min内注入,注入后压迫人工肛门5min左右,从回盲部到升结肠缓慢按摩,可以使病人顺利排便。

3.注意事项

(1)练习时循序渐进,勿使老年人产生心理负担。

(2)根据个人身体情况安排练习时间。

(3)训练时动作轻柔且要观察老年人的反应。

**(七)行走训练**

1.适应证

由于身体结构和软组织病以及神经肌肉疾病所致的身体重心失去平衡,使身体部分呈不对称性的异常步态。

2.方法

(1)评估异常步态的病因及形态。

(2)评估行走时所需的辅助工具,制订行走的训练计划,包括辅助行走工具的准备,训练频度、持续时间、训练所要达到的目的。

(3)与老年人及其家属研究计划的实施,以求配合。

(4)定期总结和评估训练效果,不断改进计划。

(5)训练过程分为三步:护理员陪同练习,使用辅助工具练习,脱离工具独立练习。

(6)训练时慎防摔倒。

## 二、康复功能训练

### (一)关节功能训练

1.适应证

各种原因所致的关节活动受限,而不能达到原关节功能范围。

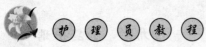

2.方法

(1)评估目前关节活动的范围、受限程度,了解正常关节的活动范围与程度,确定关节功能训练后能达到范围。

(2)选择适当的活动形式:外展、内收,伸展、屈曲、内翻、旋前、旋后、旋转。

(3)训练时可先健侧肢体辅助进行,然后逐渐脱离辅助自行练习,最终达到预期目标。记录每次能耐受关节运动的时间和程度。

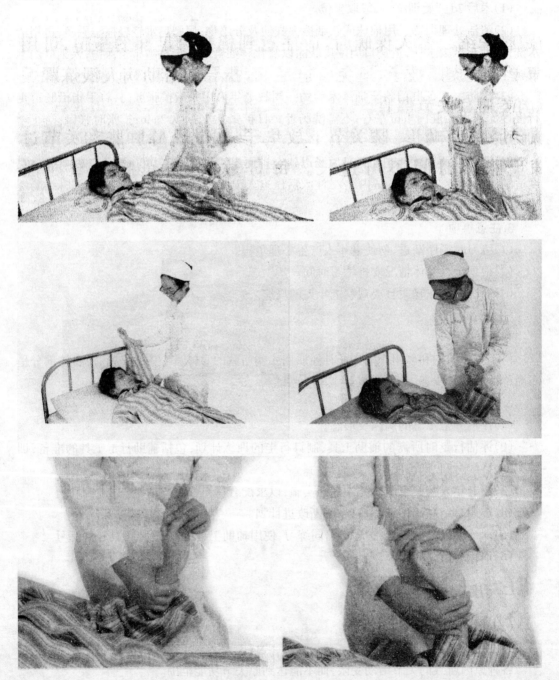

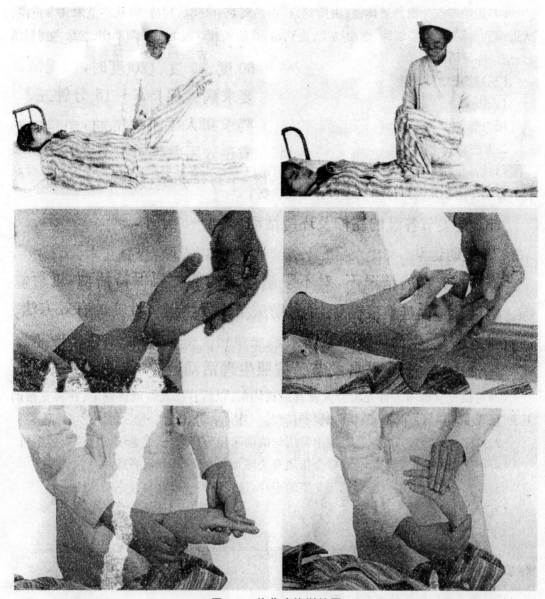

图9-2 关节功能训练图

## (二)协调运动

### 1.适应证

肌软弱无力、肌痉挛、小脑病变、运动失调、神经肌肉疾患、中枢性麻痹。

### 2.方法

(1)评估肌运动状态 主要包括肌力、关节运动度、视觉运动、本体感受、关节交互运动、点对点运动、平衡运动。

(2)运动前的准备 肌张力要恢复正常,去除疼痛,保持轻松自然情绪,切忌紧张。

(3)对中枢性肌痉挛的老年人,要用药物解除痉挛。对情绪紧张而致肌张力增强者,可先进行放松训练。

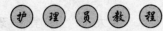 护 理 员 教 程

（4）运动要点　取舒适体位；由简到繁，由易到难；由间歇到持续；从小范围到大范围，从近端到远端；先卧姿训练，继而到坐，再到站；开始张开双眼练习协调动作，然后再闭目练习；记录练习情况。

**（三）膀胱功能训练**

1.适应证

尿失禁者。

2.方法

（1）Crede法　用手掌柔软而有力地压迫膀胱。首先在肚脐处，然后向下移至耻骨联合。按程序重复几次，而后压力直接作用在膀胱上。

（2）训练时间　晨起第一件事和入睡前最后一件事就是排空膀胱。

（3）每天要大量饮水，并加强锻炼。

**（四）言语矫治训练**

1.适应证

失语者。

2.方法

（1）构音肌的训练　让老年人发"啊"声，或用咳嗽、用嘴吹灭火柴或吹动纸片以诱导发音，失语症者的唇音最易恢复。

（2）对镜发音练习　首先随旁人发音或讲词汇，以后自己发音或讲词汇，在视觉帮助下，对镜观察口语训练时构音器的位置和口型。

（3）衔接性训练　先由照料者说出常用句的前半句，再让失语症老年人连说出后半句。

（4）听语指图或指字训练　按口令指出有关图片和文字，让其发音或解释。

（5）读写操作　让失语老人读出文字的卡片，进行听写、抄写、自我书写训练。

**（五）呼吸功能训练**

1.适应证

慢性阻塞性肺疾病等所致的呼吸功能下降者。

2.方法

详见第八章呼吸系统疾病护理。

# 第十章 中医保健技术

中医保健技术是以中医理论为基础,经络理论为指导的外治法,是一种中医针灸疗法、中药热疗外敷、刮痧、拔罐、推拿按摩以及中药熏蒸足疗等以达到祛风散寒、活血化瘀、温经通络、消炎止痛等综合调理的目的。对不同年龄阶段都可起到良好的保健效果,在防治已病和调理未病方面效果显著。

## 第一节 推拿按摩

推拿按摩是通过手法功力直接作用及经络系统进一步发挥的调整作用来防病治病的,具有疏通经络、镇静止痛、调和气血、放松肌肉、消除疲劳、缓和不适感等作用,适用于肌肉酸胀、疼痛、麻木、瘫痪、萎缩,关节疼痛或活动障碍,如扭伤、半身不遂、椎间盘突出、颈椎病、肩周炎、骨质增生等。

### 一、常用手法

1.推法

用指、掌或肘进行单方向直线运动。操作时紧贴体表,用力要稳,速度缓慢均匀,使肌肤深层透热而不擦破皮肤。

2.拿法

用单手或双手的拇指与其他手指对合呈钳形,进行有节律的拿捏。操作时用力要由轻到重,再由重到轻,动作要缓和而连贯。

3.按法

用指、掌、肘或肢体其他部分着力,按压一定的部位或穴位。按压时方向要与体表垂直,着力部位要紧贴体表,不可在皮肤上产生

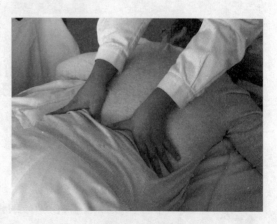

图 10-1 推法

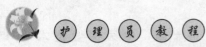

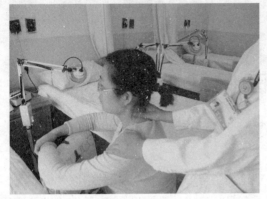

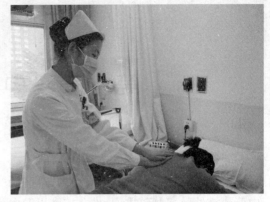

图 10-2　拿法　　　　　　　　　　图 10-3　按法

滑动;点按穴位要准确,用力以病人有酸、胀、热、麻等感觉为度。

4.揉法

用指、掌、肘等部位着力于体表一定的部位上,做圆形或螺旋形的活动。动作要缓和、协调,可沿顺时针或逆时针方向操作,频率约每分钟120次。

5.滚法

依靠腕关节的伸屈动作来促使手掌背部在人体体表来回滚动。操作时应紧贴治疗部位,不宜跳动,腕关节的屈与伸应保持相等均匀的压力,以避免手背与体表撞击,每分钟来回摆动120次左右。

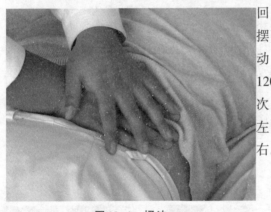

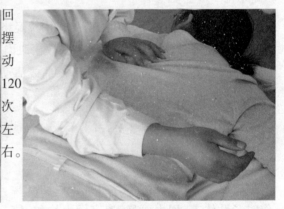

图 10-4　揉法　　　　　　　　　　图 10-5　滚法

6.搓法

用双手掌着力,挟住被推拿的肢体,相对用力,相反方向,做来回快速搓动,同时做上下往返移动。在操作时双手用力要对称,动作柔和而均匀,来回搓动要快,上下移动要慢。

7.拍法

用半握拳或手掌上下交替进行叩打。操作时腕部要放松自由屈伸,使动作轻快、柔和而有节奏。

8.抖法

用单手或双手握住肢体远端,在轻微的持续牵引下,稍用力做连续小幅度的上下快速抖动。抖动的幅度要小,频率要快,用力不要过大。抖动波要沿肢体远端方向传导。

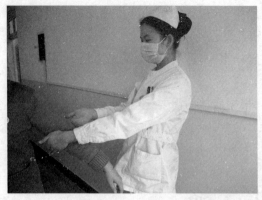

图10-6 搓法

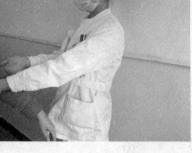

图10-7 拍法

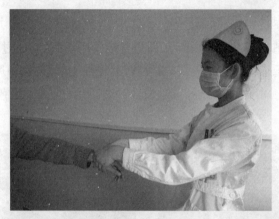

图10-8 抖法

## 二、哪些人不适合按摩

1.诊断不明确的急性脊髓损伤或伴有脊髓症状的患者。

2.骨折、骨关节结核、骨髓炎、骨肿瘤及严重的老年骨质疏松。

3.严重的心、肺、肝、肾功能衰竭的病人或身体过于虚弱者。

4.各种急性传染病、急性腹膜炎包括胃、十二指肠溃疡穿孔者。

5.有出血倾向或有血液病的患者。

6.避免在有皮肤损伤的部位施手法。但在有褥疮的部位周围施轻手法改善局部血液循环,可使缺血性坏死的创面逐渐愈合。

7.妊娠3个月以上的妇女的腹部、臀部、腰骶部不宜施手法。

8.精神病病人或精神过度紧张者不宜推拿治疗。

## 三、按摩需要注意哪些问题

1.体位 体位的选择对操作者和感受者都十分重要。合适的体位能使感受者舒适、肌肉放松,能维持较长时间;同时利于操作者的手法运用及力量发挥。

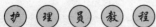

2.强度　一般而言,压力越大刺激越强,在经络、穴位等敏感的部位感受更为明显,青壮年手法力量可以略重,老年人、儿童或肌肉松软者要适当减轻。

3.用力原则　在操作过程中,用力要注意"轻—重—轻",即开头结尾力轻中间可略微加重,而在某一部位操作时要轻重交替。

4.手法衔接　操作时需要注意手法的变换,根据病情的需要,变换自然连续,不犹豫、不拖沓。

# 第二节　艾　灸

艾灸是采用野生植物艾叶,借助火力、药力直接作用于病灶,通过经络腧穴的传导,来调节机体平衡。可用于感冒、头痛、失眠、慢性腹泻、慢性支气管炎、中风、重症肌无力、慢性溃疡性结肠炎、糖尿病、周围性面神经麻痹、慢性肾炎、阳痿、早泄、不孕不育、精液异常症等病的治疗及保健。

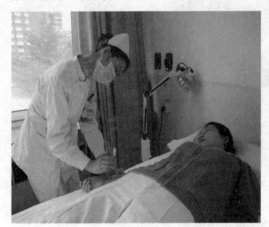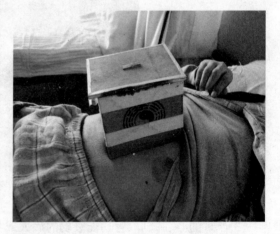

图10-9　艾灸

## 一、艾灸方法

1.直接灸

是将大小适宜的艾炷,直接放在皮肤上施灸。施灸时需将皮肤烧伤化脓,愈后留有瘢痕者,称为瘢痕灸,常用于治疗哮喘、肺结核等慢性疾病,但在家庭中应谨慎使用。不使皮肤烧伤化脓,不留瘢痕者,称为无瘢痕灸,是临床及家庭常用的方法,可治疗一般虚寒性疾病。

2.间接灸

是用药物将艾炷与施灸腧穴部位皮肤隔开进行施灸的方法。

(1)隔姜灸　将鲜姜切成直径2~3cm、厚0.2~0.3cm的薄片,中间以针刺数孔,然后将姜片置于应灸的腧穴部位或患处,再将艾炷放在姜片上点燃施灸。当艾炷燃尽,再易炷施灸。灸完所规定的壮数,以使皮肤红润而不起泡为度。常用于因寒而致的呕吐、腹痛、腹泻及风寒痹痛等。

(2)隔蒜灸　将鲜大蒜头切成厚0.2~0.3cm的薄片,中间以针刺数孔,然后置于应灸的腧穴部位或患处,再将艾炷放在蒜片上,点燃施灸。待艾炷燃尽,易炷再灸,直至灸完规定的壮数,多用于治疗肺结核及初起的肿疡等证。

(3)隔盐灸　用纯净的食盐填敷于脐部,或于盐上再置一薄姜片,上置大艾炷施灸。多用于治疗伤寒阴证或吐泻并作、中风脱证等。

(4)隔附子饼灸　附子研成粉末,用酒调和做成直径约3cm、厚0.8cm的附子饼,中间以针刺数孔,放在应灸的腧穴部位或患处,上面再放艾炷施灸,直到灸完所规定壮数为止。多用于阳痿、早泄或疮疡久溃不敛等证。

3.艾条灸

(1)温和灸　施灸时将艾条的一端点燃,对准应灸的腧穴部位或患处,距皮肤2~3cm,进行熏烤。熏烤使患者局部有温热感而无灼痛为宜,一般每处灸5~7min,至皮肤红晕为度。对于昏厥、局部知觉迟钝的患者,操作者可将中、食二指分开,置于施灸部位的两侧,这样可以通过操作者手指的感觉来测知患者局部的受热程度,以便随时调节施灸的距离,防治烫伤。

(2)雀啄灸　施灸时,并不将艾条点燃的一端与施灸部位的皮肤固定在一定距离,而是像鸟雀啄食一样,一上一下活动地施灸。另外也可均匀地向上、下或左、右方向移动,或做反复的旋转施灸。

(3)回旋灸　用点燃的艾条在皮肤上往复盘旋灸,用于面积较大的肢体麻木、皮肤病。

4.温灸器灸

温灸器是用金属特制的一种灸具,其筒内套有小筒,小筒四周有孔。施灸时,将艾条绒或加掺药物装入温灸器的小筒,点燃后,将温灸器的盖扣好,即可置于腧穴或应灸部位,进行熨灸,直到所灸部位的皮肤红润为度,有调和气血、温中散寒的作用。

## 二、延年益寿保健灸

1.穴位

足三里穴(位于小腿前外膝眼下3寸,胫骨前嵴外侧一横指处)、气海穴(位于腹正中线脐下1.5寸处)、关元穴(位于腹正中线脐下3寸处)。

2.分组

第一组:关元穴、气海穴、左侧足三里穴;第二组:关元穴、气海穴、右侧足三里穴。

3.方法

选准穴位后,点燃药用艾条,分别对准第一组穴位,每穴悬灸10min,以各穴位皮肤潮红色为度。第二天用同样的方法悬灸第二组穴位。如此交替悬灸,连续3个月为1个疗程。休息1周,再继续第二个疗程。艾灸时注意力集中,艾火与皮肤的距离,以受灸者能忍受的

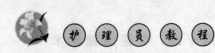 

最大热度为佳。注意不可灼伤皮肤。

## 三、哪些情况不适合艾灸

1.凡暴露在外的部位,如颜面不能直接灸,以防形成疤痕,影响美观。眼球属颜面部,也不能灸。

2.皮薄、肌少、筋肉结聚处,妊娠期妇女的腰、骶部及下腹部,男女的乳头、阴部、睾丸等不能施灸。另外,关节部位不要直接灸,大血管处、心脏部位不能灸。

3.极度疲劳、过饥、过饱、醉酒、大汗淋漓、情绪不稳或妇女经期,颜面部、颈部及大血管走行的体表区域、黏膜附近均不得施灸。

4.某些传染病、高烧、昏迷、抽风期间,或身体极度衰竭,形瘦骨立者等忌灸。

5.无自制能力的人如精神病患者等忌灸。

## 四、家庭艾灸要注意什么

1.专心

施灸时要思想集中,专心致志,耐心坚持,不要在施灸时分散注意力,以免艾条移动不在穴位上,徒伤皮肉,浪费时间。另外可能引起局部痛觉降低而被烫伤,如果施灸不当,局部烫伤可能起疱,产生灸疮,一定不要把疮搞破,要注意防止感染,如果已经破溃感染,要及时使用消炎药。在施灸前,要将所选穴位用温水或酒精棉球擦洗干净,灸后注意保持局部皮肤适当温度,防止受凉,影响疗效。

2.定位

要注意穴位的准确性和体位舒适,找准部位、穴位以确保灸治的效果。体位一方面要适合艾灸的需要,另一方面要舒适、自然。除瘢痕灸外在灸治过程中,要注意防止艾火灼伤皮肤,尤其幼儿患者。如有起泡时,可用酒精消毒后,用毫针将水泡挑破,消毒即可。

3.防火

现代人的衣着不少是化纤、羽绒等质地,很容易燃着,因此施灸时一定要注意防止落火,尤其是使用艾炷灸时更要小心谨慎,以防艾炷翻滚脱落。用艾条灸后,可将艾条点燃的一头塞入直径比艾条略大的瓶内,以利于熄灭,并注意检查艾条有未熄灭。偶有灸后身体不适者,如身热感、头昏、烦躁等,可令患者适当活动身体,饮少量温开水,或针刺合谷、后溪等穴位,可使症状迅速缓解。

4.保暖

因施灸时要暴露部分的体表部位,在冬季要注意保暖,同时还要注意室内温度的调节并开窗换气,保持空气新鲜洁净。

5.安全

如果是家庭成员之间互相施灸,要注意施灸距离的调节,对于皮肤感觉迟钝者,可用另一只手的食指和中指置于施灸部位两侧,以感知施灸部位的温度。这样,既不致烫伤皮肤,又能收到好的效果。

6.顺序

要掌握施灸的程序,如果灸的穴位多且分散,应按先背部后胸腹、先头身后四肢的顺序进行。

7.剂量

施灸要循序渐进,初次使用艾灸要注意掌握好刺激量,先小剂量,灸的时间短一些、壮数少一些,以后再加大剂量,不要一开始就大剂量进行。

8.时间

一般不要在饭前空腹时或饭后立即施灸。

# 第三节　刮　痧

刮痧是我国的一种传统治疗手法,刮一刮,不仅能排出身体内的"毒气",而且能够调整气血、恢复阴阳平衡,从而达到治疗疾病的目的。用边缘光滑的牛角、嫩竹板、瓷器片等工具,蘸食用油、清水或刮痧油,在体表部位由上而下、由内向外刮拭,具有清热解毒、活血化瘀、开泄毛孔、疏通经络、排毒驱邪、消炎止痛等作用。可用于感冒发热、头痛、咳嗽、呕吐、腹泻以及高温中暑、各种神经痛、脏腑痉挛性疼痛等,还能预防疾病、促进恢复、强身健体、减肥及美容。

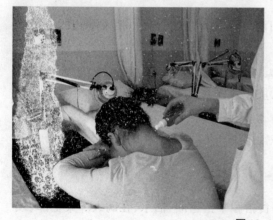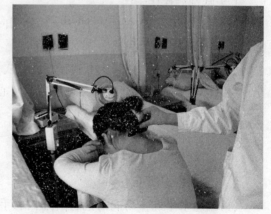

图10-10　刮痧

## 一、刮痧手法

1.刮痧工具的选择

刮痧板多采用牛角、嫩竹板、瓷器片等,形状多为长方形,边缘有圆形突起,圆润、光滑。牛角本身就具有一定的清热解毒等药用功效,用牛角刮痧板操作可加强治疗作用和疗效。刮痧之前,为了防止划破皮肤,还要在皮肤表面涂一层润滑剂,香油、色拉油都可以用。当

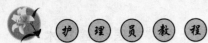 

然,有条件的话,最好采用专门的刮痧油。

2.拿刮板法

用手掌握刮板,治疗时,刮板厚的一面对手掌,保健时,刮板薄的一面对手掌。

3.刮拭角度

刮板与刮拭方向保持90°到45°进行刮痧。

4.刮拭方向和力度

颈、背、腹、上肢、下肢部从上向下刮拭,胸部从内到外刮拭,包括上下、内外、左右。刮痧时用力均匀,刮痧部位尽量拉长。

5.补泻手法

补刮、泻刮、平补平泻刮法主要根据刮痧的力量和速度来区分(见表10-1)。

表10-1　刮痧补泻手法

| 手法 | 力量 | 速度(频率) |
| --- | --- | --- |
| 补刮 | 小(轻) | 慢 |
| 泻刮 | 大(重) | 快 |
| 平补平泻 | 适中 | 适中 |

## 二、常见病刮痧操作

1.失眠刮痧操作手法

(1)头部:以头顶(百会穴)为中心,分别向前(至前额神庭穴)、后(至发际边凹处安眠穴)、左、右(至太阳穴)刮拭。

(2)肩部:双侧肩周部(从上到下至肩井穴)。

(3)背部:脊椎、腰椎两侧1.5寸(膀胱经:心腧至肾腧穴)。

(4)下肢:膝下外侧下缘1寸(足三里穴)。

(5)小腿:内侧内踝尖上3寸胫骨后缘处(三阴交穴)。

(6)足面:拇一、二趾间(行间穴)。

2.感冒刮痧操作手法

(1)取冷水半碗作为润滑剂,操作时,右手食指和中指弯曲、沾水,在病人鼻梁上部、颈部、胸部、脊柱两侧处,自上而下刮之,先轻后重直至皮肤出现紫红色出血斑点即可。

(2)左手拉患者手掌,右手掌从患者的肘关节往下擦至腕关节处数次,再抖动若干次,并抓住手指关节向外拉,听见关节响声即可。

(3)左手抓住患者下肢,右手从膝关节擦到脚掌处若干次,双手抓住脚掌抖动数次,并抓住脚趾朝外拉。听到关节响声即可。

(4)根据患者体质服用藿香正气水10~20ml,患者会立即感到舒服轻松。

## 三、哪些人不宜刮痧

虽然刮痧的刺激强度不是很大,适应证也较广泛,但以下情况不适宜刮痧。

1.患有皮肤溃疡等皮肤病　因为刮痧要刮皮肤表层,若有溃疡,容易破裂感染,加重病情。

2.患有血友病或白血病　由于刮痧会使局部充血,血小板少者应慎刮。

3.需要刮痧的部位有外伤　比如手臂挫伤、背部破皮或腿部骨折等。

4.孕妇　特别是腹部、腰骶部等部位不能刮痧,否则容易引起流产。

5.心力衰竭、肾功能衰竭、肝硬化腹水或全身重度浮肿等患者　这些人刮痧易对身体造成更大的伤害。

6.下肢静脉曲张患者　此类人群最好不刮痧,如要刮痧也应谨慎,刮拭方向应从下向上,手法尽量放轻。

## 四、刮痧应注意哪些问题

1.刮痧治疗时应注意室内保暖,避免风直吹刮拭部位。

2.出痧后30min内忌洗凉水澡。

3.刮痧后尽量不要喝酒或吃辛辣食物,忌食生冷瓜果和油腻食物。

4.刮痧部位未退痧之前,不宜在原处再次进行刮拭出痧。

5.出痧后可饮一杯温开水(最好为淡糖、盐水),并休息半小时。

6.刮痧后不宜发怒,应保持情绪平静。

7.如刮痧后出现不适,应立即去医院诊治。

8.刮痧不可避免地会产生一些皮肤损伤,如果刮痧板的消毒不过关,会导致交叉感染。

# 第四节　拔　　罐

拔罐是以杯罐为工具,借热力排去其中的空气产生负压,吸附于皮肤,造成皮肤瘀血现象的一种疗法。拔罐局部的温热作用不仅使血管扩张、血流量增加,而且可增强血管壁的通透性和细胞的吞噬能力。因此,拔罐可对人体起到治病防病、强身保健的作用。

## 一、拔罐手法

1.准备

玻璃火罐数个,根据部位选择号型大小,镊子1把,95%酒精棉球,酒精灯1台,新毛巾4条。

**2.检查**

检查是否合乎适应证,检查拔罐的部位和病人体位,检查罐口是否光滑和有无残角破口。

**3.操作方法**

先用干净毛巾,蘸热水将拔罐部位擦洗干净,然后用镊子镊紧棉球稍蘸酒精,点燃酒精灯,燃着棉球,往玻璃火罐里一闪,迅速将罐子扣住在皮肤上。

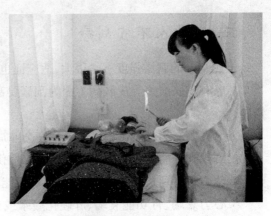

图10-11 拔罐

**4.留罐时间**

留罐时间一般为10~15min。

**5.起罐**

左手轻按罐子,向左倾斜,右手食、中二指按准倾斜对方罐口的肌肉处轻轻下按,使罐口漏出空隙,透入空气,吸力消失,罐子自然脱落。

**6.火力大小**

酒精多,火力大则吸拔力大;酒精少,火力小则吸拔力小。罐子扣得快则吸力大;扣得慢则吸力小。

**7.间隔时间**

可根据病情来决定。一般讲来,慢性病或病情缓和的,可隔日1次;病情急的可每日1次或多次,例如发高烧,关节炎急性发作、急性胃肠炎等病,每日1~2次,甚至3次,皆不为过,但留罐时间不可过长。

**8.疗程**

一般以12次为1疗程,如病情需要,可再继续几个疗程。

**9.部位**

肩端、胸、背、腰、臀、肋窝以及颈椎、腓肠肌等肌肉丰厚、血管较少的部位,皆可拔罐。

## 二、拔罐部位

人们常常在拔罐时不知道怎样找合适部位,也就是说不懂得在身体的哪些部位可以拔罐,一般情况下可采取以下方法:

**1.选择局部疼痛部位**

身体局部疼痛的部位,往往就是病邪聚集的地方。因此,在局部拔罐即可起到拔除病理产物的作用,如坐骨神经痛可配合拔腰部,手臂麻痛考虑颈椎病者,同时在颈臂等处拔罐效果更好。

**2.选择穴位拔罐**

按照穴位拔罐疗效更好,一般需分析病因辨证取穴,例如类风湿性关节炎患者畏寒肢冷可在督脉拔罐治疗,以生阳祛寒。需要注意的是:穴位是点,拔罐是面,拔罐以面覆点,故对穴位位置的准确度要求较低。

## 三、拔罐要注意什么

1.体位须适当,局部皮肉如有皱纹、松弛、疤痕凹凸不平及体位移动等,火罐易脱落。

2.根据不同部位,选用大小合适的罐。用投火法拔罐时,火焰须旺,动作要快,使罐口向上倾斜,避免火源掉下烫伤皮肤。用闪火法时,棉花棒蘸酒精不要太多,以防酒精滴下烧伤皮肤。用贴棉法时,须防止燃着棉花脱下。用架火法时,扣罩要准确,不要把燃着的火架撞翻。用水罐煮时,应甩去罐中的热水,以免烫伤病人的皮肤。

3.在应用针罐时,须防止肌肉收缩,发生弯针,并避免将针撞压入深处,造成损伤,胸背部腧穴均宜慎用。

4.在应用刺血拔罐时,针刺皮肤出血的面积,要等于或略大于火罐口径。出血量须适当,每次总量成人以不超过10ml为宜。

5.在使用多罐时,火罐排列的距离一般不宜太近,否则因皮肤被火罐牵拉会产生疼痛,同时因罐子互相排挤,也不宜拔牢。

6.走罐时,在拔罐口涂适量润滑油(可用红霉素或以凡士林和甘油按适当比例调和代替),拔罐不宜太紧,缓慢移动罐体,可同时起到拔罐和刮痧的双重作用。适用于面积较大且平滑的部位,如颈、肩部及腿部等,但皮肤有破溃者不宜用,不能在骨突出处推拉,以免损伤皮肤,或使火罐漏气脱落。

7.起罐时手法要轻缓,以一手抵住罐边皮肤,按压一下,使气漏入,罐子即能脱下,不可硬拉或旋动。

8.拔罐后针孔如有出血,可用干棉球拭去。一般局部呈现红晕或发绀色(瘀血)为正常现象,会自行消退。如局部瘀血严重者,不宜在原位再拔。如留罐时间过长,皮肤会起水泡,小的不需处理,防止擦破引起感染即可;大的可以用针刺破,流出泡内液体消毒,覆盖消毒敷料,防止感染。

## 四、家庭拔罐常见禁忌

1.体质过于虚弱者不宜拔罐,因为拔罐中有泻法,反而使虚者更虚,达不到治疗的效果。

2.孕妇及年纪大且患有心脏病者拔罐应慎重。孕妇的腰骶部及腹部是禁止拔罐部位,极易造成流产。在拔罐时,皮肤在负压下收紧,对全身是一种疼痛的刺激,一般人完全可以承受,但年老且有心脏疾病的患者在这种刺激下可能会使心脏疾病发作。

3.局部有皮肤破溃或有皮肤病的患者不宜拔罐。

4.拔罐时不宜留罐时间过长(一般拔管时间应掌握在8min以内),以免造成起泡(尤其是患有糖尿病者,应尽量避免起泡所带来的感染概率)。

5.若有拔罐后不慎起泡,一般直径在1mm内散发的(每个罐内少于3个),可不用处理,自行吸收。但直径超过1mm,每个罐内多于3个或伴有糖尿病及免疫功能低下者,应及时到医院处理。

6.注意罐子的清洁,如每人应专用一套罐具,每次使用后应对罐具进行清洗、消毒,防止感染。

7.因儿童皮肤娇嫩,且未发育完全,拔罐前需咨询临床中医师,确保安全。

# 第五节 药 浴

药浴是用药液或含有药液的水洗浴全身或局部的一种方法,其形式多种多样:洗全身浴称药水澡;局部洗浴的又有烫洗、熏洗、坐浴、足浴等。尤其烫洗最为常用。药浴用药与内服药一样,亦须遵循处方原则,辨病辨证,谨慎选药,即根据各自的体质、时间、地点、病情等因素,选用不同的方药,发挥最大的效用。

## 一、药浴法

1.煎药 溶解将药物粉碎后用纱布包好,用10倍于药包(粉)的开水浸泡5~10min;或直接把药物放在锅内,加清水适量,浸泡20min,然后再煮30min。将药液倒进浴盆内,待温度适度时即可洗浴。

2.调节水温 根据耐热习惯在39℃~45℃之间调整水温,首次泡浴夏天39℃、冬天42℃,在泡浴过程中适当调整温度。

3.把溶解好的药包和药水同时倒入木桶并用手揉捏药包,将里面的有效成分挤压出来。

4.首次泡药浴会有一些身体反应,只要在耐受范围内,就应坚持一段时间,最好能达到10min以上,另外可以采用中间休息2~3次,每次3min的方法来缓解身体不适,只要累计泡浴时间达到20min即可。

## 二、哪些人不适合药浴

1.中度以上高、低血压病史,心脏功能不良者慎用。

2.有严重哮喘病者应避免使用,或遵医嘱。

3.皮肤有较大面积创口时应慎用。

4.孕妇及女性月经期间避免使用。

5.具有严重过敏史的人慎用。

## 三、家庭药浴要注意哪些问题

1.中药浴必须请中医师针对病情对症下药,并按照医嘱制作药汤,切勿盲目自行择药。

2.泡浴前必须先淋浴洁身,以保持药池的卫生。浴后应立即用温清水冲洗,拭干皮肤,及时穿衣服。一般而言,热水药浴(39℃~45℃)适用于风湿性关节炎、风湿性肌痛、类风湿性关节炎、各种骨伤后遗症、肥胖及银屑病等;神经过度兴奋、失眠、一般疼痛、消化不良等药浴温度,以相当于或稍低于体温为宜。药浴时,室温不应低于20℃,局部药浴时,应注意全身保暖,夏季应避风,预防感冒。

3.初浴时,水位宜在心脏以下,3~5min身体适应后,再慢慢泡至肩位。洗浴时间不可太长,尤其是全身热水浴。由于汗出过多,体液丢失量大,皮肤血管充分扩张,体表血液量增多,造成头部缺血而发生眩晕或晕厥。一旦发生晕厥,应及时扶出浴盆,平卧在休息室床上,同时给病人喝些白开水或糖水,补充体液与能量。或用冷水洗脚,使下肢血管收缩,头部供血充足。

4.严重心衰、肺功能不全、心肌梗死、冠心病、主动脉瘤、动脉硬化、高血压患者、有出血倾向者以及老年人、儿童慎用水温39℃以上的药浴,而应以接近体温之药液沐浴,并有家人或医护人员陪护,且沐浴时间不宜过长。妊娠或经期女性不宜泡药浴,尤其不宜盆浴及坐浴。

5.全身泡热药浴易发生晕厥,故浴后要慢慢地从浴盆中起身;泡药浴时出现轻度胸闷、口干等不适,可适当饮水或饮料;若有严重不适,应立即停止药浴。

6.饭前、饭后半小时内不宜进行全身药浴。饭前药浴,由于肠胃空虚,洗浴时出汗过多,易造成虚脱。饭后立即药浴,可造成胃肠或内脏血液减少,血液趋向体表,不利消化,可引起胃肠不适,甚至恶心呕吐。临睡前不宜进行全身热水药浴,以免兴奋后影响睡眠。

# 第六节　穴位贴敷

穴位贴敷是指在某些穴位上贴敷药物,通过药物和穴位的共同作用,治疗疾病的一种方法。穴位贴敷法既有穴位刺激作用,又能通过皮肤组织对药物有效成分的吸收,发挥明显的药理效应,因而具有双重作用。除极少数有毒药物外,本法一般无危险和毒副作用,使用较为安全方便。对于老年体弱者、药入即吐者尤为适宜。

## 一、穴位的选择

穴位贴敷疗法的穴位选择与针灸疗法是一致的,也是以脏腑经络学说为基础,通过辨证选取贴敷的穴位,并力求少而精。此外,还应结合以下选穴特点:

1.选择离病变器官、组织最近、最直接的穴位贴敷药物。

2.选用阿是穴贴敷药物。

3.选用经验穴贴敷药物,如吴茱萸贴敷涌泉穴治疗小儿流涎、威灵仙贴敷身柱穴治疗

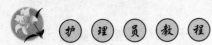

百日咳等。

## 二、贴敷药物选择

1. 贴敷药物 凡是临床上有效的汤剂、丸剂,一般都可以熬膏或为研末用作腧穴贴敷。

2. 使用通经走窜、开窍活络之品。常用的药物有冰片、麝香、花椒、白芥子、乳香、没药、肉桂、细辛、白芷、姜、葱、蒜等。

3. 多选气味醇厚、或力猛有毒之品。如生南星、生半夏、生川乌、生草乌、巴豆、斑蝥、蓖麻子、大戟等。

4. 选择适当溶剂调和,达到药力专、吸收快、收效速的目的。

5. 醋调贴敷药能起到解毒、化瘀、敛疮等作用,虽用药猛,可缓其性;酒调贴敷药,则有行气、活血、通络、消肿、止痛作用,虽用药缓,可激其性;油调贴敷药,又可润肤生肌。常用溶剂有水、白酒或黄酒、醋、姜汁、蜂蜜、蛋清、凡士林等。

## 三、贴敷方法

根据所选穴位,采取适当体位,使药物能敷贴稳妥。贴药前,定准穴位,用温水将局部洗净,或用乙醇棉球擦净,然后敷药。也有使用助渗剂者,在敷药前,先在穴位上涂以助渗剂或助渗剂与药物调和后再用。

对于所敷之药,无论是糊剂、膏剂或捣烂的鲜品,均应将其很好地固定,以免移动或脱落,可直接用胶布固定,也可先将纱布或油纸覆盖其上,再用胶布固定。目前有专供贴敷穴位的特制敷料,使用固定都非常方便。如需换药,可用消毒干棉球蘸温水或各种植物油,或石蜡油轻轻揩去粘在皮肤上的药物,擦干后再敷药。

一般情况下,刺激性小的药物,每隔1~3d换药1次,不需溶剂调和的药物,还可适当延长至5~7d换药1次;刺激性大的药物,应视患者的反应和发泡程度确定贴敷时间,数分钟至数小时不等,如需再贴敷,应待局部皮肤基本正常后再敷药。

对于寒性病证,可在敷药后,在药上热敷或艾灸。

## 四、适应范围

穴位贴敷法适应范围相当广泛,不但可以治疗体表的病症,而且可以治疗内脏的病症;既可治疗某些慢性病,又可治疗一些急性病证。

## 五、治疗病症

主要有感冒、咳嗽、哮喘、自汗盗汗、胸痹、不寐、胃脘痛、泄泻、呕吐、便秘、食积、黄疸、胁痛、头痛、眩晕、口眼歪斜、消渴、遗精、阳痿、月经不调、痛经、子宫脱垂、乳痈、乳核、疮疡肿毒、喉痹、牙痛、口疮、疟疾、关节肿痛、跌打损伤、小儿夜啼、厌食、遗尿、流涎等。此外,还可用于防病保健。

## 六、注意事项

1.凡用溶剂调敷药物时,需随调配随敷用,以防蒸发。

2.若用膏药贴敷,在温化膏药时,应掌握好温度,以免烫伤或贴不住。

3.对胶布过敏者,可改用肤疾宁膏或用绷带固定贴敷药物。

4.对刺激性强、毒性大的药物,贴敷穴位不宜过多,贴敷面积不宜过大,贴敷时间不宜过长,以免发泡过大或发生药物中毒。

5.对久病体弱消瘦以及有严重心脏病、肝脏病等的患者,使用药量不宜过大,贴敷时间不宜过久,并在贴敷期间注意病情变化和有无不良反应。

6.对于孕妇、幼儿,应避免贴敷刺激性强、毒性大的药物。

7.对于残留在皮肤的药膏等,不可用汽油或肥皂有刺激性物品擦洗。

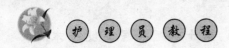

# 第十一章 常见疾病和症状的药膳食疗方

## 第一节 糖尿病药膳食疗方

1.下消双耳汤

材料:白木耳10g,黑木耳20g,瘦肉丝100g,枸杞子10颗,嫩姜、葱适量。

做法:先将肉丝放入水中烧开,然后添加黑木耳,汤沸后再加白木耳,最后加上枸杞子和适量的盐、葱花及姜即可。

提醒:糖尿病患者常常会口渴,并伴随肾虚,这道药膳中的黑木耳具有补肾作用,同时对于高血压患者也有帮助。

2.黄芪炖鲈鱼

材料:黑皮黄芪30g,红枣20颗,鲈鱼1条,鲜香菇50g,胡萝卜1个,姜、葱适量。

做法:先把黄芪和红枣放入水中煮开,再把香菇及胡萝卜切好放入锅中,等汤再次烧开之后,再放入鲈鱼同煮,最后添加适量的姜、葱花及盐就可以了。

提醒:糖尿病患者常有伤口难以愈合的困扰,这道药膳中的黄芪对伤口排脓有所帮助。

3.玉竹乌梅茶

材料:玉竹、北沙参、石斛、麦门冬各15g,乌梅5颗。

做法:在水壶中放3~4杯的水,再将各项药材一一放入壶中煮沸即可。

提醒:糖尿病患者常常会口渴,玉竹乌梅茶具有生津止渴的作用,其中的玉竹有补益作用,北沙参能滋阴润燥。

4.人参知母茶

材料:参须半束,知母30g。

做法:首先把4~6杯水煮沸,然后添加参须、知母。

提醒:人参知母茶既能补气清热,又能止咳润燥,非常适合口干舌燥的人饮用。

5.耳聪目明粥

材料:山药、枸杞子各20g,菟丝子、覆盆子各10g,良质米50g。

做法:先把白米熬成粥,再将菟丝子、覆盆子加水煮成高汤。将高汤加入煮得黏稠的粥中,盖上锅盖用大火煮到沸腾。改用小火煮开后再添加枸杞子及山药。

提醒:长期的糖尿病常会造成视力退化,耳聪目明粥不但能明目,还具有壮阳补精、健脾益肾的功能,不但适合糖尿病患者食用,也适合青少年视力保健。

# 第二节　贫血药膳食疗方

## 一、贫血

贫血是缺铁性贫血、巨细胞性贫血、溶血性贫血、再生障碍性贫血和其他继发性贫血等的总称。临床以面色苍白或萎黄无华、唇甲色淡、困倦乏力、气短头晕、动则心悸、形体消瘦和出血为特征。贫血属中医"血虚""虚劳""虚黄"等范畴。

## 二、贫血症的一般表现

发色黯淡、头昏眼花、心悸失眠,甚至月经失调等。此症长期不治,将形成恶性循环,引起免疫力下降,许多疾病也会乘虚而入,健康将受到全面威胁。只要是女性就比较容易患上缺铁性贫血,这是因为女性每个月生理期会固定流失血液。所以平均大约有20%的女性、50%的孕妇都会有贫血的情形。

## 三、常见病型

1.心脾两虚、气血双亏　除有上述贫血的一般特征外,尚有饮食无味、语声低微、脉虚软无力等。可有衄、齿龈或皮肤出血,妇女则月经量少色淡,甚则闭经。

2.肝肾阴虚、精血亏损　头晕目眩、目赤耳鸣、腰酸腿软、遗精盗汗、颧红潮热、手足心热、舌质红、脉细数。

3.血亏气虚、脾肾阴虚　除有贫血特征外,兼有畏寒肢冷、少气懒言、易汗便溏、舌淡苔白、脉沉细。

## 四、食疗

1.材料　猪肝:只用猪肝炒食、煮食。羊肝:取羊的肝脏,去筋膜、洗净、煮熟食用。猪肝、羊肝作用相同。

2.功效　为补肝养血、明目的佳品。各型贫血均可用之。

## 五、药膳复方

1.黄豆皂矾丸　炒黄豆60g、煅皂矾30g,共研为细末,以大枣煎汤成丸剂。每次6g,一日2次。皂矾主要含硫酸亚铁,故本方可用于缺铁性贫血。

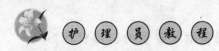 

2.枣参丸　大枣10个,蒸软去核后加人参3g,同蒸至烂熟,捣匀为丸,分1~2次服用。

3.代参膏　龙眼肉30g放碗内,加白糖少许,一同蒸至稠膏状,分3~4次服用,用沸水冲服。

4.荔枝红枣汤　荔枝干15g、大枣30g,加水煎汤服。

## 六、家常补血食物

1.黑豆　我国古时向来认为吃豆有益,多数书上会介绍黑豆可以让人头发变黑,其实黑豆也可以生血。黑豆的吃法随个人喜好,如果是在产后,建议用黑豆煮乌鸡。

2.发菜　发菜的颜色很黑,不好看,但发菜内所含的铁质较高,用发菜煮汤做菜,可以补血。

3.胡萝卜　胡萝卜含有很高的维生素B、C,同时又含有一种特别的营养素——胡萝卜素,胡萝卜素对补血极有益,用胡萝卜煮汤,是很好的补血汤饮。不过许多人不爱吃胡萝卜,建议把胡萝卜榨汁,加入蜂蜜当饮料喝。

4.面筋　这是种民间食品,一般的素食馆、卤味摊都有供应,面筋的铁质含量相当丰富。而补血必须先补铁。

5.菠菜　这是最常见的蔬菜,也是有名的补血食物,菠菜内含有丰富的铁质胡萝卜素,所以菠菜可以算是补血蔬菜中的重要食物。

6.金针菜　金针菜含铁数量最大,比大家熟悉的菠菜高了20倍,铁质含量丰富,同时金针菜还含有丰富的维生素A、B、C,蛋白质,脂肪及秋水仙碱等营养素。

7.龙眼肉　龙眼肉就是桂圆肉,任何一家超市都有售。龙眼肉除了含丰富的铁质外,还含有维生素A、B和葡萄糖、蔗糖等。补血的同时还能治疗健忘、心悸、神经衰弱和失眠症。龙眼汤、龙眼酒之类也是很好的补血食物。

8.萝卜干　萝卜干本来就是有益的蔬菜,它所含的维生素B极为丰富,铁质含量很高。所以它是最不起眼最便宜但却是最好的养生食物,它的铁质含量除了金针菜之外超过一切食物。

## 七、注意事项

1.如果贫血不十分严重,就不必去吃各种补品,只要调整饮食就可以改变贫血的症状。比如首先要注意饮食,要均衡摄取肝脏、蛋黄、谷类等富含铁质的食物。如果饮食中摄取的铁质不足或是缺铁严重,就要马上补充铁剂。维生素C可以帮助铁质的吸收,也能帮助制造血红素,所以维生素C的摄取量也要充足。其次多吃各种新鲜的蔬菜,许多蔬菜含铁质很丰富。如黑木耳、紫菜、发菜、荠菜、黑芝麻、莲藕等。

2.贫血者最好不要喝茶,多喝茶只会使贫血症状加重。因为食物中的铁是以3价胶状氢氧化铁形式进入消化道的,经胃液的作用,高价铁转变为低价铁,才能被吸收。可是茶中含有鞣酸,饮后易形成不溶性鞣酸铁,从而阻碍了铁的吸收。其次,牛奶及一些中和胃酸的药物会阻碍铁质的吸收,所以尽量不要和含铁的食物一起食用。

# 第三节　高血压药膳食疗方

## 一、高血压

又称原发性高血压,以40岁以上的病人为多见。是一种由于中枢神经及体液系统功能紊乱,引起以动脉血压增高为主要临床表现的全身慢性疾病。近年来世界卫生组织对高血压的诊断标准定为血压经常超过140/90mmHg。多数病人无自觉症状,体格检查时才发现,表现有头痛、头晕眼花、失眠、烦闷、乏力、记忆力下降。高血压病后期,常可并发心、脑、肾脏疾病。推荐以下中医辨证治疗高血压病的养生食谱。

## 二、膳食种类

**(一)肝阳上亢型**

1.临床表现

眩晕、头胀痛、耳鸣、易怒、面红、目赤、口唇舌红、苔黄、弦数。

2.食疗药膳

(1)绿豆粥　绿豆50g、白米50g。先煮绿豆,放入少许碱、矾至熟,再入米煮成粥,入糖即可食用。

(2)海蜇拌菠菜　菠菜根100g,海蜇皮100g,香油、盐、味精适量。先将海蜇洗净切丝,再用开水烫过,然后将开水焯过的菠菜根与海蜇加调料同拌,即可食用。每日1次。

(3)海蜇荸荠汤　海蜇头60g(漂洗去咸味)、荸荠60g,共煮汤服。每日1次。

**(二)肝肾阴虚型**

1.临床表现

眩晕、耳鸣、健忘、失眠多梦、腰酸腿软、舌质红、苔白、脉弦细数。

2.食疗药膳

(1)海参粥　海参20g、白米60g,煮粥调味食用。

(2)淡菜皮蛋粥　淡菜30g、皮蛋1个、粳米60g,共煲粥调味服食。

(3)发菜蚝豉粥　发菜3g、蚝豉60g、瘦猪肉50g、大米60g,煲粥调味服食。

(4)淡菜紫菜汤　淡菜50g、紫菜6g,先将淡菜加水煮软煮熟,再加紫菜,稍煮片刻,调味服食。

**(三)阳气虚弱型**

1.临床表现

眩晕、耳鸣、心悸、腰膝酸软、畏寒肢冷、便溏、小便清长、舌质淡红苔白、脉沉细。

2.食疗药膳

(1)杜仲炖猪腰　猪腰2个、杜仲30g,一同炖熟调味食用。

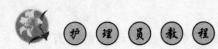

（2）桂心粥　白米100g、桂心末7g，先用白米煮粥，粥半熟入桂心末，再文火煲片刻，熟时趁热食用。

（3）韭菜煮蛤蜊肉　韭菜100g、蛤蜊肉150g，加水适量煮熟，调味服食。

**（四）瘀血阻络型**

1.临床表现

眩晕、健忘、失眠、心悸、面或唇色紫黯、舌有紫斑或瘀点、脉弦涩或细涩。

2.食疗药膳

（1）桃仁莲藕汤　桃仁10g、莲藕250g，将莲藕洗净切成小块，加清水适量煮汤，调味饮汤食莲藕。

（2）桃仁牛血汤　桃仁10g、新鲜牛血200g（切成块状），加清水适量煲汤，食盐少许调味，饮汤食牛血。

（3）醋煲青蟹　青蟹250g、醋50g，煮熟，加糖调味服，每日1次。

**（五）阴虚阳亢型**

芹菜粳米粥　芹菜连根120g、粳米250g。将芹菜洗净，切成六分长的段，粳米淘净。芹菜、粳米放入锅内，加清水适量，用武火烧沸后转用文火炖至米烂成粥，再加少许盐和味精，搅匀即成。芹菜里面的芹菜素有降压作用。

**（六）肝肾阴虚型**

双耳汤：银耳、黑木耳各9~12g，以温水浸泡，洗净后，放入碗中，加适量水和冰糖，置锅中蒸1h后取出，吃银耳、黑木耳，饮汤。每日1~2次。适用于高血压病、动脉硬化或兼有眼底出血者，以尤为适宜。

# 第四节　胃溃疡食疗药膳方

1.田七鸡蛋羹

材料：田七末3g、藕汁30ml、鸡蛋1个、白糖少许。

做法：将鸡蛋打破，倒入碗中搅拌；用鲜藕汁及田七末，加白糖与鸡蛋搅匀，隔水炖熟服食。

功效：可治血瘀型胃溃疡、十二指肠溃疡以及出血。

2.白胡椒煲猪肚汤

材料：白胡椒略打碎15g、猪肚1只（去杂，洗净）。

做法：放水适量，慢火煲，调味后服食。

功效：适用于虚寒型溃疡病。

3.银耳红枣粥

材料：银耳20g、红枣10枚、糯米150g。

做法:按常法煮粥。

功效:适用于脾胃虚弱型溃疡病。

4.莲子粥

材料:莲子30g、大米100g。

做法:按常法煮粥,每天食用,连续服1月。

功效:适用于脾胃虚弱型溃疡病。

5.糯米粥

材料:糯米或粳米100g、红枣7枚。

做法:按常法煮粥,熟至极烂,经常食用。

功效:适于脾胃虚弱型溃疡病,可治胃及十二指肠溃疡。

6.怀山粥

材料:怀山药100g、粳米100g。

做法:一起加水煮成稀粥,每天1剂,分3次饮服。

功效:适用于脾胃虚弱型胃及十二指肠溃疡。

# 第五节　胃炎药膳食疗方

1.仙人掌猪肚汤

材料:仙人掌30~60g、猪肚1个。

做法:将仙人掌装入猪肚内,入锅加适量水,以文火炖至熟烂,饮汤,食猪肚。

功效:行气活血,健脾益胃;适用于气滞血瘀,胃痛年久不愈等症。

2.包心菜粥

材料:包心菜500g、粳米50g。

做法:先将包心菜水煮半小时,捞出菜后,入粳米煮粥。温热服,每日服2次。

功效:缓急止痛,适用于胃部急痛。

3.土豆粥

材料:新鲜土豆250g(不去皮)、蜂蜜适量。

做法:将土豆洗净、切碎、用水煮至土豆成粥状即可。服用时加蜂蜜,每日清晨空腹食用,连服15d。

功效:缓急止痛,适用于胃脘隐痛不适等症。

4.胡椒葱汤

材料:胡椒粉2g、葱白3g、姜6g。

做法:先烧开水,下姜、葱白,煮沸而成姜葱汤。用热姜葱汤,送服胡椒粉,或将胡椒粉放入姜葱汤中即成。

功效:暖胃行气止痛,适用于胃寒痛症。胃热痛者忌服。

5.桂皮山楂汤

材料:桂皮6g、山楂肉10g、红糖30g。

做法:先用水煎山楂肉15min,后入桂皮,待山楂肉将熟熄火,滤汁入红糖,调匀即可,趁热饮服。

功效:温胃消食止痛,适用于胃脘痛症。

# 第六节 关节炎药膳

1.桑葚桑枝酒

材料:新鲜桑葚500g、新鲜桑枝100g、红糖500g、白酒1000g。

做法:将桑枝洗净、切断,与桑葚、红糖同入酒中浸泡,1个月后可饮。随量饮用,以不醉为度。

2.牛藤桂心

材料:山茱萸100g、怀牛膝100g、桂心60g。

做法:将以上原料洗净,晒干或晾干,共研成细末,备用。每日1次,每次3g,以黄酒送服。

3.牛膝酒糟

材料:牛膝500g、糯米1000g、甜酒曲适量。

做法:先将牛膝洗净,同放入砂锅中,加适量水煮2~3次,取部分药汁浸糯米,另一部分药汁于糯米煮熟后,拌和甜酒曲,于温暖处发酵为酒糟。每日1次,每次取酒糟30g煮食。

4.川乌粥

材料:制川乌2g、生姜汁10滴、粳米30g、蜜适量。

做法:将川乌研末,粳米洗净,同放入瓦锅,加适量水,沸后加入川乌,用文火煮2~3h,待米熟烂后加入生姜汁和蜂蜜,搅匀,再煮1~2min即可。佐餐食用,随量服食。

# 第七节 肩周炎药膳

1.归参羊肉汤

材料:当归、党参、川芎、白芍各10g,桑枝、羌活各15g,甘草5g,羊肉500g,调料适量。

做法:将羊肉洗净切块,诸药布包,加水同炖至羊肉熟后,去药包,再加食盐、味精、葱、姜、辣等调味,煮沸服食。

2.桑枝大枣粥

材料:桑枝30g、大枣10枚、大米50g。

做法:将桑枝水煎取汁,加大米、大枣煮粥,每日2次,作中、晚餐服用。

3.附桂猪蹄汤

材料:附片10g、桂枝10g、桑枝30g、羌活15g、猪蹄1对、调料适量。

做法:将猪蹄去毛杂洗净剁块,诸药布包,加水同炖至猪蹄熟后,去药包,加食盐、味精、胡椒等调味,煮沸服食。

4.当归二枝粥

材料:当归、桂枝各10g,桑枝30g,大米100g。

做法:将诸药水煎取汁,加大米煮为稀粥服食,每日2次。

5.葛根桂枝苡仁粥

材料:葛根30g、桂枝15g、薏苡仁30g、粳米60g、盐适量。

做法:先将葛根、桂枝加适量水煮沸30min去渣取汁,再将薏苡仁、粳米放入药汁中,煮沸后用文火慢熬,至米烂粥熟时加盐调味,分2次温服,每日1剂。

6.芪归炖鸡

材料:黄芪30g,当归20g,童子鸡1只,生姜、盐各适量。

做法:先将童仔鸡宰杀去毛及内脏后洗净,再将黄芪、当归、生姜洗净放入鸡腹中,入砂锅内加适量水及盐,用小火慢炖2h,吃鸡肉喝汤,3d 1剂。

# 第八节　颈椎病药膳食疗方

1.脊髓型

材料:黄芪100g,干地龙(酒浸)30g,红花、赤芍各20g,当归50g,川芎10g,桃仁(去皮尖,略炒)15g,玉米面400g,小麦面100g,白糖适量。

做法:将地龙烘干研粉,黄芪、红花、当归、赤芍、川芎浓煎取汁;将地龙粉、白糖、玉米面、小麦面混匀,并以药汁调和成面团,分制成20个小饼;将桃仁匀布饼上,入笼中蒸熟(或用烤箱烤熟)。每次食饼1~2枚,每日2次。

2.颈型

材料:胡椒根100g、肉250g。配料:黄酒、葱、姜、花椒、盐各适量。

做法:将胡椒根洗净,切成3cm的段,将蛇剖腹除去内脏洗净,切成2cm长的段;将蛇肉、胡椒根放入锅内,加葱、姜、盐、黄酒、清水适量,用武火烧沸后,转用文火烧熬至蛇肉熟透即成。分次服食。

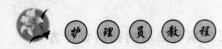

**3. 神经根型**

材料：红花100g、当归50g、赤芍50g、桂皮50g、40%乙醇适量。

做法：将上药干燥粉碎成粗末，用40%乙醇1000ml，浸渍10~15d，过滤，补充一些溶剂继续浸渍药渣3~5d，过滤，添加至1000ml即得。口服每次10~20ml，每日3~4次。

**4. 椎动脉型**

材料：蛤士蟆油45g、头青豆15g、把子10g。调料：姜、葱。

做法：将蛤士蟆油盛入瓦钵里，加清水500g、甜酒汁15g、葱节、姜片，蒸2h，使其初步胀发，取出，去掉姜、葱、沥尽水；除去油上面的黑色筋膜，大的成数块，盛于钵内，加清水500g、甜酒汁15g，蒸2h，使其完全胀发，捞入大汤碗中，把子洗净，将清水180g、冰糖50g盛入大碗内蒸1h，待冰糖溶化时弃去沉淀物倒入盛蛤士蟆油的碗内。佐餐食用。

**5. 交感型**

材料：菊花10g、生山楂15g、决明子15g(打碎)、冰糖适量。

做法：三药同煮，去渣取汁，调入冰糖，代茶饮。

# 第九节　哮喘药膳食疗方

**1. 虫草炖鸭**

材料：水鸭肉250g、冬虫夏草10g、红枣4个。

做法：将冬虫夏草，红枣去核洗净。水鸭活杀，去毛、肠脏，取鸭肉洗净，斩块。把全部用料一起放入锅内，加开水适量，文火隔开水煮3h，调味即可，随量饮汤食肉。

功效：补肾益精，养肺止咳。

适应证：支气管哮喘属于肺肾两虚者，症见咳喘日久、体弱形瘦、食欲不振等。

**2. 丝瓜凤衣粳米粥**

材料：丝瓜10片、鸡蛋膜2张、粳米30g。

做法：用鸡蛋膜煎水取汁，煮粳米粥1碗，加入丝瓜再煮熟，加盐、味精、麻油少许调味。每日1次，趁温热服完。

功效：清热化痰、止咳平喘、调和脾胃。

适应证：适用于热性哮喘病人，见呼吸急促，喉中有哮鸣声，咳嗽阵作，痰黄黏稠，心烦口渴，舌红、苔黄腻、脉滑数等。

**3. 杏仁猪肺粥**

材料：杏仁10g、猪肺90g、粳米60g。

做法：制作将杏仁去皮尖，洗净。猪肺洗净，切块，放入锅内焯水后，再用清水漂洗净。将洗净的粳米与杏仁、猪肺一起放入锅内，加清水适量，文火煮成稀粥，调味即可。随量食用。

功效:宣肺降气、祛痰止咳。

适应证:哮喘属于痰饮内盛者,症见咳嗽、痰多、呼吸不顺,甚则气喘,喉中哮鸣,胸脯满闷,脉滑等。

**4.芡实核桃粥**

材料:芡实30g、核桃仁20g、红枣10个、粳米50g。

做法:以上各味与粳米同煮成粥,分次服食,也可常食。

功效:补肾纳气定喘。

适应证:哮喘缓解期,属于肾虚不能纳气者,症见气短乏力、则息促气急、寒肢冷、酸膝软、鸣、舌淡、苔白滑、脉沉细等。

**5.莱菔子粳米粥**

材料:莱菔子20g、粳米50g。

做法:制作莱菔子水研滤过,取汁约100ml,入粳米,加水350ml左右,煮为稀粥,每日2次,温热服食。

功效:下气定喘、健脾消食。

适应证:可作为哮喘的辅助治疗,特别是痰多气急、欲不振腹胀不适的病人。

**6.参苓粥**

材料:党参30g、茯苓30g、生姜5g、粳米120g。

做法:将党参、生姜切薄片,茯苓捣碎泡半小时,取药汁两次,用粳米同煮粥,一年四季常服。

功效:补肺益气,固表止哮。

适应证:哮喘缓解期,肺气亏虚者。


# 第十节　腰疼药膳食疗方


**1.三七地黄瘦肉汤**

材料:三七12g(打碎)、生地30g、大枣4个、瘦猪肉300g入砂锅。

做法:加适量水,大火煮沸后改小火煮1h至瘦肉熟烂,放调盐适量。饮汤吃肉,隔日1剂。

功效:活血化瘀。

适应证:气滞血瘀型急性腰椎间盘突出症。

**2.三七炖田鸡**

材料:肥田鸡2只(约200g)(去皮、头、内脏)、三七15g(打碎)、大枣4个(去核),同入炖盅。

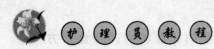

做法:加适量水,大火煮沸后改小火炖1~2h。饮汤吃肉,每日1剂。

功效:益气活血,消肿止痛。

适应证:气虚血瘀,脾胃虚弱型腰椎间盘突出症。

3.三七猪脚筋汤

材料:猪脚筋200g,精瘦肉50g。

做法:放入沸水后捞入砂锅,加三七15g(打碎)、大枣4个,水共煎沸后改小火煮1~2h。饮汤吃肉,每日1剂。

功效:活血,强筋壮骨。

适应证:气滞血瘀,肾气亏虚型腰椎间盘突出症。

4.乌头粥

材料:川乌(研末)5g、蜂蜜适量、生姜2片、粳米50g同入砂锅。

做法:加适量水慢火熬成稠粥。早、晚服食,每日1剂。

功效:祛风、散寒、除湿。

适应证:寒湿痹阻较甚型腰椎间盘突出症。

5.当归生姜羊肉汤

材料:当归、生姜各30g(切大片),羊肉500g。

做法:将羊肉、当归、生姜、红枣10个同入砂锅,加适量水共煎,沸后撇沫,改小火慢煮至羊肉熟烂。随量饮汤吃肉,隔日1剂。

功能:温经散寒,活血定痛。

适应证:阴寒内盛,气血凝滞型腰椎间盘突出症。

6.杜仲猪尾汤

材料:杜仲15g、猪尾2条。

做法:煮汤常服。

功效:主治腰椎间盘突出症。

7.杜仲核桃猪腰汤

材料:猪肾(猪腰)1对切片、枣2个去核、杜仲10g、核桃肉20g、生姜2片、米酒3ml。

做法:同入炖盅,加水共煎沸后改小火炖1h。饮汤吃肉,每日1剂。

功效:益气补肾,壮腰助阳。

适应证:肾气不足型腰椎间盘突出症。

8.枸杞水鱼补肾汤

材料:水鱼(鳖)1只切块,与枸杞子、山药各30g及熟地15g、红枣6个、生姜3片。

做法:共入炖盅,加适量水。大火烧沸后改小火炖1h。随量饮汤吃肉,隔日1剂。

功效:益气养血,滋阴补肾。

适应证:肾阴亏虚,气血不足型腰椎间盘突出症。

# 第十一节　腰肌劳损药膳食疗方

1.枸杞羊肾粥

材料:鲜枸杞叶500g、洗净切碎。肾2只,洗净,去筋膜、臊腺,切碎。二料与大米250g。

做法:加水适量,用小火煨烂成粥,加调味品食用。每日1次,连服7~10d。

2.鹌鹑枸杞杜仲汤

材料:鹌鹑1只、毛及内脏、加枸杞30g、杜仲15g。

做法:加水共煎,去药渣,食肉饮汤。每日1次,连服5~7d,间断服用。

3.黄鳝杜仲汤

材料:黄鳝250g、猪肾1只、杜仲15g。

做法:共炖熟,食肉喝汤。连服3d。

4.猪肾黑豆汤

材料:猪肾2只、黑豆100g、陈皮5g、小茴香5g、生姜2片、共煮熟,加调味品食用。隔日1次,连服5~7次。

5.核桃红黄饮

材料:核桃60g切细。

做法:加水适量煮熟,再加入红糖30g、黄酒60ml,稍加热后趁热饮服。每日1次,连服5~7日。

6.杜仲猪肾汤

材料:杜仲30g、猪肾2只。

做法:加食盐少许炖汤服。每日1次,连服7~10d。

7.续断杜仲猪尾汤

材料:猪尾两条,去毛洗净,加续断、杜仲各25g。

做法:置砂锅内煮熟,加盐少许,去药渣,食猪尾饮汤。连服5~7d。

# 第十二节　偏头痛药膳食疗方

1.桑菊豆豉粥

材料:桑叶10g、甘菊花15g、豆豉15g、粳米100g。

做法:先将桑叶、甘菊花、豆豉水煎取汁,再将洗净的粳米放入砂锅煮成稀粥,加入药汁,稍煮即成。

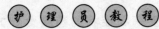

功效:具有疏风清热、清肝明目,适用于风热所致偏头痛,证见头痛而胀、口渴便秘者。

2.山药枸杞炖猪脑

材料:怀山药30g,枸杞30g,猪脑1只,黄酒、精盐少许。

做法:将猪脑浸于碗中,撕去筋膜备用,再将怀山药、枸杞分别用清水洗净,与猪脑一起放入锅里,加水适量,炖2h后,加黄酒、精盐,再炖10min即可。

3.疏肝止痛粥

材料:香附9g、玫瑰花3g、白芷6g、粳米或糯米100g、白糖适量。

做法:将香附、白芷水煎取汁,再将粳米洗净后加入药汁和水,煮至水沸,将漂洗干净的玫瑰花倒入,用文火慢熬10min,服时加糖。

功效:具有疏肝解郁、理气止痛之功效,能防治偏头痛,经常服用能明显减少偏头痛的发作次数。

4.葱白川芎茶

材料:葱白两段、川芎10g、茶叶10g。

做法:放入杯中,开水冲泡,去渣温饮。每日1剂,多次冲饮。

功效:具有祛风止痛之功,适用于风寒之邪引起的偏头痛。

# 第十三节　肾虚药膳食疗方

1.桂圆枸杞粥

材料:桂圆肉30g、枸杞20g、

配料:大米80g、清水800ml、冰糖30g。

做法:枸杞、桂圆洗干净备用,将大米洗淘干净放进锅里,放适量的水,再放入桂圆冰糖共熬,粥煮开再放枸杞再煮5min即可。

功效:桂圆补益心脾,补肾润肺,养血安神,适用于肾虚引起的失眠多梦等症。

2.锁阳羊肉粥

原料:锁阳10g、羊肉100g、大米100g。

做法:将羊肉剁细备用。然后将锁阳倒入锅中水煎去渣,过10min后倒入羊肉、大米一同煮成粥品,可根据个人口味加入调味品。

功效:温阳补肾,适合于肾亏所致的腰膝酸软、畏寒怕冷等症状。

3.当归红枣粥

材料:当归15g、红枣50g、白糖20g、粳米50g。

做法:先将当归用温水浸泡片刻,加水200g,先煎浓汁100g,去渣取汁,与粳米、红枣和白糖一同加水适量,煮至粥成。每日早晚温热服用,10d为1个疗程。

功效:补肾补血,调经活血,适用于肾亏引起的气色亏损,畏寒怕冷等症状。

4.长寿粥

材料:芡实、药仁各400g,山药1500g,糯米500g,人参、茯苓各150g,莲子250g,白糖适量。

做法:将药仁置于热锅中翻炒一下,捞出后研成粉末,糯米也是同样做法。将所有原料混合到一起搅拌均匀,煮成粥品,每天吃2次。

功效:能有效治疗腰酸,尿频等症状,能益肾补气。

5.阿胶糯米粥

材料:糯米小半米杯、阿胶一片的1/3、红糖一勺、红枣两粒、枸杞少许、当归一片、北芪少许。

做法:阿胶磨碎备用。糯米洗干净泡一下,红枣、枸杞、当归、北芪洗干净,放进砂锅,开火煮开后用勺子搅一下防止粘锅,然后关小火煮到粥黏,放阿胶和红糖,拌匀即可关火。

6.天门冬粥

材料:天门冬15~20g、粳米60g、冰糖适量。

做法:先煎天门冬取浓缩汁,去渣,入粳米煮粥,沸后加入冰糖适量,再煮溶化。

功效:早晚各服一次,能够治疗肾阴不足,阴虚内热,津少口干等症状,有滋阴润肺,生津止咳的功效。

7.益智粳米粥

材料:粳米50g、益智仁5g。

做法:首先将益智仁研成粉末,将粳米淘洗干净放入砂锅中,加入清水,先用大火煮沸,再转用小火熬成粥品。加入益智仁粉末及调味品,稍煮片刻即可。

功效:适用于治疗肾虚肾亏引起的腰酸以及腹部冷痛等症。

# 第十四节　失眠药膳食疗方

1.核桃桂枣粥

材料:核桃20g、桂圆20g、红枣8颗、小米150g、糖1小匙、开水400ml。

做法:

(1)小米洗净后,以等量的水泡半小时,再沥去水分。

(2)核桃、桂圆切小块。红枣去核,切碎。

(3)将小米、桂圆、红枣和水倒入汤锅内,以大火煮至沸。再转小火熬煮20min,小米米粒开成粥状。

(4)加入碎核桃和糖拌匀,即可享用。

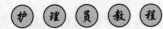

功效:小米味甘性温,健胃和脾、助除湿、安眠;红枣味甘性温,归脾、胃经,有助养脾胃之气、养阴血而安神。核桃味甘性温,有润肺、健胃、补血、养神,并含丰富的色氨酸,有助补充血清素,稳定情绪,因而容易入睡。

2.谷糠杞菊粥

材料:谷糠30g、枸杞子30g、菊花15g、粳米100g、红枣10枚。

做法:先将谷糠、枸杞子、菊花浓煎取汁,去掉药渣,加入粳米和红枣,红枣最好先剖开,煮粥食用。

功效:谷糠杞菊粥中的枸杞子、菊花、红枣有补肝肾、明肝目、安心神的功效。

适应证:可治疗老年体虚、失眠多梦、头晕、久视昏暗、耳鸣、反应迟钝、腰膝酸软等症。

3.麦皮牛奶粥

材料:麦皮100g、牛奶100g、砂糖100g、黄油5g、精盐适量。

做法:先将麦皮用清水浸泡半小时,加清水如常法煮粥,将熟时倒入牛奶,再煮约10min,加入砂糖、黄油、精盐,煮到麦皮已烂,稀稠适当时即可食用。

功效:麦皮牛奶粥中的麦皮即小麦的皮壳。牛奶具有优质且均衡的营养价值,改善大脑功能之作用十分明显,还有安睡促眠的功效。

适应证:可治脾胃不适、夜卧不安、营养不良、身体消瘦等症。

4.米糠枣莲粥

材料:米糠30g、高粱米30g、炒酸枣仁15g、莲子30个。

做法:先将高粱米、炒酸枣仁洗净,用牙签把莲子里的莲心取出,随同米糠,加清水适量,煮成粥。每晚临睡时食用。

功效:米糠枣莲粥中酸枣仁养心安神,是治疗失眠的首选中药。莲子能清心火、宁心神。

适应证:适合治疗顽固性失眠,对失眠患者伴有心神不宁、善惊易烦等症者有较好疗效。

5.莲子桂圆粥

材料:莲子肉50g、桂圆肉30g、糯米60g。

做法:加水同煮成粥,做早餐食之。

功效:适合多梦易醒、心悸健忘、体倦神疲、饮食无味、面色少华的患者。莲子功专养心、益肾、补脾。桂圆既能补脾气,又能养心血而安神,《得配本草》言其"益脾胃,葆心血,润五脏,治不寐"。

适应证:适用于劳伤心脾、气血不足之不寐,颇有效验。

6.玄参百合粥

材料:玄参15g、百合30g、合欢皮15g、粳米100g。

做法:先水煎上3味药,取汁,加米煮粥,晨起做早餐食之。

功效:适合心烦不寐、头晕耳鸣、口干津少、腰酸梦遗、五心烦热的失眠患者。玄参为滋阴降火要药。百合滋阴兼清心安神。合欢皮为治虚烦不寐之妙品。诸药合之,使阴虚除,心火降,志得宁,眠亦酣。

# 第十五节 咳嗽药膳食疗方

1.萝卜猪肺止咳汤

萝卜1个、猪肺1个、杏仁15g。加水共煮1h,吃肉饮汤;清热化痰、止咳平喘、治久咳不止、痰多气促。

2.冰糖炖梨化痰止咳

将新鲜的梨去皮,剖开去核,加入适量冰糖,放入锅中隔水蒸软即可食用。

3.豆腐糖止咳化痰平喘

豆腐500g,红糖、白糖各100g。把豆腐当中挖一窝,纳入红、白糖,放入碗内隔水煮30min。一次吃完,连服4次。清热、生津、润燥、治咳嗽痰喘。

4.玉米须橘皮治咳嗽

玉米须、橘皮各适量。共加水煎,日服2次;止咳化痰、治风寒咳嗽、痰多。

5.花生沙参汤治咳嗽少痰

花生米、白果、百合、北沙参各25g,冰糖适量。水煎取汁,加冰糖,每日1剂。润肺化痰、治久咳痰少、气短咽干。

6.黄精冰糖止咳平喘

黄精(中草药)30g、冰糖50g。将黄精洗净,用冷水发泡,置砂锅内,再放入冰糖,加水适量,将锅置炉上,以武火煎煮,后用文火煨熬,直至黄精烂熟为止,每日2次。

吃黄精饮汤可清肺、理脾、益精,用治肺燥肺虚之咳嗽、干咳无痰、咯吐不利、食少口干、肾虚精亏等。

# 第十六节 嗓子干痒疼痛药膳食疗方

金银花又名忍冬花,忍冬是一种具有悠久历史的常用中药,始载于《名医别录》,自古以来就以其药用价值广泛而著名。金银花性寒、味甘,入肺、心、胃经,具有清热解毒、抗炎、补虚疗风的功效,主治胀满下疾、温病发热、热毒痈疡和肿瘤等症,对头昏头晕、口干作渴、多汗烦闷、急性乳腺炎、败血症、阑尾炎等病症均有一定功效。用连翘、板蓝根煎金银花汤可以治疗腮腺炎;连翘金银花凉汤可治疗外感发热咳嗽;同时将金银花、菊花、桔梗和甘草加水煮沸10min,放凉,当饮料饮用,可治疗咽喉炎和扁桃体炎。

## 一、冰糖雪梨银耳汤

1.将买回的两个雪梨去皮洗净,切成1cm见方的小块,然后放入瓦罐儿或搪瓷锅中煮。

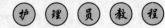 

2.把银耳放入盆中,加入清水中泡发,大约10min后摘去根部,用手撕成小朵,放入锅中与雪梨同煮。

3.雪梨和银耳在锅中煮大约20min时,加入冰糖,喜欢吃甜的可以多放点冰糖,加入冰糖后用勺子反复搅动,直到冰糖溶化。

## 二、金银花枣茶

材料:金银花茶7g,红枣10g,陈皮3g,甘草2g,枸杞子10g,冰糖、水适量。

做法:

(1)将金银花与陈皮用清水洗净后,放入清水中浸泡约10min。

(2)再放入甘草和枸杞子,并放入红枣和冰糖,搅匀,静置半小时。

(3)倒入炖锅中,加盖,高温炖约40min,炖好后用漏网过滤一下即可饮用。

# 第十七节 "补冬"药膳食疗方

冬至节气,意味着进入数九天,迎来最寒冷的天气。《易经》中有"冬至阳生"的说法。这是因为节气运行到冬至这一天,阴极阳生,此时人体内阳气蓬勃生发,最易吸收外来的营养,而发挥其滋补功效。

## 一、冬至遵循三个基本原则

1.冬令气候趋寒,天地阳气潜藏,应之人体,冬季亦为人体养精蓄锐的最佳时段。在起居上,应早睡晚起。有晨练习惯的人群应注意,晨练时间不宜过早,以免诱发呼吸道及脑血管疾病,或使原有疾病复发。

2.药补。在这个阶段,有些人喜欢药物的冬令进补。比如膏方,膏方中加入不少甘甜滋润补养药物,服用时感滑润爽口,既能进补,又能治病。有病治病,无病防病,所以冬季进补膏方在有些地方成为一种时尚。

3.俗话说,药补不如食补。在冬季如果能恰当选择既美味又具有补益身体的食物,无疑会让大家接受。在冬季适宜补益的食品中,中医又分为几大类。下面我们一起来看看各类食物优点和缺点。

(1)温补类食物,如鸡、羊肉、牛肉、鲫鱼等,但过多地进食温补类食品,容易上火。

(2)平补类食物,如莲子、芡实、苡仁、赤豆、大枣、燕窝、蛤士蟆、银耳、猪肝等,这些食物既无偏寒、偏温的特性。

(3)滋补类食物,如木耳、黑枣、芝麻、黑豆、猪脊、海参、龟肉、甲鱼、鲍鱼等,具有滋阴益肾、填精补髓的功效。

## 二、常用"补冬"药膳处方

1.八珍：当归、地黄、枸杞、芍药、白术、茯苓、大枣、甘草。

2.四神（又称"四臣"）：莲子、芡实、山药、茯苓。

3.四物：当归、川芎、芍药、地黄。

4.单方：人参、当归、田七、杜仲等。

烹调方法：将准备好的汉药，如八味、四味、二味或一味，放入大壶内。接着准备家禽（鸡、鸭）或野禽（雉鸡、斑鸠等），还有猪脚（肘子）、猪肚、腰子、鳗鱼、鳖等，经过处理后再放入大壶中，然后倒入水和酒，或仅使用酒来慢慢炖煮。

## 三、注意事项

"补冬"最好在身体状况良好时进行，患有感冒而发烧或咳嗽时应避免。然而，"四神"的药性特别温和，而且富有滋养又能强化肠胃，因此即使处于感冒体力衰弱的情况下，只要有些食欲，即应多加食用。

# 第十八节　冬季七款养生药膳汤

1.虫草熟地老鸭汤

材料：冬虫草10g、熟地黄40g、红枣（去核）6枚、老鸭1只。

调料：盐、葱、姜、料酒适量。

做法：将冬虫草、熟地黄、红枣洗净，老鸭宰杀后去毛、内脏、头颈及脚，洗净后飞水。然后把冬虫草、熟地黄、红枣放入鸭腹腔内，置于炖盅里，加开水适量，文火隔水炖3h，调味后即可食用。

功效：滋肾补肺、润燥止咳。

2.紫苏生姜红枣汤

材料：鲜紫苏叶10g、生姜3块、红枣15g。

做法：先将红枣放在清水里洗净，然后去掉枣核，再把姜切成片。将鲜紫苏叶切成丝，与姜片、红枣一起放入盛有温水的砂锅里煮沸，之后改用文火炖30min。然后将紫苏叶、姜片捞出来，继续用文火煮15min。

功效：此汤具有暖胃散寒、助消化行气的作用。

3.胡椒猪肚汤

材料：白胡椒30~50粒、猪肚1个。

调料：盐、葱、姜、料酒适量。

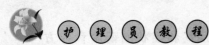

做法:先将猪肚洗净,锅内注水,将猪肚下锅,加入白胡椒,煲两个小时左右,汤稠肚烂时,加入食盐、味精即可食用。

功效:此汤可在饭前饮用。胡椒有温中散寒作用,猪肚有健胃养胃的功效。

4.太子参炖鸡汤

材料:太子参8g,鸡250g。

调料:盐、葱、姜、料酒适量。

做法:将鸡切块,在沸水中焯后,将水倒掉。将鸡与太子参一起,放入葱、姜、料酒,加清水炖约2个小时,至熟透后加入盐稍煮几分钟即可。

功效:滋阴补虚,温中益气。特别适于秋冬女性进补,调养产后虚弱等。

禁忌:高血压及肾炎、胃炎患者不宜多食。

适合人群:体虚或产后虚弱的女性。

5.枸杞海参鸽蛋汤

材料:海参25g、枸杞子25g、鸽蛋150g。

调料:盐、葱、姜、料酒适量。

做法:将海参切成条状,把葱、姜切成碎末备用。将葱姜爆炒后,加入适量水,把海参放入锅内,水开后,加入调料,鸽蛋,用大火煮20min后放入枸杞子,改为小火炖10min左右,即可食用。

功效:补肝肾,益精气,丰肌肤。

6、当归阿胶鹿肉汤

材料:鹿肉300g,当归3g,阿胶8g,红枣10g,枸杞2g。

调料:盐适量。

做法:将当归、红枣用砂锅煎制8~10min,滤沙留汁。将鹿肉切块飞水,然后换清水入锅。加入当归、红枣及原汁、阿胶、枸杞,小火炖1h。烂熟后放入盐,稍煮即可。

功效:补血和血,益气调经,特别适合于贫血女性。

7.杜蓉猪腰汤

材料:猪腰150g、杜仲8g、肉苁蓉5g。

调料:盐、葱、姜、料酒适量。

做法:将猪腰剔去筋膜,切花刀。将杜仲和肉苁蓉一起在砂锅中煎约20min,留汁备用。将猪腰及葱、姜、料酒放入锅中,加入清水,炖约40min。加入杜仲、肉苁蓉,一起炖至熟,再放入盐稍煮即可。

# 第十九节　养生药膳食疗方

萝卜有很多种,其中白萝卜是最为常见的,它既可以当成日常蔬菜来食用,也可以全株入药,有"小人参"之称,很适宜老人食用。

中医认为,萝卜的茎叶性味辛、苦、温,它可以和胃、治疗消化不良、咽喉肿痛、下痢赤白;而萝卜的根能利水消肿,治疗痢疾、食积腹泻、胸膈饱闷等症。

## 一、治感冒

1.糖醋萝卜菜

材料:白醋、白糖、盐适量,白萝卜500g。

做法:①白萝卜不用去皮,清洗干净后切薄片,然后撒一些盐,搅拌一下,放置30min。②把腌制好的白萝卜装入盘里,倒入适量的白醋和白糖,搅拌均匀即可。

功效:治疗上呼吸道感染、流行感冒、普通感冒,老人经常服用也有保健功效。

2.萝卜茅根汤

材料:白茅根25g(鲜白茅根加倍)、葱白5节、白萝卜250g。

做法:白萝卜去皮,洗净切块,与其他材料一起放入锅里,加清水煮至萝卜烂熟即可,代茶饮用。

功效:治疗流行性感冒,去掉葱白能治疗燥热引起的鼻出血。

## 二、萝卜粥治消化不良

材料:大米100g、白萝卜500g。

做法:白萝卜去皮,洗净切丝,大米洗净,二者一起放入锅中,加水煮成粥即可。

功效:治疗消化不良,消食下气,宽胸去痰。

## 三、萝卜猪肺汤防秋燥

材料:南、北杏仁各7g,白萝卜500g,猪肺1具。

做法:白萝卜去皮洗净切小块,猪肺洗净切小块,猪肺先放沸水氽烫一下,然后都放入锅中,加水煮熟即可。

功效:治疗秋燥引起的肺部不适、干咳,对阴虚、久咳不愈也有疗效。

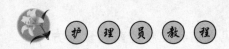

# 第十二章 临终关怀与护理

人的一生必然要经历生、老、病、死,这是不容更改的客观规律。死亡是生命过程的最后阶段,在即将走完人生旅途的时刻,患者会出现一系列生理、心理反应。因此,护理员一方面要评估患者在死亡即将来临时的心理反应,给予恰当的心理支持;另一方面,要能识别濒死和死亡的特征,并根据不同时期的生理变化提供相应的躯体护理。护理员要灵活应用各种知识,尽可能减轻临终患者的痛苦,使其平静、安详、有尊严地度过生命的最后阶段。同时,做好临终患者家属的安慰和指导工作,使其尽早从悲伤中解脱出来,做到去者能善终,留者能善留。

## 第一节 临终关怀

### 一、临终关怀的概念

临终关怀又称善终服务,是向临终老年人及家属提供一种全面的医疗及护理。它是指由社会各界(护士、医生、社会工作者、宗教人士、志愿人员和慈善团体人士等)组成的机构为肿瘤晚期和各种疾病末期,即治疗无效、生命即将结束的病人及其家属所提供的生理、心理和社会的全面支持与照护的一整套医疗保健措施。临终老人已成为临终关怀的一大特殊群体,老年临终关怀的宗旨是:① 帮助临终老人了解死亡是生命过程的一部分,应坦然面对和接纳死亡;②以同情心对待临终老人;③ 以必要的手段减轻临终老人的痛苦,包括生理和心理方面的痛苦;④尊重临终老人的权利,维护他们的生命尊严;⑤为临终老人的家庭成员提供帮助和支持。

### 二、临终关怀的对象

临终关怀的对象是那些确实无法医治的濒死的临终病人,主要是以下两种:

1.濒危病人　是指癌症病人或某些生命预期在3个月以内的绝症病人。

2.高龄老人　是指生命接近终点的高龄老年人,在弥留之际需要得到临终关怀。

## 三、临终关怀的内容

临终关怀服务的主要内容是关怀,包括精心护理、最大限度地消除痛苦、稳定情绪,给予精神上和道义上的安慰,使临终者感到亲切、宁静,实现"善终"或"优死",体现病人临终阶段生命质量的提高。具体包括:

**1.死亡教育**

即帮助病人接受死亡的事实。死亡教育是实施临终关怀的一项重要内容。人对死亡的心理过程一般划分为五个阶段:否认期、愤怒期、协议期、抑郁期、接受期。当然,濒死者未必都按这个顺序发展,往往是接受—否认—再接受—再否认,不断反复直至最后接受。濒死者具有复杂的心理状态,要教育病人和家属充分认识到生、老、病、死的自然规律,使病人能坦然地面对死亡,使家属能较平静而理智地接受亲人即将离去的现实。

**2.尊重与关怀**

对临终病人或临终老人,护理员要给予极大的尊重和高度的同情心。尊重临终者就是尊重生命,就是对整个生命价值的肯定。对大脑清醒的病人应帮助其回忆往事,追忆过去美好的事情和其对社会所做的贡献,以便使其在精神上得到安慰和满足。尊重生命就是要做到对临终者的同感心,只要其生命延续一天,医护人员就要满腔热情地为其提供全方位的服务。

**3.全面照料**

包括医疗、心理、生活等方面的护理。对有痛苦的临终病人要千方百计地控制症状,减轻或消除其痛苦。室内的环境、光线、温度等对临终病人的心理影响至关重要。因此,要为临终病人在生命的晚期提供一个温馨、舒适、安详的环境,以帮助其消除恐惧心理,坦然地面对现实。

## 四、临终关怀的原则

**1.护理为主**

对临终老年病人或生命晚期的老年人来说,临床治疗已不重要,重要的是全面护理,以提高老年病人临终阶段的生命质量,使临终病人在躯体和心理方面都感到最大程度的舒适。

**2.适度治疗**

从我国的国情和传统习惯出发,对临终病人进行适度治疗是必需的。适度治疗有些属于安慰性治疗,对病人可减少痛苦,同时对病人家属和亲人也是一种心理满足和安慰。

**3.注重心理护理**

临终老年病人心里是极其复杂的,大致分五个阶段:否认、愤怒、协议、抑郁、接受期。护理员应按照每个时期的核心问题开展针对性心理护理工作。临终病人心理状态还与社会地位、经济状况、职业、年龄、文化程度、宗教信仰等因素有关。因此,应根据临终病人的

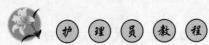 

具体情况,采用适当方法进行心理治疗和护理。

4.整体服务

对临终老年人实行整体服务符合社会发展和家属等诸多方面的需要。整体服务包括对临终老年人实行不间断医疗、护理和生活照料,对临终老年人家属的关心和安抚,为临终老年人死后提供一定的善后服务等。

5.安乐死问题

安乐死问题涉及社会经济、伦理道德、传统习俗、哲学法律、宗教信仰、人的价值观等一系列问题,我国尚未立法。

# 第二节　临终护理

## 一、临终护理的概念

临终护理是指对已经失去治愈希望的老年病人在生命即将结束时所实施的一种积极的身心整体护理,是临终关怀的重要组成部分。其护理目的是提供精心照料,尽最大努力减轻病人痛苦,缓和对死亡的恐惧与不安,提高尚存的生命质量,维护人的尊严,使病人安宁、平静地度过人生的最后旅程。

## 二、临终护理的特点

对病人采取的医疗护理措施,从以治疗为目的转变为对症处理为主要目的。医护人员及病人的亲属更注重改善病人出现的各种症状及痛苦反应。特别是对待晚期危重病人,要尽力解除病人的痛苦,提高他们尚存的生活质量,这充分体现医疗护理工作中的人道主义,表现出医学科学中的人文价值,反映出医学工作者职业的高尚性。

## 三、临终老年人的需求

1.机体需求

希望环境安静、整洁、被褥干净、身体清洁,更希望能减轻身体上的痛苦、可以入睡等。

2.心理需求

希望医护人员与自己交谈,了解自己的状况;请求尊重和保留一些生活习惯和方式;有选择死亡的权利等。

3.社会需要

临终老年人面对死亡的来临,经受着肉体、精神上的痛苦和折磨,十分渴望得到关心和安慰,得到感情上的支持和帮助。大多数临终病人希望自己的亲属时刻守护在自己的身旁。

## 四、临终病人身心护理

### (一)临终病人生理变化及护理

#### 1.循环与呼吸系统

病人可出现脉搏减弱或逐渐消失、呼吸困难、点头样或叹气样呼吸、呼吸与呼吸暂停交替出现等循环及呼吸功能衰退的征象。护理员应密切观察病人的生命体征,保持其呼吸道通畅,必要时给予吸氧和吸痰。

#### 2.消化与泌尿系统

病人消化和泌尿系统功能紊乱,表现为呃逆、腹胀、吞咽困难、尿潴留、便秘、大小便失禁等。护理员应调剂好饮食,补充营养,注意口腔护理,做好排泄护理,尊重和满足病人的需求。

#### 3.知觉与意识

临终病人周身疼痛不适,视力、语言功能减退,会出现不同程度的意识障碍。此时,护理员应做到以下几点:

(1)注意观察病人的意识状态,疼痛性质、部位、程度和持续时间,协助病人选择最有效减轻疼痛的方法。

(2)保持环境安静、空气清新,温湿度适宜,适当照明,增加病人安全感。

(3)听力常是最后消失的感觉,应避免在病人周围窃窃私语。

#### 4.瞳孔和肌张力

临终病人瞳孔散大,对光反应迟钝或消失,肌张力丧失,吞咽困难,大小便失禁,无法维持躯体功能的出现,肢体瘫软。护理员应注意观察瞳孔和肌张力的改变,协助病人维持良好、舒适的体位。

#### 5.皮肤与黏膜

临终病人躯体循环衰竭,表现为皮肤苍白、湿冷、发绀等,不能自己改变体位,容易发生褥疮。护理员应密切观察病人皮肤、黏膜情况、注意保暖,保持床褥舒适、整洁、勤翻身、预防褥疮的发生。

### (二)临终病人心理变化及护理

美国医学博士伊丽莎白-库乐-罗斯将身患绝症病人的心理反应分为五个阶段。

#### 1.否认期

病人心理:当病人得知自己病重将面临死亡时,其心理反应通常是"不,这不会是我,那不是真的",即极力否认、拒绝接受事实,怀着侥幸心理。否认是病人应对突然降临的不幸的一种正常心理防御机制。

护理要点:护理员与病人之间应坦诚沟通,耐心倾听,不必揭穿病人,也不要欺骗病人,注意对病人言语的一致,经常陪伴在病人身旁,让病人感受到护理员的关怀。

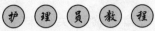 

2.愤怒期

病人心理:当对疾病事实无法接受时,病人常表现为生气或激怒,产生"为什么是我,这不公平"的心理,往往将愤怒情绪向家属、朋友、护理员等接近的人发泄,或对医院制度、治疗等方面表示不满。

护理要点:充分理解病人的痛苦,正确对待病人发怒、抱怨、不合作的行为,给予病人以关爱和宽容,允许病人发泄他们的情感。注意预防意外事件的发生,并取得家属配合。

3.协议期

病人心理:病人愤怒的心理消失,接受临终事实,为了延长生命,有些病人会做出许多承诺作为交换条件,出现"请让我好起来,我一定……"的心理。病人变得和善,对自己的病情抱有希望,表现出合作、配合治疗的态度。

护理要点:主动关心病人,鼓励其说出内心感受,并给予指导,加强护理,尽量满足病人要求,使其减轻痛苦。

4.忧郁期

病人心理:当病人发现身体状况日益恶化,无法阻止死亡来临时,其会产生很强烈的失落感,出现悲伤、退缩、忧郁等反应,甚至有轻生念头。有的病人要求与亲朋好友见面,希望有喜欢的人陪伴照顾。

护理要点:尽可能满足病人的要求,给予同情和照顾,允许其用不同方式宣泄情感,鼓励家属陪伴,并加强安全保护。

5.接受期

病人心理:在通过一切努力、挣扎之后,病人变得平静,接受了面临死亡的事实,喜欢独处,睡眠时间增加,情感减退,平静等待死亡的到来。

护理要点:帮助病人了却未完成心愿,提供安静、舒适的环境,尊重病人的选择,保持与病人的沟通,并给予适当支持,使其安详地告别人世。

# 第三节　死亡患者的护理

## 一、死亡的概念

死亡是指个体生命活动和新陈代谢的永久停止。呼吸、心跳停止是传统判断死亡的标准。目前医学界基本沿用1968年美国哈佛大学提出的脑死亡诊断标准:① 不可逆的深度昏迷;②自发呼吸停止;③ 脑干反射消失;④脑电波消失(平坦)。凡符合以上标准,并在24h或72h内反复测试检查,结果无变化,排除体温过低(<32.2℃)及中枢神经系统抑制剂的影响,即可宣告死亡。

## 二、死亡的分期

### (一)濒临死亡期

濒临死亡期又称临终状态,是生命活动的最后阶段。此时人体主要器官或系统的功能严重紊乱,逐渐衰竭,脑干以上的中枢神经系统功能处于抑制或丧失状态。表现为意识模糊或丧失,各种反射减弱或迟钝,肌张力减退或消失,心跳减弱,血压下降,呼吸微弱或出现潮式呼吸及间断呼吸。此期若得到及时、有效的治疗和抢救,生命仍可复苏。

### (二)临床死亡期

即躯体死亡期或个体死亡期,此期中枢神经系统的抑制过程已经由大脑皮质扩散至皮质下部位,延髓也处于深度抑制状态。临床表现为心跳、呼吸停止、各种反射消失、瞳孔散大,但各组织细胞仍有微弱的代谢活动,持续时间只有5~6min,超过此时间,大脑将发生不可逆的变化。此期患者仍有复苏的可能。

### (三)生物学死亡期

是死亡过程的最后阶段,整个神经系统以及各器官的新陈代谢相继停止,并出现不可逆的变化,机体已经不可能复活。机体相继会出现尸冷(死亡后开始出现)、尸斑(死亡后2~4h出现)、尸僵(死亡后6~8h出现)、尸体腐败(死亡后24h出现)等现象。

## 三、尸体护理

尸体护理是临终关怀的重要内容,目的是保持尸体清洁、姿势良好,以维持良好的尸体外观,使尸体易于辨认,使家属得到安慰、减轻哀痛。

### (一)准备工作

1.护理员准备:衣帽整洁、洗手、戴口罩、手套。

2.用物准备:治疗盘内备血管钳、剪刀、衣裤、尸单、填好尸体识别卡3张、别针3枚、不脱脂棉适量、梳子、绷带、大单等。另需备平车、脸盆、毛巾等;有伤口者应准备敷料,必要时备隔离衣和手套、屏风等。

3.环境准备:安静、肃穆,必要时用屏风遮挡。

### (二)实施步骤

1.洗手、戴口罩,填写尸体识别卡。

2.备齐用物携至床旁,可减少多次进出病房而引起家属的不安,向家属解释并劝其离开。

3.病房内用屏风遮挡,可保护死者的隐私和避免影响同病室其他病人的情绪。

4.撤去一切治疗用物(如输液管、氧气管、导尿管等),将床放平,使尸体仰卧,头下置一枕头,可防止面部瘀血变色。

5.用床单遮盖身体,减少暴露。

6.洗脸,闭合口、眼。若眼睑不能闭合,可用毛巾热敷或于上眼睑下垫少许棉花,使上眼睑下垂闭合。嘴不能闭紧者,轻揉下颌或用四头带托起下颌。

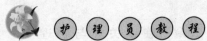

```
┌─────────────────────────────────────────────┐
│                                               │
│                尸体识别卡                       │
│                                               │
│   姓名_____ 住院号_____年龄_____性别_____    │
│   病室_____床号____籍贯_____死亡诊断_____      │
│   住址_____      │
│   死亡时间_____年____月____日____时____分        │
│                                               │
│        护工签名:                               │
│                        医院                    │
│                                               │
└─────────────────────────────────────────────┘
```

图12-1 尸体识别卡

7.有义齿者代为装上,可避免脸型改变,使脸部稍微丰满,维持良好的外观。

8.用血管钳夹取棉花填塞口、鼻、耳、肛门、阴道等孔道,防止体液外溢,注意棉花不得外露。

9.脱去衣裤,用酒精依次擦净上肢、胸、腹、背部和下肢,如有胶布痕迹,用松节油擦净。

10.有伤口者更换辅料,有引流管者应拔出引流管,缝合伤口或用蝶形胶布封闭并包扎。

11.将一张尸体识别卡系在尸体右手腕部,穿上寿衣(尸衣裤),为尸者梳头。

12.用尸单包裹尸体,尸单上下两角遮盖头部和脚,再用左右两角把尸体包严。

13.用绷带在胸部、腰部、踝部固定牢固,将第二张尸体识别卡缚在尸体腰前的尸单上,便于尸体运送及识别。

14.移尸体于平车上,盖上大单,送往太平间。

15.处理床单位。

16.整理病历,完成各项记录。

17.整理病人遗物交与家属,若家属不在,应由两人清点后,列出清单交护士长保管。

## 四、丧亲者的护理

丧亲者主要是指丧失父母、配偶、子女者。失去亲人是重大的负性生活事件,直接影响丧亲者的身心健康,因此对丧亲者做好护理工作是十分重要的。

1.做好尸体护理 体现对死者的尊重,对生者的抚慰。

2.心理护理 死亡是患者痛苦的结束,而丧亲者的悲哀却达到高峰,必将影响其身心健康和生存质量,护理员应予以陪伴,耐心倾听其诉说,针对不同心理反应制定不同的措施。

3.尽力提供生活指导建议 如经济问题、家庭组合、社会支持系统等,使丧亲者感受人世间的温暖。

4.随访 临终关怀机构可通过信件、电话、访视对死者家属进行追踪访视。

2. 测土配方施肥的内容

测土配方施肥的具体内容，包含"测土""配方"和"施肥"三个程序。就像医生看病一样，先给病人诊断病情，然后开一张处方，病人买药后，按照医嘱服用。

（1）搞好土壤测试的基础工作

充分利用测试设备和技术，快速、准确地测定土壤养分含量，掌握土壤肥力状况。

（2）进行肥料的配方

即施肥推荐和肥料配置，根据土壤测试结果和田间试验数据，参照已有的施肥经验，合理确定养分配方；根据农业生产需要和土壤、作物的实际情况，选择优质、高效的作物专用肥或各种单一肥料。

（3）田间施肥工作

确定最恰当的肥料用量及施肥时期和施用方法，通过技术培训、示范和咨询，科学合理地施用肥料。

测土配方施肥并不是只讲化肥的配合施用就可以了，还必须注意一个原则，即"有机肥为基础"。化肥只能提高土壤养分浓度而对维持和提高土壤肥力的作用较小，因此坚持"用地养地相结合，有机无机相结合"的肥料工作方针，做到用、养兼顾，保证土壤越种越肥，以利于农业生产的可持续发展，是一定要体现在测土配方施肥技术之中的。

**（二）测土配方施肥的理论依据**

测土配方施肥技术是一项较为复杂但科学性很强的综合性施肥技术，综合应用了科学研究的成果，汲取了种植业者在生产中的成功经验，它的应用标志着我国施肥技术水平发展到了一个新的阶段。中国农业未来增产技术的潜力评估研究也表明，测土配方施肥技术应列在第一位。测土配方施肥考虑了土壤、肥料、作物的相互联系，同时还注重生态环境和农业的可持续发展问题。因此，它在继承一般施肥理论的同时，又有了新的进展。其主要的理论依据有：植物的矿质营养学说、养分归还学说、最小养分律、报酬递减律、必需营养元素同等重要和不可代替律、因子综合作用律、作物营养临界期和最大效率期以及有机肥料和化学肥料配合施用原则等。

**（三）测土配方施肥的作用**

第一，测土配方施肥是提高化肥利用率的主要途径。目前我国每年化肥利用率平均仅为30%，氮肥为20%~45%，磷肥为10%~25%，钾肥为25%~45%。化肥利用率偏低的原因很多，如土壤水、气、热状况，种植制度以及生产管理水平等，但施肥量和施肥比例不合理，是其中的主要因素。通过开展测土配方施肥，可以合理地确定施肥量和肥料中各营养元素比例，有效提高化肥利用率。

第二，推广测土配方施肥是实现"提高产量、改善品质，节约成本，增加效益"的重要措施。化肥是农业生产中重要的生产资料，占种植业生产资金投入量的一半以上，直接关系到农产品成本和品质。测土配方施肥技术能有效地控制化肥投入量及各种肥料的比例，达到降低成本，增产增收的目的。

第三，测土配方施肥经济效益明显，其调控方式主要有三种。一是调肥增产。不增加化肥投资，只调整氮、磷、钾等养分的比例，即起到增产增收作用。

第四，广泛应用测土配方施肥技术能够缓解化肥供求矛盾，减轻资源与能源的压力。近几年，能源价格高涨，用于生产肥料的矿产资源日趋匮乏。新技术的应用就是要做到人与自然的和谐统一，测土配方施肥技术在我国农业的可持续发展中将发挥重要作用。

第五，测土配方施肥还可以培肥地力、保护生态、协调养分、防治病害，同时对有限肥源合理分配等也有很大作用。

### （四）测土配方施肥的进展

上壤养分的化验分析是测土配方施肥的基础和前提，在 20 世纪 20 年代后期与 30 年代初期，土壤测试方法有了较快发展，科学家的研究工作为土壤有效养分浸提方法和测定方法的建立奠定了基础，这一时期也是土壤化学发展的快速期。到 20 世纪 40 年代，土壤测试作为确定施肥的依据已经为欧美国家普遍接受。美国在 20 世纪 60 年代就建立了较为完善的测土施肥体系。现在，美国配方施肥技术覆盖耕地面积达到 80% 以上，近 40% 的玉米作物利用土壤或植株测试推荐施肥技术，大部分州制定了测试技术规范。精准施肥在美国早已从实验研究走向了普及应用，23% 的农场采用了精准施肥技术。

智能化和信息化是欧美现代施肥推荐的发展趋势，氮肥推荐越来越偏重于根据作物生长状况的植株营养诊断结果来进行。除了常用的植株硝酸盐诊断、全氮分析、叶绿素仪等分析手段外，光学和遥感技术也被应用到植株营养诊断中来。例如，在玉米上利用遥感数据进行氮肥用量推荐可比常规施肥减少 35%，而肥料利用率可以提高 50%。覆盖面积更大的卫星遥感技术、成像光谱技术、原位土壤养分分析技术、非破坏性的植物营养状况监测技术发展也很迅速。这些新技术的发展和应用将会代替传统的测土配方施肥技术，但必须与测土配方施肥技术相衔接，必须是对已有的测试指标和推荐施肥体系的完善和发展。

我国最早的测土施肥研究是 20 世纪 30 年代到 40 年代。新中国成立后，我国的测土施肥工作有了快速发展，许多科学家为此做出了很大贡献。特别是随着 20 世纪 80 年代第二次全国土壤普查的开展，测土施肥研究与推广应用取得了突破性进展，众多土壤测试方法的筛选和校验研究为我国后来的测土配方施肥工作打下了坚实的基础。到 20 世纪末期，我国已初步建立了适合我国农业生产状况和特点的测土配方施肥技术体系。

当前，人们已深刻地认识到这样一个事实：肥料是作物高产优质的物质基础，同时又是潜在的环境污染因子，不合理施肥就会造成环境污染。换言之，测土配方施肥已经进入了以产量、品质和生态环境为综合目标的科学施肥时期。以前单纯以提高产量为单一目标的测土施肥的观念也正被广大种植业者所抛弃。施肥既要考虑各种养分的资源特征，又要考虑多种养分资源的综合管理、养分供应和需求的时空一致性，以及施肥与其他技术的结合。

## 二、测土配方施肥的基本方法

肥料配方设计首先确定氮磷钾养分的用量，然后确定相应的肥料组合，通过提供配方肥料或发放配肥通知单，指导生产使用。其基本方法有养分平衡法、土壤与植株测试推荐施肥法、土壤养分丰缺指标法和肥料效应函数法等。

### （一）养分平衡法

根据作物目标产量的构成，土壤和肥料两方面供给养分的原理，用需肥量与土壤供肥量之差估算施肥量。

养分平衡法涉及目标产量、作物需肥量、土壤供肥量、肥料利用率和肥料中有效养分含量五大参数。目标产量确定后，因土壤供肥量的确定方法不同，养分平衡法形成了土壤有效养分校正系数法和地力差减法两种类型。

1. 土壤有效养分校正系数法

（1）基本原理

土壤有效养分校正系数法是通过测定土壤有效养分含量来计算施肥量。

（2）有关参数的确定

①目标产量

目标产量可采用平均单产法来确定。就是利用施肥区前三年平均单产和年递增率为基础确定目标产量。

②作物需肥量

通过对正常成熟的农作物全株（通常为作物地上部分）养分的化学分析，测定出各种作物每100kg经济产量（具有一定经济价值的收获物）所需养分量，即可获得作物需肥量。

③土壤供肥量

通过土壤有效养分校正系数估算。具体方法是将土壤有效养分测定值乘一个校正系数，以表达土壤"真实"供肥量。

④肥料利用率

肥料利用率是可变的，由于作物种类、土壤状况、气候条件、肥料用量、施肥方法和时期的不同而有差异。通过田间试验，用差减法计算。

⑤肥料养分含量

无机肥料、商品有机肥料养分含量取其标明量，不明养分含量的有机肥料可以当地不同类型有机肥料的养分平均含量为参考。

2. 地力差减法

地力差减法是根据作物目标产量与基础产量之差来计算施肥量的一种方法。由于基础产量所吸收的养分全部来自土壤，它所吸收的养分量能够代表土壤提供的养分数量。

如果肥料三要素资料比较齐全，基础产量用缺素区产量来代替则更为合理，其好处是考虑了土壤中最小养分限制因子的影响，更为科学。

### （二）土壤与植株测试推荐施肥法

在综合考虑有机肥、作物秸秆应用和管理措施的基础上，根据氮磷钾和中、微量元素养分的不同特性，采用不同的养分优化调控与管理策略。其中，氮素推荐根据土壤供氮状况和作物需氮量，进行实时动态监测和精确调控（包括基肥和追肥的调控）；磷钾肥通过土壤测试和养分平衡进行监控；中、微量元素采用因缺补缺的矫正施肥策略。

1. 氮素实时监控施肥技术

根据目标产量确定作物需氮量，以需氮量的30%~60%作为基肥用量。具体基施比例根据土壤全氮含量，同时参照当地丰缺指标来确定。

氮肥追肥用量推荐以作物关键生育期的营养状况诊断或土壤硝态氮的测试为依据，这是实现氮肥准确推荐的关键环节，也是控制过量施氮或施氮不足，提高氮肥利用率和减少损失的重要措施。测试项目主要是土壤全氮含量、土壤硝态氮含量，小麦拔节期茎基部硝酸盐浓度、玉米最新展开叶叶脉中部硝酸盐浓度。水稻则采用叶色卡或叶绿素仪进行叶色诊断。

2. 磷钾养分恒量监控施肥技术

土壤中磷、钾的含量、形态以及转化规律和营养特点与氮素完全不同，土壤有效磷及速效钾含量指标与作物的营养水平相关性较强。根据土壤有（速）效磷钾含量水平，以土壤有（速）效磷钾养分不成为实现目标产量的限制因子为前提，通过土壤测试和养分平衡监控，使土壤有（速）效磷钾含量保持在一定范围内。

对于磷肥，基本思路是根据土壤有效磷测试结果和养分丰缺指标进行分级。当有效磷水平处在中等偏上时，可以将目标产量需要量（只包括带出田块的收获物）的 100%～110%作为当季磷肥用量；随着有效磷含量的增加，由于磷的肥效降低，需要减少磷肥用量，直至不施；之后随着有效磷的降低，又需要适当增加磷肥用量。在极缺磷的土壤上，由于磷的肥效往往极其显著，可以施到需要量的 150%～200%。在 2～3 年后再次测土时，根据土壤有效磷和产量的变化再对磷肥用量进行调整。

钾肥首先需要确定施用钾肥是否有效，这是最重要的前提，如果钾肥肥效不显著，只能造成肥料的浪费。如果效果明显，再参照上面方法确定钾肥用量，但需要考虑有机肥和秸秆还田带入的钾量。

一般大田作物磷钾肥料全部做基肥，对于某些果树、蔬菜等作物可以按一定比例与氮肥配合作追肥施用。

3. 中微量元素养分矫正施肥技术

中、微量元素种类多、养分的含量变幅大，作物对其需要量也各不相同。主要与土壤特性（尤其是母质）、作物种类和产量水平等有关。通过土壤测试评价土壤中、微量元素养分的丰缺状况，进行有针对性的因缺补缺的矫正施肥。土壤缺乏某一种中、微量元素，则补充该元素的肥料，土壤中不缺乏，则没必要施用该元素的肥料，更不能补施其他元素的肥料。

### （三）土壤养分丰缺指标法

土壤测出的速效养分，只是一个相对量，必须首先搞清楚和田间试验得出的结果是不是有一定的相关性，如果有这种相关性，才能作为测土配方施肥的参数应用。通过土壤养分测试结果和田间肥效试验结果，建立不同作物、不同区域的土壤养分丰缺指标，确定肥料施用数量。对该区域其他田块，通过土壤养分测定，就可以了解土壤养分的丰缺状况，提出相应的推荐施肥量。

### （四）肥料效应函数法

根据肥料田间试验结果建立当地主要作物的肥料效应函数，直接获得某一区域、某种作物的氮、磷、钾肥料的最佳施用量，为肥料配方和施肥推荐提供依据。

生产中要根据具体条件选择合适的测土配方施肥的方法并确立相应的施肥制度。养分平衡法概念清楚，容易掌握，但田间试验工作量大，土壤校正系数变异大，不易确定；土壤养分丰缺指标法直观性强，定肥简便，但精度较差，一般只用于磷钾及微量元素肥料的定肥；土壤与植株测试推荐施肥方法与土壤、作物相关性强，因缺补缺，但需要较好的化验分析条件；肥料效应函数法精度高，反馈性好，但有地区局限性，当土壤肥力变化后，函数往往失去应用价值。各地可根据具体情况选择适宜的方法。一般是采用一种，也可以多种方法互相补充，配合使用。

在养分需求与供应平衡的基础上，坚持有机肥料与无机肥料相结合；坚持大量元素与中量元素、微量元素相结合；坚持基肥与追肥相结合；坚持施肥与其他措施相结合。在确定肥料用量和肥料配方后，合理施肥的重点是选择肥料种类，确定施肥时期和施肥方法等。由于各地自然条件、生产水平有较大差异，要借鉴当地群众丰富独特的施肥经验，因地制宜地确立适合当地的施肥措施。

# 第三节　土壤生态保护与土壤退化防治

## 一、酸沉降对土壤生态环境的影响及其防治

### （一）酸沉降的形成和来源

在地球演化过程中，大气的主要化学成分 $O_2$、$CO_2$ 在环境化学过程中起着支配作用，其中 $CO_2$ 的分压在一定的大气压下与自然状态下的水的 pH 值有关。由于与 $10^5$ Pa 下的 $CO_2$ 分压相平衡的自然水系统 pH 值为 5.6，故 pH 值<5.6 的沉降才能认为是酸沉降。因此，大气酸沉降是指 pH 值<5.6 的大气化学物质通过降水、扩散和重力作用等过程降落到地面的现象或过程。通过降水过程表现的大气酸沉降称为湿沉降，它最常见的形式是酸雨。通过气体扩散、固体物降落的大气酸沉降称为干沉降。

1. 酸沉降物的化学组成

（1）酸雨的主要离子组分

对于酸雨，只知道其 pH 值是不够的，为了判断酸雨的形成和来源，必须了解它的化学组成。在 pH 值<5 的情况下，$HCO_3^-$ 含量接近于零，故酸沉降样品一般不测定此项指标。

（2）酸雨中的强酸与弱酸

酸雨中的强酸有硫酸、硝酸和盐酸 3 种。由于它们在水溶液中完全电离，故对降水的游离酸度贡献最大。在多数地区硫酸是主要的，硝酸次之，盐酸的贡献很小。

酸雨中还存在一定量的弱酸。弱酸指电离常数大大小于 1 的酸类。酸雨中常见的弱酸为有机酸（甲酸、乙酸、乳酸、柠檬酸等）、布朗斯台德酸（溶解态 Al 和 Fe）、$H_2CO_3$ 等。由于这些酸在 pH 值<5 时几乎不电离，所以它们对降水的 pH 值影响很小。

在影响酸雨 pH 值的主要离子中，阴离子的致酸作用是主要的。致酸阴离子以 $SO_4^{2-}$ 最

重要，其次是 $NO_3^-$，而 $Cl^-$ 的作用相对较弱。$Ca^{2+}$ 和 $Mg^{2+}$ 在中和酸度的作用上，其重要性大致相当，是最为重要的两种碱性阳离子，其次是 $NH_4^+$，而 $K^+$ 和 $Na^+$ 的重要性不大。

2. 酸性沉降物的来源

酸性污染物来源于大气污染，大气污染源有自然源和人为源两大类。目前，广泛而严重地产生大气酸性沉降物的主要是人为活动。其来源有以下几种：

（1）化石燃料的燃烧与工业过程

煤、石油和天然气等化石燃料的燃烧是酸性物质 $SO_x$、$NO_x$ 的主要来源。

其次，酸性物质 $SO_x$、$NO_x$ 的来源是如下工业过程：

①金属冶炼

某些有色金属的矿石是硫化物（如铜、铅、锌），将铜、铅、锌硫化物矿石还原为金属过程中逸出大量 $SO_x$ 气体，一部分回收为硫酸，另一部分进入大气。

②化工生产

特别是硫酸生产和硝酸生产可分别跑、冒、滴、漏一定量 $SO_x$ 和 $NO_x$，由于 $NO_2$ 呈淡棕黄色，因此，工厂尾气所排出的含有 $NO_x$ 的废气像一条"黄龙"在空中飘荡。

③石油炼制

石油炼制等也能产生一定量的 $SO_x$ 和 $NO_x$。

（2）交通运输尾气的排放

交通运输尾气的排放是酸性物质（$SO_x$、$NO_x$）的重要人为来源。不同车型排放的尾气中 $NO_x$ 的浓度不同，机械性能较差的或使用时间已较长的发动机尾气中的 $NO^-$ 较高。汽车停在十字路口不熄火等待通过时，比正常行车尾气中的 $NO_x$ 浓度要高。近年来，我国各种汽车数量猛增，其尾气排放对酸雨产生的作用正在逐年上升。

（3）卤化物的排放

少数城市有氯气和氯化氢制造业，逸出酸性气体 $HCl$ 和 $HClO_3$，但由于量不大，所以对广大地区酸雨形成的作用不大。

**（二）酸沉降对土壤生态环境的影响**

酸雨对土壤的影响之一，是吸收性阳离子被从土壤中淋洗出来，特别是钙、镁、铁等阳离子迅速损失，会使土壤的营养状况降低，妨碍植物的生长和发育，最终将改变植物群落的组成。

土壤溶液酸度的增加，将降低枯枝落叶层和腐殖质的分解矿化速度。生态系统中营养元素的循环也将受到阻碍。

数据还表明，大部分酸化的地块里，细菌细胞的尺寸降低，数量也减少，这表明细菌的生长受到了抑制。

另一个影响是土壤中某些微量重金属可能被溶解。一方面，造成土壤贫瘠化，另一方面，有害金属，如铅、汞、镉、铅、铜、锌等被溶出，在植物中积累或进入水体，造成污染，加速有害金属的迁移。特别是土壤中到处都存在的铝化合物，在 PH 值＝5.6 时，土壤中的铝基本上是不溶解的，但 PH 值＝4.6 时，铝的溶解度约增加 1 000 倍。有证据表明，酸雨造成森林和水生生物死亡的主要原因之一，是土壤中的氧化铝在酸性条件下转化为可溶性硫酸铝，毒害了树林和鱼类。

近年的研究还表明，老年性痴呆发病率的增加与酸雨有着密切的关系。研究发现，老年性痴呆的特征病变部位是神经纤维的嗜银斑中铅含量增高，在缺钙、镁的情况下，铅能顺利地与蛋白结合，因此，酸雨对钙、镁元素造成损失，为铅通过食物链在人体内的积累创造了条件。

酸化对土壤的电荷性质和对离子的吸附作用都有显著影响。如 pH 值降低，红壤的正电荷增加，负电荷减少，对 $K^+$、$NH^{4+}$、$Ca^{2+}$、$Mg^{2+}$ 等养分离子的吸附量下降，而且吸附强度也下降，导致这类离子易于渗漏淋失。

土壤酸化对多价离子的活性也有影响。土壤的 E h 值因酸度变化发生变化，某些金属离子的活性和毒性增加，而硫、磷等含氧阴离子的活性降低，植物利用营养性阴离子的有效性下降，同时，土壤对硫离子的吸附量增加，使土壤板结。土壤酸化还抑制微生物的活动，减缓土壤中有机质的分解。这又将影响土壤的化学性质和地质风化过程。

酸雨还影响微生物的繁衍。模拟试验表明，在降水平均 pH 值<4.5 地区，土壤微生物总数比 pH 值>4.5 的地区少 28%。酸雨对土壤微生物的氨化、硝化、固氮等作用都产生不良影响，直接抑制了由微生物参与的氮素的分解、同化与固定，最终降低了土壤的含氮量。美国科学家的研究也证明酸雨会妨碍根瘤菌与植物细胞的结合，降低其固氮作用。

酸沉降对森林生态系统的影响主要表现在：酸雨可直接杀伤树叶，造成植物营养器官功能衰退，破坏植物细胞组织等，并引起森林冠层枝叶中 $Ca^{2+}$、$Mg^{2+}$、$K^+$、$NO_3^-$ 等营养离子的大量淋失。森林土壤中的脱 Ca 过程和 pH 值下降恶化了森林土壤中微生物的生存环境，阻止了许多森林微生物（如细菌、真菌和放线菌）的繁殖，使其种类和数量发生变化，进而导致森林土体内一系列的化学变化与生物学变化，使森林土壤酸化、肥力降低，物质循环速度减慢，影响森林生态系统的生产能力。

酸雨对土壤的影响是积累的，土壤对酸沉降物也有一定的缓冲能力，所以在若干年后才会出现土壤酸化现象，而且这个过程在自然力下是不可逆的。

## （三）我国典型酸沉降污染地区及其防治

我国是继欧洲和北美后在世界上出现的第三大酸雨区。我国酸雨区主要分布在南方，该区大部分属于亚热带季风气候，受不同经纬度的水热条件及生物因素的影响，分布的土壤有黄棕壤、黄壤、红壤、赤红壤及砖红壤。酸沉降物质不断地进入土壤，引起土壤酸化，可使地上植物受害，严重酸化土壤的渗漏水以及酸雨本身进入水生生态系统后也可引起湖泊河流水体酸化。土壤酸化的特征和预测成为土壤环境学中的重要研究课题。

1. 我国典型酸沉降地区的土壤酸化趋势

我国的酸性降雨中阴离子以硫酸根为主，可占 70%~90%，阳离子的组成中，南方降雨中盐基离子的数量明显低于北方雨水中的数量，并且我国南方地带性红黄壤含有大量的铁铝氧化物，土壤不仅带有可变负电荷，而且还带有可变正电荷，吸附阳离子的同时，还吸附阴离子，对酸输入的敏感性明显不同于欧洲和北美温带地区的土壤，比其他土壤更为敏感。土壤酸度通常以氢离子的形式表现出来，而实际上这些氢离子主要是由铝离子水解而形成的产物，外源 $H^+$ 的进入会加速铝离子水解。在酸雨淋溶下，土壤盐基离子淋失、盐基饱和度降低，铝离子的释放增加。酸性土壤铝的溶解是酸沉降引起的最显著土壤化学反应之一，且在较低 pH 值范围内，铝离子与氢离子成为可移动的离子。土壤酸化是一个极为复杂的过程，酸中和容量是反映土壤酸度因素的综合指标，可以确切地表示土壤酸化状况。通过计算酸沉降的主要化学成分进入土壤前后的质子负荷平衡，并结合酸中和容量，可反映酸沉降加速土壤酸化的进程。

2. 我国对酸沉降地区的防治对策

酸雨已侵袭了我国大部分地区，形成了以广东、广西、四川盆地和贵州大部分地区为中心的中国西南、华南酸雨区，以长沙为中心的华中酸雨区，以上海为中心的华东沿海酸雨区，以青岛为中心的北方酸雨区，总面积约为 80.6 万 $km^2$，占国土面积的 8.4%。

我国酸雨的成因主要是燃煤排放的大量 $SO_2$，是典型的硫酸型酸雨。中国低硫煤（煤含硫量低于 1%）只占 20%，2/3 分布在秦岭以北。在秦岭以南，含硫量大于 4% 的特高硫煤约占 3/4。全国平均每 t 原煤排放 $SO_2$ 约 30kg。我国是燃煤大国，防治酸雨的主要控制对象是 $SO_2$。根据可持续发展的战略思想，提出下列对策：一是强化环境管理，确定酸雨控制区，严格实行 $SO_2$ 排放总量的控制，削减 $SO_2$ 排放量。二是因地制宜选择清洁煤炭能源技术，如翻洗、选煤技术和循环硫化床燃烧脱硫技术。三是大力发展煤炭替代能源，包括加速开发水电，积极发展核能和开发利用新能源（如太阳能、风能等）。四是在煤炭能源尚不能完全解决脱硫的情况下，基于酸雨不分国界、有远距离输送问题的现实，在我国酸雨分布区应该尽量选用抗酸性强的农作物和树种，减少农、林业的损失；多施绿肥、有机肥，在酸化土壤地区还可施石灰，提高土壤缓冲能力，缓解土壤酸化进程。

## 二、大型水利枢纽工程对土壤环境的影响及其防治

我国水资源分布严重不均，南丰北缺。长江和长江以南流域径流量占全国总径流量的

82%，耕地只占全国38%；黄河、淮河、海河三大流域径流量仅占全国总径流量的6.6%，而耕地却占全国40%。因此，水资源是制约我国北方工农业发展以及人民生活水平提高的重要因素。同时，我国水资源供应也不平衡，季节及年际变率较大，全国60%的雨量集中于短暂的雨季。如南方5~8月汛期径流量占全年径流量的50%~60%，北方6~9月汛期径流量占全年的70%~80%。许多河流的丰水年与枯水年径流量可相差数倍，淮河竟相差高达26倍。为此，无论从地域上，还是从年际上，要保证水资源的均衡供应，均要求建设水利枢纽工程。国际、国内先后建设的一些水利工程设施对周边及其下游土壤环境均带来了不利的影响。因此，加强大型水利枢纽工程对土壤环境的影响评价、预测预报，及早提出调控和防治对策是至关重要的。

## （一）水利工程对土壤环境的影响

### 1. 突变性影响

突变性影响主要是由于工程建设，造成土壤资源损失，诱发地质灾害，并直接带来景观变化等。

（1）土壤资源损失

大型水利枢纽工程可使土壤资源遭受损失。例如，三峡大坝工程坝高175m，库区纵深566km，涉及19个县、市。被淹陆地面积632km²，包括大片的耕地，这些耕地多是长江沿岸1~2级阶地，肥力较高。

（2）诱发地质环境灾害

三峡移民工程浩大，所需木材量大，会大量砍伐现有森林。因耕地压力大，新垦地肥力低，因此不可避免地扩大坡地开垦量。同时，已有坡耕地的过度耕作等都会使水土流失更加严重。目前三峡地区侵蚀模数大于1 000t/km²的面积已达90%，其中大于4 000t/km²的已达45%，脆弱的土地生态系统将更加恶化。水库蓄水后，因面积大、水位深、波浪大、岸蚀强烈，会使三峡地区泥石流、滑坡等地质灾害更加频繁。

### 2. 缓变性影响

（1）对于库区范围内的影响

一方面，出现广大的消落区，其中的土壤为沼泽化与脱沼泽化交替变化的类型；另一方面，库区部分河谷土壤因水位抬高，原来排水良好，现变为排水不良的状态，使土壤变为程度不同的潜育化土壤，对土地生产力及土地利用均带来影响。

（2）引水工程对土壤的影响

通过干旱、半干旱地区的引水工程对土壤环境的影响以缓变性为主，主要是盐渍化和次生盐渍化的影响。例如，南水北调工程利用南四湖为调节水库，设计水位比原水位高

1m。南四湖地区低洼，排水本来就困难，南水北调蓄水、输水会进一步加快土壤盐渍化过程，同时诱发沼泽化、潜育化过程。

### （二）水利工程对土壤环境影响的调控和防治

为了使大型水利枢纽工程安全、可靠地运行，发挥其社会、经济、生态效益，必须健全其对土壤环境影响的调控和防治对策与措施。其基本原则是"防治结合，重在预防"，以"生态建设为主，工程治理为辅"。主要对策措施如下：

1. 在库区封山育林

三峡库区地层复杂，生态环境脆弱，土地资源退化严重。库区范围内大于25°的坡地宜还林。库区地貌以山地河谷为主，当务之急是植树造林、修筑梯田进行小流域治理。在库区封山育林，实施绿色保护，提高库区目前的森林覆盖率是最重要的举措。

2. 发展多样性经营

库区由于土壤环境条件变化，耕地构成、土地利用结构也随之改变。要因地制宜，按当地条件安排农、林、牧、渔、副经营，以发挥土壤的最大效益。例如，三峡库区，针对高度不同，土壤条件不同，可安排不同的种植业立体布局——谷地为柑橘带，丘陵坡地为旱作物带，中山地带为药材带，高山地带为森林带。

3. 治水改土

利用过去低洼地区治水、圩区治水经验，进行农业工程治水试验，同时积极开展湿地生态农业，如稻田养鱼、渔林牧复合经营、桑基鱼塘、棉基鱼塘……对于下游地区、沿江地区、引水工程流域，应加强灌溉配套建设，提高渠系效率，这是防止土壤潜育化、沼泽化、盐渍化的有力措施。

## 三、资源开发工程对土壤环境的影响及其防治

### （一）资源开采业对土壤环境的一般影响

矿产资源开采对国民经济的发展做出了巨大的贡献，但同时也在一定程度上污染了土壤环境。尤其是乡镇企业的兴起，矿山开采的环境污染问题变得日益严重。主要问题表现在以下几方面：

1. 侵占大量土地

矿山在开采、挖掘以及工程建设中要占用和破坏大片土地。同时，因地表塌陷，土石废弃，尾矿堆放、中转等，也破坏大片的土地。矿业占地是个世界性问题。

### 2. 大量废弃物堆放污染环境

我国每年产生固体废弃物平均约 5.5 亿 t，其中，矿山尾矿 1.8 亿 t，煤矿的煤矸石 1.3 亿 t，占 60%。由于采剥表土，排弃土石约 4 亿 t，造成堆积如山的废弃物，既破坏了自然景观，又污染了周围环境。因露天堆放，缺乏植被保护，引起尘土飞扬，大气中飘尘、颗粒物含量增高，遇雨降落进入江河水系，使水系中悬浮物（SS）含量提高，淤塞河流，污染水质。露天矿山因爆破产生的粉尘气体可飘浮 10~12km 远，特大型矿山在数公里直径范围内降落的粉尘达数百 t，影响面积可达数百公里。矿山废弃物还向大气排放气体污染物，例如 $SO_2$、$NO_x$、$H_2S$ 等。

### 3. 诱发地质环境灾害

金属、煤炭的坑采，常常引起塌陷、塌方、滑坡，进一步加重了对景观的破坏和对人民生活、生命财产安全的威胁。矿区由于废弃物堆积，在暴雨影响下常常诱发"人工泥石流"。

### 4. 改变区域水文地质条件

坑采引起的塌陷，往往引起地下水漏斗。当这种漏斗直径达 1km 时，水文地质受破坏的面积将达 $7.5km^2$。在我国华北半湿润、半干旱地区这种情况对生态环境的潜在影响是严重的。露采对于近地表水文状况干扰的面积往往是露天采矿区面积的十倍至数十倍。

## （二）煤矿开采对土壤环境的影响

煤炭是我国的主要能源，在能源结构中约占 70%，年消费量达 10 亿 t。煤的开采在我国矿山采掘业中历年来占优势地位。随着国民经济的发展，我国煤炭开采业发展较快，特别是乡镇企业的煤矿数目及产量上升极快。从环境角度讲，采煤业是污染大户，是 SS、Cd、As、COD、BOD、硫化物等污染物的主要来源。煤矿开采具有如下特点：

### 1. 占用土地多

煤矿占地在矿山占地中首屈一指，我国每采万 t 煤平均占地 $0.5hm^2$。一般露天矿开采面积占地与矿区配套设施占地比例约为 5∶1。内蒙古的东胜、准格尔等大型煤矿及山西大同等地露天矿占地都在百公里以上。例如，准格尔煤田的露天采剥区为 $52.1km^2$，设施占地 $10km^2$，废弃物占地 $9.2km^2$，受工程干扰土地 $140km^2$，共占用、破坏土地达 $213km^2$。斜井采煤占地较少，但引起塌陷严重，一般每采 1 万 t 煤引起 0.1~0.2hm² 土地塌陷。

### 2. 粉尘污染大

煤矿开采的粉尘污染大，这不但是煤矿本地尘土飞扬，大气中颗粒物浓度（TSP）高的原因，而且，公路、铁路运煤线路将粉尘传播到远离产地的地区。

### 3. 对水环境影响大

露采、坑采由于范围广，严重干扰地下水运动，形成地下水漏斗，浅层地下水向下渗漏，矿山周围泉水干涸，水井报废。煤矿废水包括洗煤厂废水、矿石淋溶水和生活污水。许多煤矿附近地面水、河流的水色都变黑，$NH_3$-N、挥发酚、氰化物严重超标。

煤矿酸性废水是非常严重的环境问题。煤中含 1%～12% 的硫时，当废渣石、煤粉在空气中氧化时，遇水即产生酸性废水：

我国南方多高硫煤，煤矿井水大部分呈酸性。某些硫铁矿含量较高的煤矿，pH 值可低至 2.5～3.0，$SC_4^-$ 含量竟高达 3 500mg/L，使附近水域水质酸化。当用来灌溉土壤时，易引起土壤的硫酸盐盐渍化。

### 4. 引起大范围的土地退化

由于工程建设和采剥干扰了土壤，使松散土石暴露于地表，水土流失大大加剧。内蒙古准格尔、东胜煤田的情况是，土壤抗蚀能力降低 2～4 倍，可蚀性增加 2.3～12.7 倍。水土流失在矿山建设期最为严重，正常生产后由于工程措施等形成一定格局，水土流失并不很严重。

在干旱及半干旱地区，煤矿建设还会影响土壤的沙漠化和盐渍化，如内蒙古准格尔、东胜煤田建设后都产生沙漠化速率增大的现象。选煤厂废水中含灰分元素流失到土壤中会升高土壤的含盐量。

## （三）金属矿床开采对土壤环境的影响

从开采量来说，金属矿床开采以铁为主，其次是铜、铝、锰、铅、锌等。金属矿床开采除了固体废弃物占用破坏土地以及干扰水分条件外，主要是重金属污染问题。

金属矿山开采的土壤重金属污染环境的途径有：一是固体废弃物的散播，如尾矿粉尘进入土壤；二是废水流经土壤；三是引用矿山污染的水灌溉；四是精矿在运输途中撒落；五是降雨时尾矿、土石、泥石流进入土壤。其中以选矿水、排放水、尾砂淋滤水灌溉农田污染土壤为主要途径。

一些铝锌矿、锡锑矿周围作物含砷量严重超标。况且，由于含砷矿开采，废气、废水中的砷可进一步影响空气和地下水，并诱发极严重的环境卫生疾病，如慢性砷中毒、急性砷中毒等。砷污染土壤地区往往是癌症、肾炎、肝病等疾病的高发区。

## （四）矿山的土地复垦与生态保护

改善矿山生态环境，实行矿山土地覆盖，是开发自然资源、保护人类环境的大计。许多国家对矿山生态环境保护、土地复垦制定了法律、法规，成立了专门机构从事这一工作的研究规划、监督、实施。随着人类面对的人口-资源-环境的挑战越来越严峻，近年来矿山生态建设和土地复垦发展较快。目前，我国矿山生态环境建设和土地复垦工作不断加强。

1. 矿山生态环境建设

矿山生态环境建设是保障矿山生产持续、安全、高效发展，职工生活舒适、健康，以及防止污染扩散，保护周围环境的需要。矿山生态环境建设要本着"谁污染，谁治理；边开发，边建设"的原则。矿山生态环境建设的基本措施如下：

（1）工程建设

即用工程方法合理处理矿山排出的废水、废渣、土石、煤矸石及尾矿等。如对废石、土石和尾矿的处理应建立排废库，应用工程法封闭，例如沟、谷口筑坝等；并尽量回填造地，防止冲刷。煤矿废水可用凝聚沉淀法、膜分离技术等方法进行处理，处理后的水还可循环利用；或用氧化塘和土地处理系统进行处理。金属矿床酸性废水，可采用中和滚筒法、压滤法、电化学脱水法处理，处理后的水还可循环利用。

（2）植被建设

即对矿山不同功能区进行绿化造林、植草，形成绿色保护带，既能防止矿山水土流失，又能阻抑污染物空中传播。矿山应建设大气净化林、水土保持林、防风固沙林等。采剥区、贮灰场、堆土场周围的植被建设以保持水土为主。采剥区堆土场外围应有乔木林带，宽度至少在20m以上，宜选择油松等林冠密集、根系发达、抗逆性强的树种。

（3）生态环境保护

我国内蒙古、山西、陕西、辽西位于半湿润、半干旱及干旱地区，自然植被覆盖较差，土壤盐渍化、沙化较严重，属生态脆弱地区。对这些矿山区应进行生态环境保护，以防止生态进一步被破坏、环境进一步恶化。矿山生态环境建设的原则是依据现代生态学原理，建立以污水土地处理系统和林业生态工程为主体的林、草、矿三位一体的生态区。具体措施是：利用污水灌溉，培植矿山周围的大气净化林、防风固沙林（以油松、落叶松为主），实行乔灌相结合，林、草带间隔复合、采剥区贮灰场培植水土保持植被、灌草结合，选择耐瘠速生的柠条、沙打旺、披碱草、羊柴等植物，堆土场均可植草木樨、紫花苜蓿、沙蓬、猪毛菜等抗瘠培肥草本植物。有条件的地方可培植人工草皮。内蒙古准格尔煤田某矿植被恢复的试验做法是山顶部为乔木（油松）；山坡上为灌木和草木（柠条、沙打旺等）；沟谷中水分条件较好的地区，种植杨树、海棠、苹果等果树。通过人工补肥、播种牧草3年后植被高度达70~110cm，覆盖度达60%~80%，并且出产饲料、养殖牲畜，实现了社会、经济、生态三效益的统一。因此，林、草、矿的有机统一是生态脆弱区矿山生态环境建设的根本途径。

2. 矿山土地复垦

广义的矿山土地复垦是指对矿山废弃、荒芜的土地重新利用。狭义的复垦是指矿山废弃土地的重新农业利用。复垦的主要途径有：

（1）农牧业复垦

对荒芜的土地重新纳入农业种植业生产。农业生产一般是种植粮食作物、牧草。矿山土地农业复垦要求对废弃矿坑、沟、塌陷地进行填埋，对废土石堆、尾矿堆进行填埋与平整，可采用干法覆土和湿法盖土两种类型。前者将露天矿剥离的土、砂、石填到预定复垦区，再覆上1m厚的表土，然后用推土机平整、压实，再用松土机耙松，即可耕种。湿法盖土是一种新的复垦方法，即将废弃泥土、尾砂，按土、水1∶1.5的比例搅混成泥浆，用管道输入预定要复垦的矿坑、塌陷地，使淤泥沉淀，水仍可抽回重新利用，淤泥干燥后稍加松翻便可耕种。

农业复垦的前提是对废弃土地填埋及平整。填埋物可因地制宜。在矿山周围，可以利用废土石、煤矸石；在矿厂联营地区，可以采用粉煤灰、城镇垃圾。填埋时应注意做到如下几点：一是将表土铲出，堆置一旁，待填埋完成后再覆表土，以保持土壤肥力；二是含有毒成分较多的废石、废尾矿宜填埋在下部，至少在表土以下1.5m。矸石堆、排土场可以直接作农业复垦。将矸石堆、排土场用推土机推到一定高度，整平原表面，覆土30~50cm，土质较好、气候较湿润地区，经两三年自然熟化后即可耕种。

矿土农业复垦，尤其是金属矿山复垦的原则是"环境效益在先，生产效益在后；非食用作物在先，食用作物在后"。例如，土地刚复垦时，应广植林木，播种草本植物，尤其是培肥草本植物，如紫花苜蓿、燕麦、兰叶草等，以固定土壤，培肥地力，几年后再种植水稻、小麦等粮食作物。半湿润、半干旱、干旱地区宜实行草牧复垦。

（2）林业复垦

即对矿山土地植树造林，兴建林业。对下列矿山废弃土地宜实行林业复垦：一是矿山属多金属矿区，废土石、废渣、废尾矿对矿山周围土地污染较严重；二是矿山位于山地、丘陵，坡陡沟多，水土流失较严重。

林业复垦宜按景观、地形、土壤条件，合理安排乔木与灌木、常绿与落叶树、绿化观赏林与木材薪炭林的搭配。有条件的地方可建成森林公园。

（3）水利、水产复垦

在湿润地区的许多矿山，尤其是露天矿山，因大面积、大深度的塌陷，常可形成一定规模的水面。这样的矿山不必强调农业复垦，可以稍加水利改造，做成水库、人工湖泊，不但起到贮水、蓄水调节库的作用，而且可供水产养殖。矿山塌陷地复垦就是强调湖泊建设。塌陷地水库封闭，水位稳定，面积适中，边滩有利于产卵，发展水产养殖业投资少、见效快。

（4）建筑复垦

即对废弃的矿山土地实施规划，建设工矿居民点、工厂用地。只有已经停止生产，塌陷区已稳定的矿区才可发展作为建设用地。

（5）综合复垦

对于大型矿山，尤其是露天矿山，地形比较复杂，塌陷深度不一，分布较分散，可以因地制宜，按地表起伏、自然景观的特点，规划为农、林、牧、渔及观光旅游相结合的综合复垦系统。对于塌陷深度较小、地表较平坦的废弃土地宜农业种植。坡度小于5°的斜坡、起伏岗地可用作牧草种植；坡度为5°～10°的废石山、排土场可修成梯田，斜坡种草植树，梯田种植农作物。对于丘陵、山地中的废矿场、塌陷地，可筑坝修成水库，边坡植树，美化景观，可建成森林公园及水上公园。例如，徐州矿区将较稳定的塌陷坡地区建设为林果牧草生产基地；较稳定的塌陷积水区由于水储量大，建设为饮用水库、养殖水库；利用矿区居民点附近的成片塌陷地建设为水上公园，为工矿居民提供游乐场所。对于不稳定区，宜耕则耕，宜养则养。一些发达国家由于土地资源丰富，一般多将塌陷区建设为森林公园、水上公园，这是配合矿区生态环境建设的土地复垦方向。

土地复垦工作要纳入矿区开发规划。从保护生态环境、促进矿山经济持续发展的目标出发，土地复垦要在开发中实施，边开发边复垦。矿山开采中要提倡内排土方法，即露天矿开采时，将表土铲出，采完一块后就地重新覆表土。

## 四、人类开发利用中的土壤退化及其防治

### （一）土壤退化的概念及分类

1. 土壤退化的概念

土壤退化是土地退化中最重要、最基础的，具有生态连锁效应的退化现象。土壤退化是指在自然环境的基础上，因人类开发利用不当而加速的土壤环境质量和承载力下降的现象和过程。这一概念是建立在土壤学的成土因素理论上的，承认土壤退化有其自然因素的背景，但主要的因素是人类活动。这里强调土壤退化的标志是土壤的承载力下降，即对作物来说是土壤肥力的降低；对人类生态来说，是人均土壤资源数量的减少；而对于生态环境来说，是土壤环境质量的降低。

2. 土壤退化的分类

土壤退化具有质和量的双重含义，故所有导致土壤环境质量和数量下降的现象和过程都属于土壤退化。土壤退化是相对于人类所要求的生存条件及生态环境来说的。

按照土壤退化的质及量的变化，可将土壤退化分为：一是（耕地）土壤的非农业占用和环境灾害的破坏，可利用土壤面积减少。二是土壤性质恶化、土壤肥力及环境质量降低。

根据成因，又可将其分为水土流失型土壤退化、环境污染型土壤退化、过度耕垦型土壤退化。

土壤退化是土壤生态系统结构和功能被破坏的过程，它牵涉到土壤的物理过程、化学过程和生物学过程，某个类型的土壤退化可能是其中一种过程占优势，但事实上在土壤退化过程中，物理、化学、生物学过程是常常相互影响、相互叠加的。

例如，环境污染型土壤退化，是由污染影响到土壤中的化学过程，进而影响到土壤中的生物学过程的。

### （二）我国土壤退化的基本态势

我国土地的农业开发历史悠久，土壤资源开发强度极高。随着经济的高速发展和人口剧增，土壤资源已显得越来越宝贵。土壤退化是关系到我国农业可持续发展的重要生态环境问题，是我国人口-资源-环境-生存矛盾的基本因素。

1. 我国土壤退化的特点

（1）面积广、强度大

首先，体现在土壤退化的各类型都有大面积发生。我国水土流失总面积达到 1.5 亿 $hm^2$，几乎占国土总面积的 1/6。沙漠化、沙化土地总面积为 1.1 亿 $hm^2$，占国土总面积的 11.4%。再者，耕地被占用面积十分惊人。20 世纪 50 年代至 80 年代末的 30 年间，耕地被占用达 1.6 亿 $hm^2$，草地土壤退化达 6 670 万 $hm^2$，占全部草地面积的 21.4%。环境污染形成的土壤退化也十分严重，全国受工业"三废"污染的农田达 600 万 $hm^2$，相当于 50 个农业大县的全部耕地。其次，土壤退化的发生区域广。全国广大地区发生着程度不等的土壤退化现象，发生退化的耕地约占全部耕地的 30%，全国耕地中约有 1/5 受到不同程度的化学污染。

就地理分布来说，华北主要是盐碱化，西北主要是沙漠化，黄土高原和长江上、中游主要是水土流失，西南发生石质化，东部地区多发生肥力退化和污染退化。

（2）发展快、影响远

我国土壤退化的速度是惊人的。土壤次生盐渍化、土壤贫瘠化、土壤酸化的发展也十分迅速。

2. 土壤退化对我国生产的影响

土壤退化对我国经济发展的影响是深远的。水土流失不仅使土壤中相当于 4 000 多万 t

化肥的氮、磷、钾养分损失，而且淤塞江河、湖泊，如全国水土流失最严重的陕北高原，水库库容的平均寿命只有 4 年；长江中、上游的水土流失也很严重，如长江流域洪湖地区洞庭湖等淤塞严重，湖面不断缩小，调节能力越来越低。土壤退化使土壤对化肥报偿率降低，化肥亩施用量不断增高，不仅使农业成本持续升高，而且污染环境，这对农业持续发展极其不利。

## （三）土壤退化及其防治

### 1. 土壤沙化和土地沙漠化

土壤沙化与土地沙漠化的重要过程是风蚀和风力堆积过程。在沙漠周边地区，由于植被破坏，或草地过度放牧，或开垦为农田，土壤中水分状况变为缺水，土壤粒子分散缺乏凝聚，被风吹蚀。细颗粒含量逐步降低。而在风力过后或减弱的地段，风沙颗粒逐渐堆积于土壤表层使土壤沙化。因此，土壤沙化包括草地土壤的风蚀过程和在较远地段的风沙堆积过程。

我国沙漠化土地面积约 33.4 万 $km^2$，按照土壤发生层次 A、B、C 各层被风蚀破坏的程度分为若干种发展状态，其相对分布各不相同。

（1）土地沙化和沙漠化的类型

在土壤沙化区域差异和发生发展特点上，我国沙漠化土地大至可分为 3 种类型：

①干旱荒漠地区的土壤沙化

分布在内蒙古的狼山-宁夏的贺兰山-甘肃的乌鞘岭以西的广大干旱荒漠地区，如塔克拉玛干沙漠南北部边缘的古丝绸之路沿线、塔里木河下游的一些绿洲周围等地带，沙漠的发展快、面积大。据研究，甘肃省河西走廊的沙丘每年向绿洲推进 8m。这些地区活动沙丘多，固定、半固定的沙丘被活化。由于极端干旱气候，土壤沙化后很难恢复。

②半干旱地区土壤沙化

主要分布在内蒙古中西部和东部、河北北部、陕北及宁夏东南部。这一带属农牧交错的生态脆弱带，由于过度放牧、农垦，沙化呈大面积区域化发展，如科尔沁沙地向东推移，鄂尔多斯高原毛乌素沙地向东南推移。这一沙化类型区人为因素很大，土壤沙化有逆转可能。

③半湿润地区土壤沙化

主要分布在黑龙江、嫩江下游，第二松花江下游，吉林白城地区东部、东辽河中游以北地区。呈狭带状断续分布在河流的沿岸。沙化土地面积较小，发展程度较轻，并与土壤盐渍化交错分布，属林-牧-农交错的地区，降水量在 500mm 左右。控制和恢复这一类型的土壤沙化完全是可能的。

（2）影响土壤沙化的因素

土壤沙化有自然的和人为的双重因素。但人为活动是土壤沙化的主导因子。原因如下：

第一，人类经济的发展使水资源进一步萎缩，绿洲的开发、水库的修建使干旱地区断尾河进一步缩短，湖泊萎缩，加剧了土壤的干旱化，促进了土壤的可风蚀性。

第二，农垦和过度放牧，使干旱、半干旱地区植被覆盖率大大降低。例如，大兴安岭南部丘陵地区土壤沙化面积已达 400 多万 $hm^2$，科尔沁左、右旗 20 世纪 50 年代有次生林 12 万多 $hm^2$，20 世纪 80 年代仅剩 4 万多 $hm^2$，而沙化土壤面积增加到 70 多万 $hm^2$。鄂尔多斯高原在清朝以前尚有广大的草原，由于农垦，如今毛乌素沙地已成为我国的较大沙地之一。

据统计，人为因素引起的土壤沙化占总沙化面积的 94.5%，其中，农垦不当占 25.4%，过度放牧占 28.3%，森林破坏占 31.8%，水资源利用不当占 8.3%，开发建设占 0.7%。

（3）土壤沙化的危害

土壤沙化对经济建设和生态环境危害极大。首先，土壤沙化使大面积土壤失去农、牧生产能力，使有限的土壤资源面临更为严重的挑战。

土壤沙化的长期发展，造成土地贫瘠，环境恶劣，威胁人类的生存。我国汉代以来，在西北地区进行屯垦戍边，不少地区是一些古国的所在地，如宁夏地区是古夏国的范围，塔里木河流域是楼兰古国的地域，大约在 1500 年前还是魏晋屯垦之地，但现在已从地图上消失了。

（4）土壤沙化的防治

土壤沙化的防治必须重在防。防治重点应放在农牧交错带和农林草交错带，主要防治途径是：

①营造防沙林带

我国沿吉林白城地区的西部-内蒙古的兴安盟东南-哲里木盟和集峰市-古长城沿线是农牧交错带地区，土壤沙化正在发展中。我国已实施的"三北"地区防护体系工程，应进一步建设成为"绿色长城"。使农田得到保护，轻度沙化得到控制。

②在土壤沙化发展中地区重点实施生态工程

在我国的河西走廊地区，昔日被称为沙窝子、风库，当地因地制宜，因害设防，采取生物工程与土石工程相结合的方法，在北部沿线营造了超过 1 220km 的防风固沙林 13.2 万 $hm^2$，封育天然沙生植被 26.5 万 $hm^2$，在走廊内部营造起约 5 万 $hm^2$ 农田林网，河西走廊一些地方如今已成为林茂粮丰的富庶之地。

③在易恢复草原地区建立生态复合经营模式

内蒙古东部、吉林白城地区、辽西等地区属半干旱、半湿润地区，有一定的降雨量资源，土壤沙化发展较轻，应建立林农草复合经营。主要模式有以下几种：

一是在沙丘建立乔、灌、草结合的人工林生态模式，例如在兴安盟、吉林白城，可建立樟子松-小青杨-紫穗槐、胡枝子-沙打旺植被。可先在流动沙丘上播种沙打旺作先锋作物，待沙丘半固定后再种紫穗槐，以及小青杨、樟子松等乔灌木。

二是沙平地建立林草田复合生态系统，沙平地尚有稀疏的林木、草地，应以林带为框带，林带和农田之间设 $10 \sim 15m$ 宽的草带，以宽林带（$10 \sim 15$ 行树）、小网眼（$5 \sim 10 hm^2$ 为一林草田生态系统）防风固沙效果较好。

三是己受沙化影响区应推行方田林网化和草粮轮作。

④在干旱、土壤沙化严重的地区应控制水资源不合理开发

这一问题在新疆、甘肃的黑河流域应得到高度重视。塔里木河新中国成立之初的径流量为 $100 \times 10^8 m^3$，20 世纪 50 年代后，上游站尚稳定在（$40 \sim 50$）$\times 10^8 m^3$。但在只有 2 万多人口、2 000 多 $hm^2$ 土地和 30 多万只羊的中游地区消耗掉约 $40 \times 10^8 m^3$ 水，致使下游断流，300 多公里地段树、草枯萎和死亡，这一地区 4 万多人口、1 万多 $hm^2$ 土地面临着生存威胁。因此，应合理规划，控制上、中、下游流量，避免使下游干涸，控制下游地区的进一步沙化。

⑤在土地沙化地区应控制农垦

土地沙化正在发展中的地区，应合理规划，控制农垦，草原地区应控制载畜量。草原地区原则上不宜农垦，旱粮生产应因地制宜，控制在沙化威胁小的地区。内蒙古广大草原尚应控制草地放牧量。印度曾在 1.7 亿 $hm^2$ 干草原上放牧 4 亿多头羊，使一些稀疏干草原很快成为荒漠。内蒙古草原的理论载畜量应为 0.49 只羊/$hm^2$，而实际载畜量达 0.65 只羊$hm^2$，超出 33%。因此，从牧业持续发展看，必须减少放牧量。

⑥完善法制，严格控制破坏草原的行为

在草原、土壤沙化地区，工矿、道路以及其他开发工程建设必须进行环境影响评价。对人为盲目垦地种粮、樵柴、挖掘中草药等活动要依法从严控制。

2. 土壤水土流失

土壤水土流失是我国发生范围仅次于土壤沙化和沙漠化的重要土壤退化过程。它是由于水力以及水力加重力作用而搬运移走土壤物质的过程。我国每年流失土壤超过 50 亿 t，占世界总流失量的 1/5，相当于全国耕地削去 10mm 厚的肥土层，损失 N、P、K 养分相当于 4 000 多万 t 化肥。我国受土壤流失危害的耕地约占 1/3。

（1）我国土壤水土流失的状况

我国土壤水土流失主要发生地区是黄河中、上游黄土高原地区，长江中、上游丘陵地

区和东北平原地区。这些地区是我国重要的农、林业生产区域，而土壤水土流失已超过允许流失量的多倍，构成了我国农业持续发展的严重阻遏因子。

①黄土高原水土流失

黄土高原总面积 53 万 $km^2$，水土流失面积达 43 万 $km^2$，占总面积的 81% 左右，其中严重流失面积约 11 万 $km^2$。土壤流失以沟蚀为主，片蚀次之。黄河已成为世界上含沙量和输沙量最高的河流，年平均输沙量 16 亿 t，河水含沙量达 37.6kg/$m^3$，为世界河流平均含沙量的 100 倍以上。

②长江流域及江南丘陵土壤水土流失

长江流域在 20 世纪 50 年代初水土流失面积为 36.38 万 $km^2$，20 世纪 80 年代扩大到 56.2 万 $km^2$，新增土壤流失面积 54.48%。南方 12 省区土壤流失面积已达 150 万 $km^2$。整个长江流域土壤流失总量由 20 世纪 50 年代初的 13 亿 t 增加到 22.4 亿 t。长江中下游几条支流的含沙量都有不同幅度的增加。金沙江自 20 世纪 40 年代起增加含沙量 0.4kg/$m^3$，赤水河含沙量增长 20%，乌江含沙量增加了 50%。每当春、夏两季，长江赤浪滚滚，大有第二黄河之势。

③东北黑土、黑钙土地区水土流失

东北地区开发晚，但这些年来水土流失也较为严重，如 20 世纪 50 年代初水土流失总面积 10 万 $km^2$，占总面积的 8%；20 世纪 50 年代末增加到 18.5 万 $km^2$；20 世纪 80 年代末增加到 28.1 万 $km^2$，占总面积的 23.6%。东北地区土壤流失主要发生在黑土、黑钙土地区，尤其是丘陵漫岗地形，土壤流失以片蚀为主。

（2）土壤流失的主要因素

人为活动是造成土壤流失的主要因素。

①植被破坏

这使土壤失去天然的保护屏障，是加速土壤流失的先导因子。例如，四川省 20 世纪 50 年代初森林覆盖率为 20% 左右，到 20 世纪 80 年代降为 13%，尤其是川中丘陵地区 58 个县森林覆盖率平均只有 3%。20 世纪 50 年代以来的毁林开垦进一步加剧了土壤流失，如延河支流的杏子流域，30 年间有 62% 的林草地被垦为农地。相反，全国水土保护综合治理先进县——江西兴国县，从恢复森林植被做起，森林覆盖率由治理前的 28.75% 上升到 58%，林地面积增加 3.2 倍，剧烈流失区和极强流失区分别下降 95% 和 77%，而无明显流失区增加了 83%。

②坡耕地垦殖

这使土壤暴露于水力冲刷，是土壤流失的推动因子。由于我国人口剧增，人均占有土地面积越来越少，丘陵地区农业活动势必由平地向坡地推进。坡耕地农业是我国南方山地丘陵和黄土高原的特色。

③季风气候的影响

我国长江流域、江南丘陵、黄土高原土壤流失严重也与季风气候的影响有关。季风气候的特点是降雨量大且集中，多暴雨，因此也加重了水土流失。

（3）土壤流失对农业生产及生态环境的影响

①土壤薄层化

土壤流失在水平方向导致土被的破碎，土被分割度提高；在垂直方向上导致土被剥蚀变薄。严重的土壤流失可使土壤失去原有的生产力，并且也恶化景观。

事实上，贵州光石山面积正以9.1万 $hm^2/a$ 速度在扩张。目前，石山、半石山面积已达135万 $hm^2$，三峡地区"一年垦，二年瘦，三年见石头"的民谣就是土壤流失发展过程的生动写照。四川巫山县裸岩、裸地面积已占土地总面积的21.5%，土壤流失导致的土地石质化已是我国西南喀斯特地区严重的生态环境问题，土壤流失是这一地区耕地减少的主要原因。

②土壤肥力递降

水土流失使土壤养分物质库及其调蓄能力受破坏，肥力快速递降，导致土壤养分严重亏缺，现以江西某地不同侵蚀强度下N、P、K的积累与流失作说明。长江流域重点流失县土壤物质流失量为物质形成量的4~15倍。黄土高原有81%的土地处于入不敷出的情况。黑龙江克山地区，黑土有机质、N、P含量分别由8%~10%、0.35%~0.40%和0.18%~0.20%下降到1.0%~5.0%、0.15%~0.20%和0.10%~0.12%。南方丘陵山地许多土壤有机质下降到0.5%~3.0%以下。加上土壤流失使土壤粘粒大量减少，保蓄养分、水分能力下降，势必引起作物减产。黑龙江因土壤流失每年减产10~12.5亿 kg 粮食。位于农牧交错带的内蒙古准格尔旗德胜西乡，水蚀非常严重，因土壤流失导致土壤生产力快速递降。

③生态环境进一步恶化

长江流域由于土壤流失，泥沙大量在河源淤积，使湖面快速缩小。黄土高原地区水库常常刚建成未发挥效益，就被淤塞。土壤流失往往引发地质灾害的发生。例如在西南地区，土壤流失与泥石流、崩塌、滑坡是密切相关的。近几年，四川有严重崩塌、滑坡10余处，仅三峡地区就有多处。在江西、福建、广东等花岗岩、沙砾岩地区，经常发生崩岗。在陕北地区、山西等地，土壤流失常常表现为大规模的山洪，破坏土地，冲毁路桥，淤满水库，严重威胁人类生命财产安全。

（4）土壤流失的防治

土壤流失的防治已经是一个急需解决的问题。防治土壤流失应从如下几个方面着手：

①树立保护土壤和生态环境的全民意识

土壤流失问题是关系到区域乃至全国农业及国民经济持续发展的问题。要在处理人口与土壤资源、当前发展与持续发展、土壤治理与生态环境治理和保护上下功夫。要制定相应的地方性、全国性荒地开垦和农、林地利用监督性法规，以及土壤流失量控制指标，要像防治污染一样处理好土壤流失。

②防治兼顾、标本兼治，搞好土壤流失的控制和治理工程

对于土壤流失发展程度不同的地区要因地制宜，搞好土壤流失防治。

第一，无明显流失区在利用中应加强保护。这主要是在森林、草地植被完好的地区，实行采育结合、牧养结合，制止乱砍滥伐，控制采伐规模和密度，控制草地载畜量。

第二，轻度和中度流失区在保护中利用。在坡耕地地区，实施土壤保持耕作法。例如，丘陵坡地梯田化，横坡耕作，带状种植；实行带状、块状和穴状间隔造林，并辅以鱼鳞坑等田间工程，以促进林木生长，恢复土壤肥力。

第三，在土壤流失严重地区应先保护后利用。土壤流失是不可逆过程，在土壤流失严重地区要将保护放在首位。在封山育林难以奏效的地区，首先必须搞工建建设，如高标准梯田化以拦沙蓄水，增厚土层，千方百计培育森林植被；在江南丘陵、长江流域可种植经济效益较高的乔、灌、草木作物，以植物代工程，并以保护促利用。这些地区宜在工程实施后全面封山，恢复后视情况再开山。

3. 土壤盐渍化与次生盐渍化

（1）土壤盐渍化的概念

易溶性盐分主要在土壤表层积累的现象或过程称土壤盐渍化。土壤盐渍化主要发生在干旱、半干旱和半湿润地区。

（2）土壤盐渍化的类型

土壤盐渍化可分为如下几种：

①现代盐渍化

在现代自然环境下，积盐过程是主要的成土过程。

②残余盐渍化

土壤中某一部位含一定数量的盐分而形成积盐层，但目前环境条件下积盐过程不再是主要的成土过程。

③潜在盐渍化

心底土存在积盐层或者处于积盐的环境条件（如高矿化度地下水、强蒸发等），有可能出现盐分表聚的情况。

（3）土壤次生盐渍化及其成因

土壤次生盐渍化是土壤潜在盐渍化的表象化。由于不恰当的利用活动，使潜在盐渍化

土壤中盐分趋向于表层积聚的过程，称土壤次生盐渍化。土壤次生盐渍化的发生，从内因来看，土壤具有积盐的趋势或已积盐在一定深度；从外因来看，主要是因为农业灌溉不当。据有关学者研究，引起土壤次生盐渍化的原因是：一是由于发展引水自流灌溉，导致地下水位上升超过其临界深度，从而使地下水和土体中的盐分随土壤毛管水流通过地面蒸发耗损而聚于表土；二是利用地面或地下矿化水（尤其是矿化度大于 3g/L 时）进行灌溉，而又不采取调节土壤水盐运动的措施，导致灌溉水中的盐分积累于耕层中；三是在开垦利用心底土具有积盐层土壤的过程中，过量灌溉下，渗水流的蒸发耗损使盐分聚于土壤表层。

土壤次生盐渍化还包括土壤的次生碱化问题。它是在原有盐渍化基础上，钠离子吸附比增大，pH 值升高的现象。其原因有二：一是盐渍土脱盐化，脱盐过程中土壤含盐量下降，交换性钠活动性增强，使土壤交换性中钠饱和度升高，pH 值也升高；二是低矿化碱性水灌溉引起土壤次生碱化。

（4）土壤盐渍化的防治

土壤盐渍化和次生盐渍化是目前世界上灌溉农业地区农业持续发展的资源制约因素，因此防治土壤盐渍化和次生盐渍化是当务之急。由于水盐运动的共轭性，土壤盐渍化和次生盐渍化的防治应围绕"水"字做文章，具体对策如下：

①合理利用水资源

为了合理利用水资源，应大力发展节水农业。节水农业的实质就是采取节水的农业生产系统、栽培制度、耕作方式。我国长时间来用水洗排盐。实际上在干旱、半干旱地区土体中盐分很难排至 0.5g/kg 以下。采用大灌大排办法已愈来愈不能适应水资源日益紧张的国情。因此，只有发展节水农业才是出路。具体做法如下：

第一，实施合理的灌溉制度：在潜在盐渍化地区的灌溉，一方面，要考虑满足作物需水；另一方面，要尽量起到调节土壤剖面中的盐分运行状况。灌水要在作物生长关键期，如拔节、抽穗灌浆期效果为最佳。

第二，采用节水防盐的灌溉技术：我国 95% 以上的灌溉面积是常规的地面灌溉。近年来的研究表明，在地膜栽培基础上，把膜侧沟内水流改为膜上水流，可节水 70% 以上。同时推广水平地块灌溉法，代替传统沟畦灌溉，改长畦为短畦，改宽畦为窄畦，采用适当的单宽流量，节水可达到 30%～50%。这些措施既可减少灌溉的渗漏损失，又可减少蒸发；从而可防止大水漫灌引起的地下水位抬高。在有条件的地方，可发展滴灌、喷灌、渗灌等先进的灌溉技术。

第三，减少输配水系统的渗漏损失：这是在潜在盐渍化地区防止河、渠、沟边次生盐渍化的重要节水措施。有关资料表明，未经衬砌的土质渠道输水损失达 40%～60%，渠系的渗水还带来大量的水盐，由于渗漏水补偿，引起周边地下水位抬高，直接导致土壤次生盐渍化。

第四，处理好两个关系：蓄水与排水的关系及引灌与井灌的关系。平原地区水库蓄水从水盐平衡角度讲，盐并未排出。必须吸取 20 世纪 50 年代末期大搞平原水库蓄水引起大面积土壤次生盐渍化的教训。可以探索发展地下水库，在平原地区，雨季来临之前，抽吸浅层地下水灌溉使地下水位下降腾出库容，雨季时促进入渗而保存于土壤中。我国华北地区，浅层地下水矿化度一般小于 3g/L，可发展为灌溉。浅层地下水灌溉使地下水位下降腾出库容，雨季时促进入渗而保存于土壤中。黄淮海平原有 83% 面积的浅层地下水矿化度 < 2g/L，就是在新疆干旱地区 280 多万 $hm^2$ 河水灌溉面积中，浅层地下水矿化度 <3g/L 的面积占 70% 以上，这是十分重要的水资源。许多地方的生产实践表明，在灌溉水矿化度 >3g/L 的情况下，如能采用合理灌溉及精耕细作等措施，也能保持耕层含盐量 <2g/kg。内蒙古河套地区，每年引黄水量达 40 亿 $m^3$，进入灌区盐分 159 万 t，要保持土壤盐分平衡，必须考虑盐分的出路，但这是极难解决的问题。根据南京土壤研究所在河南浸润盐渍区的研究表明，单一的引黄灌区使地下水位抬升，发生明显的土壤次生盐渍化；单一的井灌区，由于地下水的连续开采，地下水资源日益紧张。而在井渠结合的灌溉区，地下水位能保持恒稳，又不至于发生次生盐渍化。

②因地制宜地建立生态农业结构

在某些土壤潜在盐渍化严重、井渠结合灌溉在控制水盐运动上难以奏效的地区，宜改水田为旱田，改粮作为牧业，既节省水资源，又发展多种经营，可发挥最佳效益。

③精耕细作

在盐渍土地区，应精耕细作，在农艺操作上下功夫。在盐渍化土壤中，宜多施有机肥。对碱化土壤应在大量施用有机肥料的前提下，采用低矿化度碱性水灌溉，以控制次生碱化。

4. 土壤潜育化与次生潜育化

土壤潜育化是土壤处于地下水位长期浸润状态下，在 1m 内土体中某些层段 E h 值 <200MV，并出现因 Fe、Mn 还原而生成的灰色斑纹层、腐泥层、青泥层或泥炭层的土壤形成过程。土壤次生潜育化是指因耕作或灌溉等人为原因，土壤（主要是水稻土）从非潜育型转变为高位潜育型的过程。表现为 50cm 土体内出现青泥层。

我国南方分布有广大的潜育化及次生潜育化水稻土。发生次生潜育化的内因是土壤长期处于地下水浸润状态。例如鄱阳湖平原、珠江三角洲平原、太湖流域、洪泽湖以东的里下河地区，江南丘陵地区的山间构造盆地（如浙江的富阳盆地、宁波盆地），以及古海湾地区等。我国南方有潜育化或次生潜育化稻田 400 多万亩，约有一半为冷浸田，是农业发展的又一障碍。

（1）次生潜育化稻田的形成

其形成与土壤本身排水条件不良、环境过水较多以及耕作利用不当有关。

一是排水不良：土壤处于洼地、比较小的平原、山谷涧地等地区，其形成中排水不良是根本原因。

二是过水多：首先是水利工程，沟渠水库周围坝渠漏水；其次可能是潜水出露，如湖南的滂泉田；还有是南方串灌盛行，排、灌不分离，造成长期浸泡土壤。

三是过度耕垦：南方水热条件较好，大力推广三季稻，土壤复种指数大大提高，干湿交替时间缩短，犁底层加厚并更坚实，阻碍了透水、透气，故易诱发次生潜育化。另外，次生潜育化的形成与土壤本身质地较黏、有机质含量较高也有关。

（2）潜育化和次生潜育化水稻土的障碍因素

①还原性有害物质较多

这些土壤的 Eh 大多保持在 250MV 以下。有关资料表明，这类土壤在 5~10 月间 Eh 为 -270~104MV。在强潜育性土壤中，$Fe^{2+}$ 含量高达 $4×10^3$ mg/kg，为非潜育化稻田的数十至数百倍，故还原物毒害是作物不能正常生长的一个因素。

②土性冷

在南方稻区早稻生产的 3~5 月间，潜育化或次生潜育化稻田的水温、土温比非潜育化稻田分别低了 3~8℃ 和 2~3℃，是这些稻田僵苗不发、迟熟低产的原因。

③养分转化慢

这类土壤的生物活动较弱，有机物矿化作用受抑制，有机氮矿化率只有正常稻田的 50%~80%。这类土壤 Fe-P、Al-P 比正常稻田少，而 O-P（闭蓄态 P）则较多，易缺磷。这类土壤中钾的释放速率也低，速效钾、缓效钾均较缺乏。

但是，由于还原作用，潜育化及次生潜育化土壤都具有比正常土壤更强的 $CH_4$、$N_2O$源。根据有关资料说明，淹水灌溉下甲烷平均排放率为 6.4mg/（$m^2$h），为非淹水灌溉状态的 3 倍。

（3）改良和治理

潜育化和次生潜育化土壤的改良和治理应从环境治理做起，治本清源、因地制宜、综合利用。主要方法措施如下：

①开沟排水，消除渍害

在稻田周围开沟，排引水源，并排、灌分离，防止串灌。开沟排水以明沟成本较低，但暗沟效果较好，沟距以 6~8cm（重粘土）和 10~15cm（轻粘土）为宜。

②多种经营，综合利用

可以搞稻田-养殖系统，如稻田-鱼塘、稻田-鸭-鱼系统。或者开辟为浅水藕、荸荠等经济作物田。有条件的搞水旱轮作，如油稻-黄豆、晚稻-麦等。

③稻田起垄栽培，鱼萍稻于一田

做法是稻田内挖沟起垄栽稻放萍、养鱼。这项技术既改良土壤，又可增加经济效益。

④合理施肥

潜育化和次生潜育化稻田 N 肥的效益大大降低，但施 P、K、Si 肥可获显著增产，因此应合理施肥。

⑤开发耐渍水稻品种

这是一种生态适应性措施。我国已在探索培育耐潜育化水稻良种方面收到一定的增产效果。

# 参考文献

[1] 易建平, 弓晓峰, 周瑞岭. 现代高效生态循环农业种养模式与技术 [M]. 北京: 中国农业科学技术出版社, 2019.

[2] 谢立勇. 农业自然资源导论 [M]. 北京: 中国农业大学出版社, 2019.

[3] 陈阜, 隋鹏. 农业生态学: 第3版 [M]. 北京: 中国农业大学出版社, 2019.

[4] 唐政. 有机种植体系的农学及环境效应研究 [M]. 长春: 吉林大学出版社, 2019.

[5] 曾宪彩. 不同土壤添加剂对三七种植区砷污染土壤的修复效果研究 [M]. 黄河水利出版社, 2019.

[6] 刘烨. 建筑与农业种植一体化空间研究 [M]. 北京: 中国建筑工业出版社, 2019.

[7] 张琳作. 种植业推进绿色生产方式研究 [M]. 北京: 经济科学出版社, 2019.

[8] 周颖, 王丽英. 种植业废弃物资源化利用技术模式与技术价值评估研究 [M]. 北京: 中国农业科学技术出版社, 2019.

[9] 罗荣太. 青贮玉米生产技术研究与应用 [M]. 南宁: 广西科学技术出版社, 2019.

[10] 刘艳芬, 林静. 玉米垄作免耕播种机设计 [M]. 冶金工业出版社, 2019.

[11] 刘治先. 玉米育种技术与实践 [M]. 北京: 中国农业科学技术出版社, 2019.

[12] 李向东. 农业科技助力生态循环农业 [M]. 北京: 现代出版社, 2018.

[13] 吕慧捷, 王芹, 周鸿淼. 生态循环农业理论与实践应用 [M]. 长春: 东北师范大学出版社, 2018.

[14] 李鹏. 农业废弃物循环利用绩效评价及产业发展机制研究 [M]. 上海: 上海交通大学出版社, 2018.

[15] 刘奇. 农业发展新理念 [M]. 合肥: 中国科学技术大学出版社, 2018.

[16] 盛姣, 耿春香, 刘义国. 土壤生态环境分析与农业种植研究 [M]. 世界图书出版西安有限公司, 2018.

[17] 张金萍, 丁志宏, 郭兵托. 水资源短缺条件下灌区种植结构调整研究 [M]. 北京: 中国水利水电出版社, 2018.

[18] 岳晓甜, 郭燕枝. 马铃薯主粮化视角下农户种植意愿影响因素实证研究 [M]. 北

京：中国农业科学技术出版社，2018.

[19] 刘慧. 我国杂粮产业发展问题研究基于种植结构调整的视角［M］. 北京：经济科学出版社，2018.

[20] 韦剑锋. 冬种马铃薯栽培理论与技术研究［M］. 天津：天津科学技术出版社，2018.

[21] 石小虎. 温室番茄水氮耦合效应与生长发育模型研究［M］. 青岛：中国海洋大学出版社，2018.

[22] 樊建新，曾宇. 土壤中砷、锑、硒的迁移与转化［M］. 成都：西南交通大学出版社，2018.

[23] 盛姣，耿春香，刘义国. 土壤生态环境分析与农业种植研究［M］. 世界图书出版西安有限公司，2018.

[24] 刁春燕. 有机污染土壤植物生态修复研究［M］. 成都：西南交通大学出版社，2018.

[25] 张敬雯，胡洋. 中国农业循环经济发展政策研究［M］. 长春：吉林大学出版社，2017.

[26] 尚杰，王鸿. 基于循环型农业的涉农企业行为选择及影响因素研究［M］. 北京：科学出版社，2017.

[27] 朱思柱. 大豆进口对中国种植业的影响研究［M］. 北京：经济管理出版社，2017.

[28] 高雷. 水稻种植户生产行为研究基于要素投入视角［M］. 北京：中国农业科学技术出版社，2017.

[29] 逄焕成，李玉义. 土肥水资源高效种植制度优化与机理研究［M］. 北京：中国农业科学技术出版社，2017.

[30] 范永强，张永涛. 土壤修复与新型肥料应用［M］. 济南：山东科学技术出版社，2017.

[31] 李亮. 土壤环境的新型生物修复［M］. 天津：天津大学出版社，2017.

[32] 张俊英，许永利，刘小艳. 逆境土壤的生态修复技术［M］. 北京航空航天大学出版社，2017.